"임신과 출산은 아이와 더불어
엄마 자신을 새롭게 잉태하여 거듭나게 하는
자기 변혁의 놀라운 경험이다!"

_____님께

_____드림

임산부를 위한
마음 보살핌

mindful
motherhood

임산부를 위한
마음 보살핌

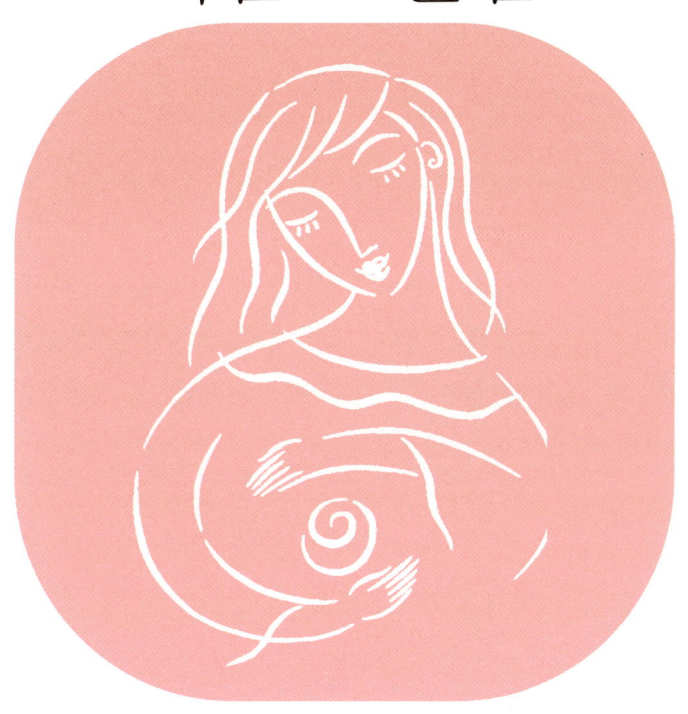

예비 엄마들을 진정한 모성으로 이끄는 자연주의 태교 명상

카산드라 비텐 지음 | 구승준 옮김

한문화

먼저 읽은 사람들의 아낌없는 찬사

"《임산부를 위한 마음 보살핌》은 임신·출산·육아서가 다루지 못했던, 엄마의 마음을 다스리는 모든 정보를 담고 있다. 정말 보석과도 같은 책이다."

– 크리스티안 노스럽 의학 박사 《여성의 몸 여성의 지혜(Women's Bodies, Women's Wisdom)》 저자

"새내기 엄마들에게 지혜와 위안을 주는, 꼭 필요한 책이다."

– 잭 콘필드 임상심리학 박사, 명상 지도자 《깨달음 이후 빨랫감(After the Ecstasy, the Laundry)》 저자

"이 책을 통해 당신은 엄마로서 갖추어야 할 지혜를 배울 수 있다. 저자는 임상전문가이자 학자로서 임신에서 육아에 이르는 시련의 시간을 승리로 바꾼다. 친구가 임신을 했거나 아기가 백일을 맞이했다면 이 책을 선물하라! 그들의 인생이 더 풍요로워질 것이다."

– 다니엘 J. 시걸 의학 박사

"임신에서 출산 이후까지 여성들에게 영감과 용기를 불어넣는 책이다. 세상 어느 것도 우리 가족, 우리 아이보다 소중하지 않다. 엄마뿐 아니라 아빠에게도 큰 도움을 줄 것이다."

– 폴 에크만 캘리포니아 의과 대학 정신과 교수 《정서적 인식(Emotional Awareness)》 저자

"멋진 책이다. 가슴 깊이 감동을 주며, 매우 실용적이고 지혜로 가득하다."

— 루스 A. 바에 켄터키대학 심리학 교수

"마음챙김을 엄마와 아기까지 확대 적용하면, 둘 사이를 효과적으로 조율하는 데 든든한 밑바탕이 된다. 카산드라 비텐이 제안한 이 실용적인 가이드는 경이롭지만 때로 혼란스러운 세계를 탐험하는 데 훌륭한 이정표가 될 것이다."

— 진델 V. 세갤 '중독과 심적 건강을 위한 심리치료 센터' 소장

"저자는 지혜롭고 깊이 있으며 겸손하게 엄마가 되는 신비하고도 도전적인 길을 안내한다. 학자로서의 깊이와 개인적인 경험, 실용적인 도구들로 부모가 되는 것을 즐기도록 돕는다. 이루 말할 수 없는 가치가 있다."

— 슈아나 샤피로 《마음챙김의 기술과 과학(The Art and Science of Mindfulness)》 저자

"비텐 박사는 사랑을 담아 친절하게 마음챙김과 현재에 머무는 중요성에 대해 썼다. 엄마가 사랑과 인내로 행동하면 아이가 잘못될 리 없다."

— 제리 남폴스키 의학 박사

추천의 글

내가 큰아들 마이클을 낳은 때는 지금으로부터 50년 전, 캔사스 주 토페카에서다. 당시 나는 대학원생인 남편과 신도시에 살고 있었는데, 육아의 어려움을 토로할 사람이라곤 수천 킬로미터 떨어진 곳에 사는 친정 어머니가 유일했다.

알다시피 초보 엄마의 하루하루는 힘겨웠다. 문제가 생길 때마다 어떻게 해결해야 할지 몰라 쩔쩔맸다. 이런 일도 있었다.

하루는 마이클이 배앓이가 심해 병원을 찾았다. 아기의 변 색깔과 잦은 방귀가 마음에 걸렸고, 혹시 귀에 염증이 있는 건 아닌지도 걱정스러웠다. 다행히 주치의는 모든 게 정상이라며 나를 안심시켰다. 그제야 마음을 놓고 마이클의 기저귀를 갈아주려는데, 간호사가 큰 소리로 나를 말렸다. "조심하세요, 그러다가 아기를 찌르겠어요!" 천 기저귀를 고정시키려고 허둥거리며 핀을 들이대는 내가 너무 불안해 보였던 것이다. 다행히 별일은 없었지만 그만큼 나는 모든 게 서툴렀다.

이런 내가 엄마 외에 유일하게 도움을 얻을 수 있는 곳이 바로 책이었다. 나는 두 권의 육아서를 탐독하며 난생 처음 부닥친 육아 문제에 많은 도움을 받았다. 그 책은 벤자민 스포크 박사의 《아기 양육에 대한 상식 대백과(The common Sense Book of Baby and Child, 1957)》와 D. W. 위니코트 박사의 《어머니와 자녀(Mother and Child, 1957)》였다. 또 《아기, 가족 그리고 바깥세상(The Child, the Family and The Outside World, 1992)》 라는 책도 많은 도움이 됐다. 이 책은 현재 절판됐지만 거기서 읽었던 구절 가운데 절대 잊혀지지 않는 것이 있다. 정확하게 옮길 수는 없지만 의미는 대략 다음과 같다.

"아이를 어떻게 키워야 하는지 나도 알 수 없다. 왜냐하면 그 아기의 엄마는 바로 당신 자신이기 때문이다. 그렇다! 그 아기는 당신의 아이다. 나는 당신이 그 아기의 엄마이며, 아기가 태어날 때부터 둘은 사랑으로 단단히 연결돼 자연스럽게 양육법을 알게 될 거라고 생각한다. 엄마라는 존재는 다른 사람이 쓴 육아서 따위를 읽지 않아도, 자기 아이를 어떻게 키워야 하는지 본능적으로 알고 있다."

나는 그 말에 매료됐고, 엄청난 용기와 위로를 얻었다. 이후로 나는 달라졌다. 마이클이 아파서 끙끙 앓고, 내가 할 수 있는 모든 노력을 다해도 아무런 차도가 없을 때에도 나는 생각했다.

'내가 이 아기의 엄마고, 나는 이 아이를 정말 사랑해. 그러니 사랑으로 돌보면 반드시 효과가 있을 거야.'

이러한 과정을 겪으며 나는 '임산부를 위한 마음챙김'이라는 주제로 책이 나오면 얼마나 좋을까 고대하게 되었다. 임산부가 자기 마음을 다스리는 마음챙김의 기본 요령만 터득해도 임신과 출산이라는 혼란스럽고 힘겨운 과정을 지혜롭고 또 용감하게 헤쳐갈 수 있으리라는 확신이 들었다. 이 분야의 전문가인 위니코트 박사의 말을 들어보자.

"당신은 부모다. 눈앞에 있는 당신 아이가 얼마나 사랑스러운가. 그러니 해낼 수 있다!"

부처의 가르침에서도 비슷한 지혜가 발견된다. 아기 엄마였던 어떤 이는 나에게 다음과 같은 부처의 지혜를 알려주며 용기를 줬다.

"나는 나의 생각이 아니다. 나는 나의 기분도 아니다. 그것은 모두 지나갈 뿐이다. 진정한 나는 그 본질이 자비다."

이 책이 50년 전에만 나왔더라도 얼마나 좋았을까. 그랬다면 나는 아이를 키우는 데 많은 도움을 받았을 것이고, 책을 쓴 카산드라 비텐 박사와 당장 친구가 되었을 것이다.

실비아 부어스타인
심리학 박사·스피릿 록 명상센터(Sprit Rock Meditation Center) 설립자

차례

추천의 글 6
이 책을 읽기 전에 | 모성애의 길에 들어서며 12

 1장 마음챙김 배우기 **나를 찾는 연습**

임산부를 위한 마음챙김이란? 26
내 호흡 알아차리기 38
알아차림, 아기와 교감하는 출발점 44
임산부를 위한 마음챙김 요가 53
아기와 교감을 막는 세 가지 86
바람 잘 날 없는 임산부 101
감정이란 파도에 휩쓸리지 않기 110
고통을 부르는 다섯 가지 생각 122

 2장 마음챙김 따라하기 **엄마가 되는 연습**

마음챙김은 다르다! 146
있는 그대로 받아들이기 158
'알아차림'이라는 여유로운 바다 172

애쓰지 않고 변화하는 법 180
엄마라는 경험을 새롭게 즐기기 187
'괴로운 엄마'를 벗어나자 194
임신한 내 몸 알아차리기 204
아기를 느끼는 법 212
몸은 아기와 나를 잇는 다리다 229

 3장 마음챙김 응용하기 아기와 교감하는 연습

아기와 춤추기 240
아기와 완전하게 소통하는 마음챙김 255
아기가 울 때의 마음챙김 263
절망에 대처하는 마음챙김 268
현명한 판단을 위한 마음챙김 279
잘 먹기 위한 마음챙김 285
행복을 위한 마음챙김 291

글을 마치며 | 엄마의 마음챙김 296
옮긴이의 글 | 임신은 '마음공부'를 위한 최고의 기회다 303

이 책을 읽기 전에
모성애의 길에 들어서며

임신, 출산, 육아는 여성들에게 다른 무엇과도 비교할 수 없을 만큼 엄청난 변화를 가져온다. 즐거움과 두려움이 뒤섞인 이 변화는 몸에서 시작해 인간관계와 일, 생활, 정체성 등으로 확장되면서 여자들의 인생을 송두리째 뒤흔든다. 더욱이 그 과정은 사람에 따라 차이가 있겠지만 마라톤이나 장애물 달리기만큼 고되고 혹독하다. '마음챙김'이 필요한 건 바로 이 때문이다.

　　마음챙김을 제대로 익히면 엄마로서 겪을 크고 작은 어려움에 현명하게 대처할 수 있다. '나'를 새롭게 되돌아볼 기회도 된다. 임산부나 초보 엄마가 맞닥뜨리는 온갖 생각과 감정의 소용돌이에 휩쓸리지 않고, 오히려 '명상의 기회'로 활용하여 내면의 힘을 키울 수 있는 것이다.

임산부를 위한 마음챙김이란?

여기서 분명히 짚고 넘어가자. 마음챙김으로 아이를 키우는 일은 '일등 엄마'나 '슈퍼우먼'이 되는 길과는 거리가 멀다. 아기의 이유식이나 기저귀를 유기농 제품으로 바꾸고, 집안일과 직장 일 모두 능숙하게 처리하는 것이 아니다. 어떤 일이든 침착하고 차분하게 대하며 부드러운 미소를 잃지 않는 것도 아니다.

마음챙김은 '나'를 변화시키는 것이 아니라 더욱 '나'답게 만드는 것이다. 눈앞에서 어떤 일이 벌어지든 내가 아이와 연결된 상태로 '존재하는 것'이 바로 마음챙김이다. 일어난 일에 대해 외면하거나 집착하지 않고, 그 상황을 "옳다" "그르다"로 판단하지도 않는다. 대신 내가 무엇을 경험하는지 있는 그대로 알아차리는 것이다. 이 과정을 반복하면 자연스럽게 모든 일을 흥미롭고 유연하게 받아들일 수 있다.

특히 예비 엄마의 마음챙김은 엄마가 겪을 모든 경험에 마음을 열고, 현실을 직시하며 다가가는 방법이다. 그런 경험이 생각이나 감정, 신체 감각처럼 내부에서 일어나든, 인간관계나 주위 환경, 직장 생활처럼 외부에서 일어나든 상관없다. 어떤 경험을 하든 마음챙김은 있는 그대로의 상황과 함께 그저 존재하는 것이다. 물론 마음챙김을 현실에 바로 적용하기는 쉽지 않다.

이런 상황을 가정해 보자. 새벽 세 시에 아기는 비명을 지르듯 울어대고, 하룻밤에 서너 번씩 자다 깨다를 반복한다. 당신은 두 시간 이상 연속해서 잠을 자는 날이 손에 꼽을 정도다. 이런 일이 하루 이틀도 아니고 날마다 펼쳐진다면 제정신으로 버틸 수 있을까? 이쯤 되면 생각이 꼬리에 꼬리를 물 것이다.

'우리 아이는 왜 잠을 깊이 못 잘까?' '다른 집 아이들은 잘만 자는데

내가 뭘 잘못했기에 밤마다 이런 고생을 하는 거지?'

또 이런 생각이 들 수도 있다.

'우리 아이에게 무슨 이상이 있는 건 아닐까? 젖병을 다시 물려볼까? 아니야 책에서는 한밤중에 젖병을 물리면 다시 깰 수도 있다고 했어. 아, 그런데 남편이라는 작자는 코를 골며 자다니! 혹시 못 들은 체하는 거 아니야? 그런데 방은 왜 이렇게 추운 거지? 또 히터가 고장 났나? 아가야, 제발 그만 좀 울어라…….'

그 순간 아기의 몸이 긴장한 것을 발견한 엄마의 눈에서는 눈물이 난다. 안타까운 마음에 어금니를 꽉 깨물고 아기를 안고, 흔들고, 등에 업고 달래준다. 그렇다면 여기서 실제로 일어난 일은 무엇일까? 화가 난 원인을 따져 보자.

- 며칠 동안 밤잠을 설쳤다.
- 아이에게 무슨 이상이 있을까봐 걱정된다.
- 수리한 히터가 고장이 났다.
- 남편은 옆에서 잠만 잔다.
- 앞으로도 이런 식으로 혼자 고생해야 한다.

당연히 이런 일들은 엄청난 스트레스가 된다. 하지만 스스로에게 다시 한번 물어보라. 지금 이 순간 정말로 눈앞에 벌어진 일은 무엇일까? '마음챙김의 통찰력'을 발휘해 여러 상황 앞에서 저절로 뻗어나가는 숱한 상념을 가지치기해보면 실제로 일어난 일은 다음과 같다.

(1) 나는 피곤하다.
(2) 아기가 운다.
(3) 방이 춥다.

당신은 피곤하며, 아기는 울고, 방은 춥다. 힘들지만 도저히 통제하기 어려울 정도로 극단적인 상황은 아니다. 좀더 단순화하자면 그냥 어떤 일이 벌어지고 있을 뿐이다. 이런 식으로 내 생각을 '알아차리면', 상황을 훨씬 쉽게 정리할 수 있다.

물론 머릿속은 여전히 뒤죽박죽되어 온갖 생각들로 요동칠 것이다. 이때 잠깐만 심호흡을 하면서 자신의 몸과 현재 상황에 집중해보자. 경직되었던 몸과 마음이 금세 이완되는 것을 느낄 수 있을 것이다. 곧 침착한 마음을 회복하여 아기가 왜 우는지, 나는 왜 화가 났는지 더 분명히 깨닫고, 그 상황을 수월하게 정리할 수 있을 것이다. 이렇게 평정심을 회복한 당신은 극심한 혼란이나 스트레스에 휩싸이는 대신 아기를 재우면서 잠시 눈을 감고 피로감을 달래는 방법을 선택할 것이다.

이때 가장 중요한 것은 아기의 울음소리를 어떻게 받아들이는가이다. 물론 한밤중에 아기가 운다면 어느 누가 즐겁겠는가. 그런데 아기의 입장에서 한번 생각해보자. 아기는 자기 몸에서 일어나는 감각이나 느낌을 어떤 식으로든 알리려고 시도한다. 그 의사소통법이 바로 울음이다.

물론 시끄러운 울음소리에 불안하고 덜컥 겁이 날 수도 있다. 하지만 마음을 가라앉히고 '있는 그대로' 그 소리에 귀를 기울여보라. 어떤 소리가 들리는가? 날카로운 고음일 수도 있고, 띄엄띄엄 낮게 이어지는 소리일 수도 있다. 뭔가를 부수거나 칠판을 날카로운 물체로 긁는 소리처럼 들리기도 한다. 우선 그 소리를 있는 그대로 받아들이자. 불안해 하거나 두려워하지 말고, 울고 있는 아기에게 다가가 어떤 일이 벌어지고 있는지 편안하게 느껴보자.

아기 침대에 무엇이 있고, 창문 밖에서는 무슨 일이 벌어지고 있는가? 별이 빛날 수도 있고, 비바람이 몰아칠 수도 있다. 다시 방 주위를 둘러보자. 나는 피곤하고 방은 썰렁하며 아기는 울고 있다. 하지만 분명한 건 내가 지금 사랑하는 아기와 함께 안전하게 집에 있다는 사실이다. 이런 의식의 흐름을 지나다보면 불안함이 조금씩 누그러지는 것을 느낄 수 있을 것이다.

마음챙김으로 세상을 바라보면, 다소 괴로운 경험도 수긍할 수 있다. 다가오는 모든 일에 열린 마음을 가진다면 우리 삶은 이전과 다른 변화를 경험할 것이다. 설사 불쾌하고 짜증스러운 상황에 직면하더라도 마찬가지다. 불안을 일으키는 공상으로 스스로를 괴롭히지 않는다면, 마음챙김의 통찰력을 발휘하여 모든 경험을 있는 그대로 받아들일 수 있다. 이때 그 상황에 저항하거나 그것을 바꾸려고 결심하기보다 모든 것을 있는 그대로 받아들이겠다는 의지가 중요하다.

'마음챙김'이 아기에게 도움이 될까?

마음챙김이 우리 아기에게도 도움이 될까? 육아의 핵심은 엄마가 아기와 유대감을 얼마나 잘 형성하는지에 달렸다. 아기는 울기, 소리 지르기, 밥 안 먹기 등 다양한 방식으로 엄마에게 관심을 요구한다. 심한 경우에는 온몸에 열이 펄펄 나서 엄마들을 기겁하게 만든다. 이때 엄마는 아기가 이해할 수 있는 범위 안에서 강한 확신을 주는 신호를 끊임없이 보내야 한다. 즉, 아기와 눈을 맞추고, 말을 건네고, 쓰다듬고, 엄마의 숨결이나 체온을 느끼게 하는 것이다. 이처럼 엄마와 아기의 연결고리가 잘 맺어지면, 두 사람은 서로를 비추는 거울처럼 존재할 수 있다. 그 과정은 이렇다.

엄마가 아기의 고통을 함께 느낀다. → 아기는 자신이 보내는 메시지가 엄마에게 제대로 전달된 것을 안다. → 엄마가 자신을 잘 보살피고 있으며 어디에도 가지 않을 거라고 확신하고 안심한다. → 아기는 수시로 변하는 감정의 파도에 자신을 기꺼이 내맡긴다.

그런데 엄마가 아기와 교감하는 것은 생각보다 쉽지 않다. 아이와 유대감을 키우기에 앞서 엄마부터 스스로의 고통을 다스려야 하기 때문이다. 엄마의 고통은 슬픔, 노여움에 더해 꼬리에 꼬리를 물고 이어지는 공상, 뭔가 잘못될 것만 같은 불안, 일반적인 흥분이나 집착에서 비롯된다.

하지만 '마음챙김'을 수련하면 엄마는 자신과 아기 양쪽에서 비롯되는 고통을 인내하는 힘을 키울 수 있다. 그렇더라도 마음챙김은 생각과 감정, 상황을 바꿔 고통을 다스리라고는 권하지 않는다. 대신 각각의 상황에서 나를 살펴보라고 말한다. 모든 상황을 있는 그대로 받아들이고 알아차림으로써, 매순간 생각이나 감정 속으로 숨지 않고 지금 이 순간에 존재할 수 있다. 이를 통해 아기와 교감하는 연결고리를 유지할 수 있는 것은 물론이다.

마음챙김에 익숙해지면 감정에 휩쓸린다고 해도 곧 그 마음을 보살필 여유를 가질 수 있다. 불필요하게 극단적으로 반응할 필요도 없다. 아무리 고통스러운 경험도 일정한 패턴을 갖고 작용하기 때문이다. 다시 말해 감정은 마치 큰 파도처럼 다가왔다가 이내 스러진다. 꼬리에 꼬리를 물고 마냥 이어질 것 같은 생각의 패턴도 마찬가지다. 불안에 일일이 대응하며 끌려다닐 필요가 없다. 불필요하다고 느끼는 순간 그냥 놓아버리면 된다. 이 방법만으로도 우리의 지혜와 평정심이 놀랍게 자라나는 것을 느낄 수 있다.

그 결과 생활에도 큰 변화가 생긴다. 무슨 일이 터질 때마다 나도 모르게 상황이나 생각, 감정에 휩쓸려서 즉각적으로 반응하기보다 스스로 추구하는 가치와 목표에 어울리도록 적절하게 선택할 수 있다. 이미 지나간 과거에 집착하지 않고, 아직 오지 않은 미래를 걱정하지 않은 채 현재에 집중하면서 모든 상황을 편안하게 다스릴 수 있다.

이런 일이 반복될수록 내가 가진 지혜와 평정심이 아기에게 전달된다.

아기는 엄마의 모습을 보고, 느끼며, 엄마가 믿음직하다는 것을 알고, 자신이 어쩌지 못하는 일이 생겨도 엄마가 당황하지 않을 거라고 확신한다. 그리하여 아기는 자기가 안전하다는 것을 깨닫고 안심하며, 자연스럽게 평화를 얻는다.

나중으로 미루면 안 될까?

임신과 출산은 '인생의 혁명기'로서 마음챙김이 더 없이 필요한 시점이다. 이 시기에 여성은 완전히 새로운 방식으로 존재하며, 그에 맞추어 정체성을 재구축하고 삶을 다시 설계한다. 따라서 아기를 낳고 돌보는 육아의 기술적인 측면에만 초점을 맞출 것이 아니라 더 시야를 넓혀 생각해 볼 필요가 있다. 출산과 육아를 거치면 긍정적이든 부정적이든 여성들의 삶은 달라질 수밖에 없기 때문이다.

더욱이 신체적, 정신적으로 극심한 변화를 경험하고 있는 임산부나 초보 엄마는 마음챙김을 더 빨리 배울 수 있다. 마음챙김을 배우려면 몸의 감각을 알아차리는 데 많은 시간을 할애해야 한다. 따라서 임신선이 생기고, 수면 장애가 일어나며, 체중이 감소하는 등 신체가 급격히 변하는 임신부 시절에 배우면 매우 효과적이다. 이 시기의 여성들은 이미 존재 방식을 바꿀 준비가 되어 있고, 몸의 감수성도 어느 때보다 민감하기 때문이다. 또한 임신이나 출산 즈음에는 신체 기능이 저하되고, 아기를 돌봐야 한다는 부담감까지 작용해 심신이 조화를 잃기 쉬운데, 달리 생각하면 바로 그렇기 때문에 눈에 띄게 변할 수 있다. 방어력이 약해 심신이 민감해져 있다는 점이 새로운 수련법을 익히는 데 효과적으로 작용하는 것이다! 게다가 이 시기는 릴렉신 호르몬relaxin hormone(출산을 촉진시키는 호르몬 - 옮긴이)의 작용으로 관절이 구석구석 유연해지며 마음도 말랑말랑해진다.

어린 아이를 키우는 경험도 마음챙김 수련을 효과적으로 촉진한다. 아기는 마음챙김 수련의 핵심인 '지금 이 순간'에만 집중하도록 끊임없이 보챈다. 잠시만 방심하거나 주의를 게을리하면, 아기는 그새를 못 참고 '지금, 이 순간'에 머물도록 우리를 독려할 것이기 때문이다.

여성들은 갓난아기를 헌신적으로 보살피면서 말로 형언하기 어려운 벅찬 감동과 보람을 느낀다. 물론 모두 다 그런 것은 아니다. 통계자료에 따르면 18퍼센트 정도의 여성이 산후우울증을 겪는다. 하지만 대개의 여성들은 이 작고 귀여운 생명체에 대한 심오한 사랑으로 가슴이 벅차오르며, 진정한 모성애에 눈을 뜬다.

내가 이끄는 '임산부를 위한 마음챙김' 프로그램에서는 종종 아기를 '아기 TV'라고 부른다. 사랑스러운 아기의 모습은 그 자체로 엄마들을 홀딱 빠져들게 만드는, 중독성이 있는 TV 프로그램이다. 그저 아기한테서 나는 따뜻하고 달콤한 냄새를 맡고, 잠든 아기를 물끄러미 바라보는 것만으로도 시간이 훌쩍 가버린다. 육아란 정말 경이로운 체험이다!

나아가 엄마라는 존재는 내가 아닌 다른 인간을 일차적으로 보살피는 역할을 하며, 그 과정에서 우리가 상상한 것 이상으로 많은 사랑을 상대에게 쏟아 붓는다. 나는 임산부들과의 대화를 통해 그들이 생의 그 어느 때보다도 강렬하게 새로운 삶을 살고 싶어 한다는 것을 알았다. 본능적으로 부정적인 생각을 자식에게 대물림하지 않고, 건강한 생각만을 전해주려고 노력하는 것이다. 마음챙김은 부정적인 생각에 집착하는 패턴에서 벗어나 기쁨을 충분히 즐길 수 있는 여유와 모성에 대한 경험을 심오한 기쁨과 깨달음으로 전환시켜 준다.

하루 10분으로 얻는 마음의 평화

이 책은 임신, 출산, 육아를 경험하는 여성들이 마음챙김 수련을 통해 자기의 생각과 감정을 잘 다룰 수 있게 해주는 실용적인 안내서다. 만약 이미 마음챙김 수련을 해본 적이 있다면, 이 책은 그것을 엄마로서 일상생활에 어떻게 효과적으로 접목할 수 있는지 가르쳐줄 것이다.

임신으로부터 시작되는 초보 엄마의 생활은 스스로를 돌보는 것조차 여의치 않은 특수한 상황이다. 사실 너무 힘들어 이 기간에는 명상이나 요가를 통해 자기를 챙기는 것도 녹록치 않다. 하지만 그럴수록 수행의 효과는 더 높아진다. 외부적인 상황에 반응하는 자기를 알아차리는 연습을 하다보면, 시간이 갈수록 내 욕망에 따라 자동적이고 습관적으로 반응하기보다 열린 마음과 자비심으로 대할 수 있는 능력이 자라는 걸 느낄 수 있다.

이 책은 총 3장과 24개의 단락으로 구성됐으며, 각 단락은 10~20분 정도면 읽을 수 있는 분량이다. 아기를 돌보고 난 후나 아기가 낮잠 자는 틈을 이용해 한 단락씩 읽으면 된다. 처음부터 읽을 필요도 없다. 가볍게 페이지를 넘기다가 어느 순간 특별히 와 닿는 내용이 있다면 몇 번씩 반복해서 읽어보자. 마음챙김을 제대로 익히려면 반복적인 연습이 필수이기 때문이다. 또한 이 책에는 대부분의 단락마다 5~10분 정도 시간이 걸리는 수련법이 나온다. 이런 수련법들을 잘 활용한다면, 아침에 출근할 때, 한낮에 아기와 공원을 산책할 때, 아기를 재우기 위해 요람을 흔들어줄 때 등 얼마든지 마음챙김 연습을 할 수 있다.

1장은 마음챙김에 대한 기본적인 설명과 함께 임산부들에게 마음챙김 수련이 어떤 의미가 있는지 말하고 있다. 마음챙김의 특징이 무엇이며, 그것이 초보엄마들이 맞닥뜨리는 상황에 어떤 도움이 될 수 있는지 설명한다.

2장에서는 마음챙김의 실질적인 가르침을 안내하는 데 집중했다. 이를테면 20분간의 수련을 통해 마음챙김의 가르침을 체화할 수 있도록 한 것이다. 그 정도도 시간을 내기 어렵다면, 10분이라도 좋다. 중요한 것은 언제 어디서건 틈나는 대로 연습하는 것이다. 나아가 엄마로서 자신의 일상에 마음챙김을 적용할 수 있는 현실적인 방법을 스스로 찾아보자. 일상에서 적용하는 영역이 늘어날수록 마음챙김을 통해서 얻는 이익도 많아질 것이다.

3장에서는 마음챙김 수련과 그 원칙을 엄마들이 어떻게 일상생활에서 적용해나갈 수 있는지를 집중적으로 이야기했다. 그러나 비단 엄마로서만이 아니라 그 이상의 차원 높은 수행에 대해서도 생각하는 기회가 될 것이다.

끝으로 내가 운영하는 '임산부를 위한 마음챙김' 홈페이지(www.mindfulmotherhood.com)는 임산부를 위한 많은 정보와 노하우, 함께 수련을 하는 임산부들과 이야기를 나눌 공간도 마련되어 있으니 꼭 한번 방문해보길 바란다.

 마음챙김이란?

'마음챙김(mindfulness)'이란 불교 명상 수련법의 하나인 위빠사나vipasyana의 서양식 표현입니다. 이 수련법의 핵심은 우리 몸과 마음에서 일어나는 모든 일을 꾸밈없이 있는 그대로 관찰하고 알아차리는 것입니다. 《임산부를 위한 마음 보살핌》은 '마음챙김'을 이용해 임산부의 마음을 잘 보살피고, 내 아이와 있는 그대로 교감할 수 있는 방법을 소개한 책입니다. 몸이 급격하게 변하고, 온갖 감정에 쉽게 노출되는 임산부들은 마음챙김을 통해 평안함과 지혜를 찾을 수 있습니다. 그 평안함과 지혜는 고스란히 내 아기에게 전달될 것입니다.

임신·출산·육아를 경험하면서 가장 어려운 점은 때때로 눈앞에 너무 큰 장애물이
놓여 있는 듯한 기분 때문에 아무것도 볼 수 없게 된다는 사실이다.
아기 돌보기에 대한 두려움이나 부모로서 무능하다는 자책감,
주체할 수 없는 불안 등이 객관적인 시야를 가로막는다.

1장

마음챙김 배우기

나를 찾는 연습

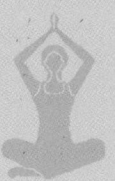

임산부를 위한 마음챙김이란?

임산부를 위한 마음챙김은 결코 난해한 기술이 아니다. 마치 외국어나 바이올린 연주처럼 꾸준히 연습하면 누구나 할 수 있다. 그에 반해 효과는 놀랍다. 일상적으로 맞이하는 괴로움이나 스트레스가 훨씬 줄어들고, 삶에서 맞닥뜨리는 어려운 고비도 현명하게 헤쳐 나갈 수 있다. 한마디로 마음챙김은 기술인 동시에 인생을 살아가는 방법이다.

마음챙김은 또한 삶에 대한 접근법이다. 외부의 사건이나 사물이 정확히 어떻게 존재하고 작용하는지를 깨달음으로써 세계를 명확히 인식할 수 있다. 알다시피 사건이나 사물은 시간이 적용되지 않으며, 생각은 물론 내적 갈등이나 저항도 없다. 따라서 사건이나 사물을 '이렇게 해야 한다' '저렇게 되면 좋겠다'는 욕망이나 기대감 없이 있는 그대로 바라본다면, 매순간 객관적인 진실을 알아차릴 수 있다.

이렇게 마음챙김으로 생각의 전환을 꾀할 때 인식의 폭이 점점 확대되어 모든 경험의 차원이 달라진다. 임산부로서만이 아니라 앞으로의 삶에서도 열린 눈과 마음으로 인생을 살아나갈 수 있다. 하지만 존재 방식으로서 마음챙김을 받아들이는 것을 미리 걱정하거나 부담감을 가질 필요는 없다. 따로 마음챙김을 배우지 않아도 모두가 그와 같은 관점을 완벽하게 지니고 있기 때문이다. 당신도 마찬가지다. 그러니 느긋하게 마음을 먹고 마음챙김 수련을 시작해 보자.

인간은 누구나 가장 근원적인 차원의 '순수 인식(pure awareness)'을 가지고 있다. 마음챙김이란 바로 이 순수 인식을 가지고 꾸밈없이 지금 이 순간을 깨닫는 방법이다. 우리는 모두 본능적으로 하나의 존재 방식으로 이를 지니고 있으며, 그 수련법도 본능적으로 이해하고 있다. 인간이 가진 가장 순수한 밑바탕이자, 지금 이 순간에도 우리의 일부를 이루고 있는 그 실체는 타고날 때부터 마음챙김 그 자체이기 때문이다. 우리의 근원적인 의식은 펼쳐지는 각 상황을 평가하거나 판단하는 대신 열린 마음으로 호기심을 가지며 있는 그대로 받아들인다. 그러니 우리는 마음챙김을 통한 알아차리기를 충분히 실현할 수 있다. 다만 인생을 살아오면서 몸과 마음에 이차적으로 형성된 욕망과 습관 등이 그것을 방해하고 있을 뿐이다.

따라서 특별한 관점을 익혀야 한다는 부담감은 떨쳐버리자. 우리는 그저 익히 알고 있는 그 마음자리로 돌아가면 된다. 묵은 습관을 털어내고 마음챙김을 수시로 연습하면서, 이미 알고 있는 우리의 옛 기억을 회복하면 된다. 결국 마음챙김에서 가장 중요한 것은 우리가 익히 알고 있는 것을 알아차리는 연습을 계속 하는 일이다.

물론 처음에는 어색하고 불편할 것이다. 하지만 새로운 지역에 익숙해지려면 그곳에서 가능한 한 많은 시간을 보내야 한다. 이를테면 아마존이나 세렝게티, 카이로에 있다고 가정해보자. 처음엔 기후와 환경이 낯설겠지만 오래 머물다보면 저절로 그 땅의 속성을 알고, 나만의 생존법을 찾을 수 있다. 새로운 언어를 익히고 더 이상 길을 헤매지 않을뿐더러, 어느새 낯선 관습에 동화된 자신을 발견할 것이다. 마음챙김 연습은 미지의 고장을 둘러보는 것과 같다. 초반에 겪는 약간의 어색함이나 불편함은 아직 많은 시간을 보내지 않았기 때문이다. 이 낯선 마을에 머무르는 시간이 길어질수록 편안함을 느끼고, 우리가 알고 있던 곳이었음을 깨닫게 될 것이다.

우리는 이미 마음챙김을 알고 있다

다음과 같은 실험을 함께 해보자. 10~20초 동안 이 책을 읽고 있다는 기본적인 상황만 인지하는 것이다. 그냥 내가 의자 위에 앉아서 어떠어떠한 자세로 책을 읽는다는 간단한 사실을 알아차리는 데만 집중해보자. 마치 다른 누군가에게 보고를 하듯 스스로의 모습을 관찰하자. 이때 아무런 판단이나 평가를 하지 말고 그냥 사실 그대로만 알아차리자. 이것이 바로 마음챙김이다!

이때 시간이 흐르면서 내면에서 어떤 감정이나 생각이 일어나는 것을 감지하게 된다. '날씨가 차네, 나는 이런 날씨가 싫어, 책 읽기도 피곤하군, 침대에 누워서 읽을까…….' 이런 느낌이나 감정, 생각도 판단하거나 평가하지 말고 있는 그대로 관찰하고 알아차려라. 그러다 보면 꼬리에 꼬리를 물고 이어지는 생각이나 감정에 일종의 습관이 있음을 발견할 수 있다. 그것이 바로 우리 인생을 괴롭게 만드는 요소다.

물론 세상에는 견디기 어려운 고통스러운 경험이 분명히 존재한다. 사랑하는 사람과의 이별, 병에 걸려 고통스러워 하는 자녀, 배우자와의 심각한 갈등, 신변에 닥친 큰 위협 등은 우리 감정에 큰 생채기를 내고, 이런 괴로움은 아무리 마음챙김을 하더라도 완전히 덜어내지는 못한다.

그러나 극단적인 사건이 일상적으로 일어나는 것은 아니다. 대부분의 고통은 우리가 습관적으로 일으키는 감정, 느낌, 생각 속에 존재한다. 사건 자체는 고통과 거리가 멀지만 과거와 비교하고 미래를 앞당겨 걱정하거나 그 의미를 분석하며 사건에 대해 기대감이나 욕망을 갖는 과정에서 우리는 걱정에 휩싸이며 괴로워한다. 반대로 아주 어려운 상황에 직면해도 그것을 호기심과 열린 마음으로 대하면 뜻밖의 즐거움이나 평안함을 경험할 수 있다.

다시 한번 말하지만 마음챙김은 인생을 살아가는 방식이다. 우리를 둘러싼 주변 상황과 우리가 겪는 사건이 연관된 방식이며, 우리의 아기에게 뭔가를 강요하지 않고 있는 그대로 존재하게 하는 방식이다. 이런 삶이 우리에게 익숙한 것은 아니다. 기존의 사고방식과 충돌을 일으킬 수도 있다. 그래서 마음챙김 수련을 익히는 초반부에는 인위적인 연습이 필요하다.

이는 마치 다양한 무게를 가진 덤벨을 활용해 근육을 단련시키는 것과도 같다. 매일 20분씩, 8주 동안 계속해서 덤벨을 들어 올리면 꽤 단단한 팔뚝이 만들어질 것이다. 만약 도중에 운동을 멈춘다면 근육은 이전의 형태로 돌아갈 것이다. 다만 오래지 않아서 다시 운동을 시작하면 우리 몸속에 잠재한 '근육 기억' 덕분에 막 운동을 시작한 초보자보다 훨씬 빨리 근육을 만들 수 있다.

최근 발표된 연구 결과에 따르면 뇌도 이와 같은 방식으로 훈련할 수 있다. 근육과 마찬가지로 신경 회로도 많이 사용할수록 튼튼해지며, 더 쉽게 활성화된다는 것이다. 반복적인 사용이 일종의 윤활유 역할을 하는 셈이다. 마음챙김도 마찬가지다. 언제든 '마음챙김을 해야지' 하고 마음먹으면, 곧장 '마음챙김 모드'로 들어갈 수 있도록 연습하자. '의식의 고속도로'를 내는 것이다. 일단 한번 고속도로가 만들어지면 '마음챙김 모드'에 더 쉽게 접속할 수 있고, 걱정, 불안, 산만함, 자기혐오, 도피와 같은 과거의 낡은 습관은 멀리하게 될 것이다.

이때 주의해야 할 것은 마음챙김을 통해서 나를 알아차리는 것이 관념적인 자기분석이나 자기반성은 아니라는 점이다. 마음챙김에 생각을 덧씌우면 그것은 완전한 마음챙김이 아니다. 물론 이는 말로 설명할 수 있는 영역은 아니며, 실천을 통해 확인할 수 있다. 오렌지를 먹어보지 못한 사람에게 온종일 오렌지에 대해 설명하는 것은 무의미하다. 오렌지의 신선한 향기, 껍질의 차갑고 단단한 감촉, 한입 베어 물었을 때 알갱이가 입 속에서 터지는 느낌을 어떻게 정확히 전달할 수 있겠는가. 구구절절 주워섬길 필요 없이 오렌지를 먹여보는 것이 가장 훌륭한 설명이 될 것이다. 마찬가지로 이 책을 통해 마음챙김 수련을 직접 해보는 것만이 나를 발견하고 나아갈 수 있는 최선의 길이다.

마음챙김의 기본 수련

이 책에서 중요하게 다루는 마음챙김 수련법은 세 가지다. 책을 읽는 동안 세 가지 가운데 마음에 드는 수련법을 매일 조금씩이라도 연습하기 바란다. 그 수련법은 다음과 같다.

- 좌선이나 명상을 통한 마음챙김 수련
- 요가를 통한 마음챙김 수련
- 일상생활을 통한 마음챙김 수련

각 수련법은 나름의 장단점이 있다. 따라서 여건이 허락된다면, 마음챙김 수련과 더불어 좌선이나 요가를 번갈아 함으로써 세 가지를 골고루 수련해보라. 어렵다면, 두 가지라도 선택해 꾸준히 연습해도 좋다. 핵심은 마음챙김이라는 미지의 영역에 첫 발자국을 내딛고, 마음챙김의 근육을 날마다 키워나가는 것이다.

마음챙김은 습관이다

독자들은 이 책을 읽으며 아마 이런 생각을 할 수도 있다.

생각 1 : "어머, 이거 괜찮을 것 같은데! 나는 이 수련을 날마다 하겠어. 그러려면 아무래도 일찍 일어나는 게 낫겠지. 이제 늦잠은 그만! 나는 언제나 새벽 6시에 일어나는 부지런한 사람이 되고 싶었어. 이제 일찍 일어나서 명상도 하고 요가도 해야지. 길 건너편에 있는 필라테스 학원의 새벽반이라도 등록해야지."

생각 2 : "웃기시네! 내가 이 정도 설명에 혹할 것 같아? 매일 이런 걸 연습하라니, 이 책을 쓴 사람도 너무한 거 아냐? 도대체 우리들 같은 보통 사람들의 삶을 알기나 해? 아침 먹을 시간도 없어 빈속에 출근하고, 야근 때문에 20분도 내기 어려운데. 에잇, 그냥 동생이 임신했을 때 이 책을 줘버려야지."

만약 이런 생각이 꼬리에 꼬리를 물거나 한 생각이 다른 공상이나 잡념으로 계속 변해간다면 나는 독자들에게 먼저 생각의 고삐를 바짝 움켜쥐라고 말하고 싶다.

나는 이 책을 통해 새해 계획을 세우라고 말하는 것이 아니다. 알다시피 새해 결심이 이루어지는 일은 거의 없다. 마음챙김은 '계획 세우기'

같은 것이 아니다. 누군가를 전혀 다른 사람으로 변신시키는 획기적인 방법론은 더더욱 아니다. 마음챙김은 자기 내면에 점점 더 가까워지는 방법일 뿐이다. 즉 자신의 진정성에 초점을 맞추고 살아가도록 이끄는 삶의 방식인 것이다.

마음챙김 수련을 일상적으로 실천하는 가장 효과적인 방법은 생활 습관이나 규칙으로 만드는 것이다. 마치 밥을 먹고 으레 양치질을 하듯이 말이다. 이런 원리로 접근하면 마음챙김 수련을 하기 위해 따로 시간을 낼 필요가 없다. 다음처럼 말이다.

- 아기가 낮잠이 들면(큰 아이의 경우 유치원에 갔다면), 어디서든 10~15분 동안 몸과 마음, 느낌 등을 관찰하고 알아차려라.

- 아기를 돌보거나 젖을 먹이는 순간에도 그 행위를 하고 있는 몸과 마음, 느낌 등을 관찰하고 알아차려라.

- 침대에 누워 잠들기 전이나 막 깼을 때 몸과 마음, 느낌 등을 관찰하고 알아차려라.

- 아기가 보챌 때, 아기를 안고 얼러주면서 몸과 마음, 느낌 등을 관찰하고 알아차려라.

- 화장실에서 볼일을 본 후, 단 5분이라도 몸과 마음, 느낌 등을 관찰하고 알아차려라(이 시간을 잘 활용하면, 화장실에서 좌선과 명상 등 온갖 종류의 수련을 다 할 수 있다!)

- 트레드밀이나 스테퍼 등 운동 기구를 이용해 운동을 하면서도 몸과 마음, 느낌 등을 관찰하고 알아차려라.

- 아기를 유모차에 태워서 함께 산책을 하면서도 마음챙김 수련을 할 수 있다. 천천히 걸으며 발의 감촉이나 호흡, 몸과 마음, 느낌 등을 관찰하고 알아차려라.

- 정류장에서 버스를 기다리거나 병원에서 진료 순서를 기다리는 시간도 마음챙김을 할 수 있는 좋은 기회다. 지금 이 순간 어떤 상태인지 몸과 마음, 느낌 등을 관찰하고 알아차려라.

- 배우자가 곁에 있다면, 그(그녀)에게 아기를 봐달라고 부탁하여 시간을 낼 수도 있다. 아기와 떨어져서 홀로 된 자신의 몸과 마음, 느낌 등을 관찰하고 알아차려라.

- 만약 혼자서 아기를 키운다면, 다른 아기 엄마나 아기를 좋아하는 친구에게 아기를 봐달라고 부탁하여 시간을 낼 수도 있다. 아기와 떨어

져서 혼자가 된 자신의 몸과 마음, 느낌 등을 관찰하고 알아차려라.

- 밥을 먹기 10분 전, 밥을 먹고 나서 10분 후에 몸과 마음, 느낌 등을 관찰하고 알아차려라.

- 아기에게 젖을 먹이거나 젖을 짜내고 있을 때도 몸과 마음, 느낌 등을 관찰하고 알아차려라(모유착유기의 규칙적인 소리는 호흡과 마찬가지로 마음을 집중하기에 좋다).

- 샤워할 때 몸과 마음, 느낌 등을 관찰하고 알아차려라.

- 잠시 낮잠을 자려고 누웠을 때 몸과 마음, 느낌 등을 관찰하고 알아차려라.

- 아기가 졸면 아기를 재운 후 조금 떨어진 조용한 데로 가서 몸과 마음, 느낌 등을 관찰하고 알아차려라. 이때 아기에게서 떨어져 있기가 어렵다면, 조는 아기의 등 뒤에 한 손을 받치고 마음챙김 수련을 하는 것도 좋다.

- 아기를 유모차에 태워서 함께 공원이나 놀이터에 나왔다면, 유모차를 잠시 세워두고 몸과 마음, 느낌 등을 관찰하고 알아차려라.

이처럼 마음챙김 수련을 하는 데 따로 긴 시간이 필요하지 않다. 일상적으로 잠깐씩 짬을 내는 것으로 충분하며, 그것만으로도 효과가 크다. 처음부터 마음챙김에 엄청난 노력을 기울이려고 하지 말자. 일상과 동떨어진 것으로도 오해하지 말자. 마음챙김을 뭔가 대단한 것으로 여겨 심각하게 접근해서는 안 된다. 무엇이든 그런 방법으로 접근하면 친숙해지기가 어려운 법이다.

이 책에 소개하는 마음챙김 수련은 각자 여건에 맞게 하면 된다. 하루에도 몇 개씩 다양하게 번갈아 하거나 하루에 하나만으로도 충분하다. 또 20분을 하든 한 시간을 넘기든 아니면 틈나는 대로 5분씩 하든 상관없다. 중요한 점은 마음챙김이 일상에 자연스럽게 스며들도록 하는 것이다. 컴퓨터나 휴대 전화를 활용하여, 한두 시간 간격으로 알람이 울리도록 설정하는 것도 좋은 방법이다. 그러면 업무에 매몰되었다가도 잠깐씩 자신을 관찰하고 마음챙김 수련을 이어나갈 수 있다.

무엇보다 마음챙김을 친숙하게 느끼는 것이 중요하다. 마음챙김을 보물처럼 소중하게 여기면서 수련을 해보자. 이를 통해 자기를 존중하고, 내면을 성숙하게 만들어보라. 좌선을 하든, 요가를 하든, 산책을 하든, 일상의 매순간 자신이 마음챙김 수련을 하고 있다는 사실을 자각해야 한다. 지금 이 순간에 집중하고, 아기와의 연결고리를 놓치지 않으며, 어떤 일이 벌어지든 천진한 호기심과 자비심을 가지고 받아들일 수 있는 아량을 키워야 한다.

당신은 엄마로서 아기와의 유대감을 잘 맺기 위한 삶의 방식을 배우고 있다. 아기의 체온과 식습관, 배변, 소화력, 피부 상태 등을 살피고, 아기의 수면량과 수면 시간을 적당히 조율 해야 한다. 동시에 자기 자신을 위한 '현존'을 연습해야 한다. 배우자와의 갈등, 시어머니의 잔소리, 접촉 사고, 아기의 몸살 등에 시달리더라도 말이다. 언제나 평정심을 가지고 지금 여기에 현존할 때, 당신은 최고의 엄마가 될 수 있다.

내 호흡 알아차리기

우리가 배울 첫 번째 마음챙김 수련은 호흡을 알아차리는 것이다. 이는 매일 일정한 시간마다 호흡을 관찰하는 방법으로, 기술적 혹은 존재적 측면에서 나를 알아차리는 데 편리하고 효과적이다.

이를 '호흡 명상'이라고 생각할 수도 있겠지만, 그 전에 명상에 대한 선입견을 걷어낼 필요가 있다. 어떤 이들은 명상을 생뚱맞고 이질적인 것으로 여긴다. 또 어떤 이들은 뭔가 신비스럽고 초현실적인 경험으로 생각한다. 다른 누군가는 명상을 해보기도 전에 자신의 종교와 상충될 것이라고 지레 짐작해 경계하기도 한다. 명상을 별난 사람들만 하는 유난스러운 취미로 몰아붙이는 사람도 있다.

이제부터 우리 머릿속에서 이런 선입견을 모두 지우자. 명상에 대해 어떤 신념을 가졌든 그것을 모두 내려놓기 바란다. 예를 들어 다음과 같은 생각들이다.

'명상이란 이렇게 해야 하며 다른 방식으로 하면 안 된다' '특정한 스승에게 배워야 한다' '명상을 통해 어떤 목표를 추구해야 한다' ……

적어도 이 책을 통해 마음챙김을 배우는 동안에는 그런 생각들을 모두 지워야 한다. 내가 생각하는 명상의 정의는 다음과 같다.

내가 경험하는 모든 것을 '있는 그대로' 집중하며 알아차리기

이 말은 아주 단순하게 들릴 것이다. 실제로도 그렇다. 하지만 많은 사람들은 이렇게 단순한 것을 어려워한다. 일단 매 순간 알아차리는 것이 결코 편안하지 않다. 하지만 시간이 지날수록 점차 편해질 것이고, 다시 어려워졌다가, 결국에는 다시 편해질 것이다. 이러한 과정이 반복되어 마음챙김이 점차 몸과 마음에 익숙해지며 친근한 안식처가 될 것이다.

 엄마가 되는 것도, 우리가 살아가는 인생도 마찬가지다. 내 경험이 기분이 좋거나 불쾌할 수도 있고, 이도 저도 아닐 수도 있다. 엄마가 된다는 것 역시 말로 할 수 없는 즐거움과 엄청난 보상이 따르지만 한편으로는 어렵고 고단하고, 때로는 별 생각이 들지 않을 수도 있다. 여기서 중요한 점은 상황이 어떻게 변하느냐에 상관없이 지금 이 순간을 있는 그대로 알아차려야 한다는 것이다. 그래야만 무슨 일이 벌어지든 아기와 교감의 끈을 놓지 않을 수 있다. 그러니 어떤 상황이 와도 호흡을 알아차리고, 현재를 있는 그대로 인식하는 연습을 시작하자.

내 호흡 관찰하기

호흡은 의식을 집중시키기에 아주 효과적인 수단이다. 그 까닭은 다음과 같다.

(1) 항상 해야 한다.
(2) 지금 이 순간 필요하다.
(3) 내 몸에서 이루어진다.
(4) 다른 사람의 도움 없이 자발적으로 이루어진다.

호흡을 관찰하는 일은 관심을 지금 이 순간에 머무르게 하고, 나를 둘러싼 경험으로 의식을 이끌어준다. 즉, 현재 벌어지는 일에 생각을 집중하도록 한다. 또 호흡을 관찰하면 산만하던 마음도 저절로 하나로 모아진다. 차분하게 집중된 의식으로 다시 '지금 여기'를 겨냥할 수 있다.

호흡을 관찰하는 방법을 보자. 이를 위해 우리는 특정한 장소에 가거나 특별한 장치를 준비할 필요가 없다. 그저 편안한 곳에 앉아 있기만 하면 된다. 그 장소가 유달리 조용해야 할 필요도 없다. 생활 소음이 들리는 평범한 장소면 충분하다. 사실 우리가 아기를 키우는 공간은 갖가지 소음으로 둘러싸인 곳이다. 외부의 방해를 절대로 받지 않는 조용한 장소에서 아이를 키운다는 건 꿈도 꾸지 못할 일이다. 우리를 둘러싼 상황이 불안해도 마음챙김을 할 수 있는 능력을 길러야 한다. 그러면 이제 다음과 같이 간단한 호흡명상을 함께 해보자.

- - - - - - - - -

허리를 세워 앉은 자세를 편안히 하고, 어깨의 긴장을 푸세요. 4~5차례 어깨를 가볍게 들어올렸다가 떨어뜨려 긴장을 누그러뜨립니다. 그 다음 턱을 살짝 당기고 시선을 1미터 정도 앞에 두세요. 이때 뚫어지게 응시할 필요는 없으며 흐릿한 초점으로 바라봅니다. 눈을 감는 게 편하다면 그렇게 해도 좋습니다.

자세가 다 갖춰졌으면 이제부터 호흡을 관찰하세요. 들이마시고 내쉬는 과정에 정신을 집중하세요. 마치 꽃 위에 나비가 살포시 앉듯이, 호흡 위에 지각하는 마음을 가볍게 얹어둡니다. 결코 호흡에 심각하고 맹렬하게 집중하는 게 아닙니다. 스펀지가 물을 빨아들이듯 감각이 점차 호흡에 젖어들도록 합니다.

이때 호흡이 아닌 다른 것에 마음을 뺏길 수도 있습니다. 다른 생각에 무심코 빠져들 수도 있고, 다른 소리나 신체 감각에 관심을 가질 수도 있지요. 그래도 상관없습니다. 다시 호흡을 관찰하도록 의식을 되돌리면 되니까요. 주의력이 흐트러졌음을 알아차리고, 다시 호흡에 집중하세요. 자신의 주의력을 되돌리기 위해 싸울 필요는 없습니다. 그냥 부드러운 호흡으로 되돌아옵니다.

당신의 모든 경험을 있는 그대로 놓아두세요. 호흡도 억지로 조절하려고 하지 말고 그냥 숨을 들이쉬고 내뱉으면 됩니다. 몸에 뭔가 감각이 느껴져도 그냥 놓아두세요. 굳이 어떻다고 평가하거나 달리 어떤 행위를 할 이유도 없습니다. 호흡을 관찰하는 동안 아무것도 하지 않아도 됩니다. 무엇이 보이고 들리든, 어떤 냄새가 나든, 있는 그대로 놓아두세요. 당신의 머릿속에 무심코 떠오르는 생각들도 마찬가지입니다. 그저 열린 마음으로 그것들을 대면하세요. 어떤 감정이 일어나도 그냥 놓아두고 그것이 마음에 들어왔다가 사라지도록 내버려두세요. 어떤 것이 마음속으로 들어와서 마음을 꽉 채울지라도 그냥 놓아두면 됩니다. 억지로 떨쳐내려고 하지 말고, 부드럽게 호흡으로 되돌아가서 편안하게 관찰합니다.

이제 방법을 알았으니 바로 실행에 옮겨보자. 긴 시간 동안 하기 어렵다면 5분이라도 호흡 명상을 해보라. 익숙해지면 시간을 조금씩 늘려나가면 된다. 아침·저녁으로 각각 한 번씩 호흡 명상을 추천하지만 상황에 맞게 하라. 물론 자주 연습할수록 마음챙김에 익숙해지고, 일상생활에서도 '마음챙김 모드'에 마음껏 접속할 수 있을 것이다.

   마음챙김을 익히고 싶지만 여건이 되지 않을 수도 있다. 그런 때에는 자신을 지나치게 몰아세우지 말고 일단 굳게 마음을 먹자. 하루에 단 몇 분이라도 호흡 명상에 집중할 수 있는 방법을 찾아라. 잠들기 전이나 잠자리에 누운 채 눈을 감고서 할 수도 있다. 흔들리는 전철 안이나 버스 안에서 잠시 눈을 감고 호흡에 집중할 수도 있다. 다른 일상생활에서도 수련을 할 수 있도록 노력하라.

반면 사람에 따라서 뭐든지 넘치게 해야 직성이 풀리는 완벽주의자들도 있다. 무슨 일이든 한번 목표를 정하면 너무 강하게 밀어붙이는 스타일이라면 처음부터 너무 긴 시간을 하지 않도록 자제해야 한다. 수련 시간이 하루 두 번 이상, 그리고 30분을 넘지 않도록 주의하라. 당신에게 그런 적극적인 의욕이 있다면, 이 책의 후반부에 나오는 체계적이고 집중적인 마음챙김 방법이 참고가 될 것이다.

사실 본격적인 마음챙김은 숙련된 스승에게 지도를 받아야 하며 그동안 꽤 많은 시간이 걸린다. 그런 수련은 충분한 가치가 있지만, 이 책의 목표는 어디까지나 임산부를 위한 마음챙김일 뿐이다. 그런 점에서, 이 책에서는 마음챙김의 모든 것을 다루지는 않는다는 것을 분명히 밝혀둔다.

다시 한번 말하지만 수련을 하는 과정에서 자신을 너무 혹독하게 몰아붙이지 마라. 마음챙김에서는 자신에게 아량과 관용을 베푸는 일이 굳은 결단력과 인내심만큼이나 가치 있다는 것을 명심하라.

알아차림, 아기와 교감하는 출발점

가만히 앉아서 모든 것을 있는 그대로 흘려보내며, 평온하게 주의를 집중해보자. 아마 놀라운 체험을 할 것이다. 바로 내 마음이 얼마나 변화무쌍하게 움직이는지 말이다. 나는 고요하게 앉아 있고, 나를 둘러싼 외부 환경은 거의 변화가 없지만 내 마음은 이리저리 온갖 곳을 쏘다닌다. 마치 고삐 풀린 말처럼 날뛴다.

나는 딸아이가 생후 4주가 되었을 때 마음챙김 수련을 한 적이 있다. 아기를 다독거리며 20분쯤 흘렀을까. 나는 흔들의자에 앉아 아기를 어루만지며, 창으로 쏟아져 들어오는 햇빛 속에서 먼지가 둥둥 떠다니는 광경을 바라보고 있었다. 그때 아기가 내 품을 파고들었다. 그러자 내 몸속에서는 옥시토신 호르몬(자녀와 부모 사이에 애착을 일으키는 호르몬)이 분비되었다. 매우 평온하고, 만족스러우며, 행복한 기분에 휩싸였다. 나는 그렇게 앉아서 호흡에 의식을 집중했다. 하지만 시간이 흐르면서 내 의식은 이 생각 저 생각을 떠돌았다.

그러다 몇 주 전에 있었던 일이 떠올랐다. 나는 친구 부부를 초대해놓고는 그 사실을 깜빡 잊은 적이 있었다. 새내기 엄마가 되어 너무 경황이 없었던 탓이다. 나는 그날 약속을 잊은 채 아기를 데리고 외출을 했고, 그 사이 친구가 우리 집에 왔다가 그냥 돌아갔다. 멀리서 차를 몰고왔던 그 친구는 텅 빈 집에 도착하여 황당해하다가 메모를 남겨놓았다. 외출했다가 돌아온 나는 그 메모를 보고 깊은 죄책감을 느꼈다. 스스로에게 화도 났다. 아주 오랜만에 연락이 닿았고, 자주 연락하는 사이도 아니어서 친구에게 큰 빚을 진 것 같았다. 그 일이 다시 생각나자 나는 좋은 친구도 아니고 친구의 귀한 시간까지 낭비하게 만들었다는 자책감과 수치심이 마구 밀려왔다. 동시에 친구를 원망하는 마음도 생겼다. 비록 점잖은 말이었지만 친구는 메모를 통해 내게 화를 쏟아냈다. 그걸 보니 아이가 없어서 엄마들의 처지를 헤아릴 줄 모른다고 생각되었다. '그래, 그 친구는 관용과 아량이 부족했어!'

생각이 거기에 미치자, 내 옥시토신은 코르티솔(스트레스를 받을 때 분출되는 호르몬)로 바뀌었고, 나는 흥분했으며, 약간은 비참해졌다. 생각에 매몰되어 길을 잃은 것이다. 눈앞에서 벌어지는 '지금 이 순간'의 상황은 전혀 인지하지 못했다.

품속에 안겨 있던 딸아이가 보채자 나는 얼른 '알아차림'의 상태로 돌아올 수 있었다. 그날 나는 20분간의 명상에서 많은 것을 깨달았다. 외부 상황은 전혀 변하지 않았지만 내 생각만으로 평온함과 비참함을 오갔던 것이다.

집착 끊기

마음챙김 수련을 할 때는 내적인 경험이 어떻게 변하는지 분명하게 관찰하고, 생각은 언제나 변한다는 것을 알아차려야 한다. 그 속에서 우리는 외부의 자극과 아무런 상관없이, '생각의 열차'가 스스로의 힘만으로 소리를 내며 달린다는 것을 알게 될 것이다. 당신은 생각의 열차를 붙잡지도 않았고(머물라고 하지도 않았고), 저항하지도 않았고(떨쳐내려고 하지도 않았고), 속도를 내려고 하지도 않았고, 연료를 공급하지도 않았지만, 자기도 모르게 그것에 집착하고 있었음을 알 것이다. 이처럼 우리 내면에 깃든 생각의 열차는 연료를 공급하거나 속도를 내려고 다그치지 않아도 마치 '자가발전' 하듯이 굴러간다.

때로는 감각과 감정, 생각이 서로 '찍찍이'처럼 달라붙기도 한다. 그 접착력은 제법 강해서, 괴로움을 느끼거나 한동안 감정에 사로잡힐 때도 있다. 그런 '생각의 다발'이 에너지원으로 삼는 것은 바로 우리의 관심이다. 마치 갓난아기가 악을 쓰고 울듯이, 우리가 그것들에 대해 뭔가 하도록 보챈다. 우리가 할 수 있는 게 없어도 마찬가지다. 그 생각의 다발은 불청객처럼 의식에 달라붙어 관심을 가져달라고 재촉하고, 우리의 건강한 주의력을 좀먹는다.

하지만 마음챙김 수련을 꾸준히 하면 달라진다. 우리는 더 고양된 방식으로 생각의 열차를 다루는 방법을 익힐 수 있다. 마음챙김 수련은 우리가 달리는 열차로 뛰어가 특정한 객실에 매달리지 않도록 도와줄 것이다. 원하지도 않으면서 아무 역에나 내리는 일도 막아줄 것이다. 또 이 열차 저 열차를 무의미하게 뛰어다니는 곡예를 멈출 수 있게 도와줄 것이다. 이를 위해서 우리는 그저 자신이 열차의 어느 칸에 타고 있는지만 알아차리면 된다.

결론적으로 마음은 자신에게 익숙한 걱정거리를 찾아서 자기 방식으로 개입한다. 내가 이미 만든 패턴화된 길을 따라 흘러가는 것이 마음이다. 이때 마음챙김 연습을 하면서 의식은 예전의 습관적인 반응을 중단할 것이다. 자신의 경험에 자동적으로 뛰어들기보다는 관조하게 될 것이며, 예전처럼 곧장 생각의 미끼를 물거나 감정에 사로잡히지 않을 것이다.

과거도 미래도 아닌 현재를 바라보라

좌선을 하며, 언제나 현재에 머물고, 자신이 무엇을 경험하는지를 명확하게 알아차리는 힘을 키워라. 모든 것을 있는 그대로 놓아두라. 이것이 임산부를 위한 마음챙김의 밑바탕이다. 그렇게 함으로써 집중력이 향상되고, 외부의 자극에 이리저리 휩쓸리지 않고, 있는 그대로를 바라보는 지혜가 생길 것이다. 이로써 마음과 생각의 본질을 알아차릴 것이며, 자기 안에 숨어 있는 존재의 중심을 다시 확립할 것이다. 당신의 감각과 감정, 생각이 서로 얽혀서 스스로를 끊임없이 재창조하고 있음을 확인할 것이다.

마음챙김의 핵심은 우리가 겪는 모든 경험을 그냥 일어나는 대로 바라보고 다른 것을 빼거나 보태지 않는 것이다. 기분이 이완되거나 평온해지고, 행복감이나 만족감을 느끼는 것은 마음챙김의 목표가 아니다. 설령 마음챙김을 통해 그런 현상이 나타난다 하더라도 그것이 마음챙김이 추구하는 핵심은 아니다. 마음챙김을 시작하면, 처음에는 오히려 불편하고, 낯설고 심지어 지겨울 수도 있다. 당신이 겪는 경험이 즐겁든 불쾌하든 그냥 바라보면 된다. 그것이 마음챙김이다.

마음챙김의 핵심은 지금 이 순간 일어나는 일을 바라보는 것이다.

관찰이나 응시, 탐구는 우리 모두가 타고난 능력이다. 이제 막 걸음마를 배우는 아이가 벌레가 기어갈 때 눈을 떼지 못하는 광경을 본 적이 있는가? 벌레는 아이의 관심을 몇 분 동안이나 끌며, 아이는 세세하게 벌레의 모든 면을 뜯어본다. 마음챙김도 그와 비슷한 구석이 있다. 흥미를 가지고 자세히 들여다본다는 점에서 그렇다.

마음챙김 연습을 하다보면 서서히 '생각 - 행동' 근육이 아니라 '관찰 - 바라보기' 근육이 형성된다. '관찰 - 바라보기' 근육을 만드는 가장 좋은 방법은 자신의 몸에서 일어나는 생각이나 감정, 감각을 행복도 불행도 아닌 중립적인 태도로 관찰하는 것이다. 처음에는 마음이 번잡하거나 흥분했을 때를 피해서 마음챙김 수련을 하는 것이 좋다. 중립적인 태도를 가지고 알아차림을 연습하다 보면, 괴로운 순간이나 감정의 큰 파도가 몰려왔을 때 그 경험에 매몰되지 않고 바라볼 수 있게 된다.

물론 이런 연습이 임산부의 생활에 무슨 도움이 되는지 의아할 수도 있다. 관찰이나 응시, 또는 알아차림은 현재에 머무르게 하는 출발점이다. 단적으로는 엄마가 괴롭거나 곤란할 때도 아기와 교감의 끈을 놓지 않도록 해주는 출발점이기도 하다. 그뿐이 아니다. 이런 연습을 통해 외부적인 경험을 자비로 대할 수 있는 아량을 지니게 된다. 어떤 것과도 싸우지 않고, 어떤 것을 붙잡으려고 하지도 않고, 어떤 것을 회피하려고 하지도 않고, 각각의 경험을 경험으로 즐기게 될 것이다. 언뜻 보기에는 바라보기 연습이 쉬워 보일지 모른다. 하지만 이 수련에 익숙해지기까지는 상당한 노력이 필요하다. 다음 명상을 해보자.

먼저 허리를 반듯하게 세우고 바른 자세로 앉습니다. 임신 중일 때는 이런 자세가 쉽지 않지요. 그렇다면 허리와 의자(또는 벽) 사이에 둘둘 만 담요나 베개를 받친 다음 등을 기대도 좋습니다. 담요나 베개 대신에 팔을 등에 대고 받쳐도 됩니다. 자세가 안정됐다면 호흡을 시작하세요. 숨이 들어오고 나가는 것을 관찰하세요. 어떤 의도도 가지지 말고 그냥 바라봅니다. 숨이 가쁘건 느려지건 상관없이, 그냥 편안하게 흘러가는 대로 내버려두

고 알아차리기만 하면 됩니다.

호흡을 관찰하는 것이 어느 정도 익숙해졌다면 그 다음에는 당신이 무엇을 듣고 있는지를 알아차리면 됩니다. 지금 이 순간, 귀에 들리는 모든 소리를 하나하나 관찰하세요. 굳이 거기에 이름을 붙이려고 할 필요가 없습니다. 하지만 나도 모르게 이름을 부르고 있다면, 그것 역시도 흘러가는 대로 내버려두고 알아차리기만 하세요. 들릴락말락 부드럽고 미묘한 소리에서부터 주위를 진동시킬 듯이 큰 소리까지, 소리가 일어나서 사라지는 모든 과정을 섬세하게 알아차려 보세요. 냉장고에서 들리는 '윙' 하는 기계음이나 새가 지저귀는 소리, 도로 위를 지나는 자동차 소리, 시계 바늘이 똑딱거리는 소리, 그리고 자신의 숨소리까지도요.

소리를 관찰하는 데 어느 정도 익숙해졌다면, 그 다음에는 당신이 무엇을 바라보고 있는지를 알아차려 보세요. 눈을 감고 있다면, 눈꺼풀 너머에 어떤 풍경이 펼쳐져 있는지 세세하게 떠올려도 좋습니다. 눈을 뜨고 있다면 눈을 반쯤 감아서 초점을 흐리게 한 다음 시야에 들어오는 모든 것을 하나하나 알아차립니다. 눈에 보이는 것에 이름을 붙이고 싶다면 그렇게 하면 됩니다. 탁자, 책장, 소파, 아기 등 당신의 시야에 보이는 것을 하나씩 알아차립니다.

보는 감각을 관찰하는 것에 익숙해졌다면, 이젠 미각입니다. 이 수련에 들어가기 전에 먹은 게 아무것도 없을지도 모릅니다. 하지만 입안에 남아 있는 미각에 주의를 기울여보세요. 조금이라도 어떤 맛이 남아 있을 겁니다. 마늘이나 고추 맛, 또는 치약의 맛이라도. 정말로 아무 맛도 느껴지지 않는다면 그대로 알아차리면 됩니다. 지금 이 순간, 당신의 미각에 주의를 기울여보세요.

다음으로 후각으로 넘어갑니다. 당신의 코를 통해 어떤 냄새가 느껴지나요? 코를 톡 쏘는 자극적인 것이든 미묘한 잔향이든 상관없습니다. 좋든 싫든 상관없이 냄새를 세세하게 느끼고 알아차리면 됩니다. 냄새를 맡는 과정을 알아차려 보세요.

이제는 촉각입니다. 방석 또는 의자 바닥과 맞닿아 있는 엉덩이의 느낌이 편한가요 아니면 불편한가요? 그 느낌이 차가운지 따스한지도 관찰해 보세요. 신체 어딘가에 불필요한 긴장감이 느껴지지는 않나요? 당신의 피부에서 느껴지는 공기의 감촉은 어떤가요? 몸에서 어떤 감촉이나 감각이 느껴지는지 하나하나 세세하게 관찰하고 알아차려 보세요.

생각도 빼놓을 수 없습니다. 당신의 머릿속에서는 여러 가지 생각이 제멋대로 생겼다가 사라질 것입니다. 어떤 생각이든 거기에 개입하지 말고, 흘러가는 대로 내버려두고 알아차리면 됩니다. 생각이 오고감에 따라 감정도 일어났다가 사라지기를 반복할 것입니다. 어떤 감정이 드나요? 만족감, 지루함, 원망, 분노 등 그것이 무엇이든 상관없습니다. 거기에 개입하지 말고, 흘러가는 대로 내버려 두고 알아차리면 됩니다. 그저 지금 이 순간 감정이 일어났다가 사라지는 것을 관찰해 보세요.

이제 다시 호흡으로 돌아오세요. 숨이 들어오고 나가는 것을 세세하게 관찰합니다. 깊은 호흡을 반복하면서, 당신이 경험하는 모든 것을 편안하게 흘려보내세요. 마치 냇물에 떠내려가는 나뭇잎처럼 담담하게 말입니다. 때로는 시냇물에서 나뭇잎을 건져 뭔가를 살펴보기도 하겠지만, 결국에는 흘려보내야 할 것들입니다. 그냥 흘러가도록 내버려두면 됩니다.

위와 같은 수련을 반복하면서 그때그때 당신의 호흡이나 감각, 생각, 느낌 등이 어떻게 변하는지 알아차려 보세요. 그것은 어떻게 변했나요?

- -

이 수련의 핵심은 지금 이 순간 자신이 겪는 경험에 어떤 변화가 생기는지를 바라보는 것이다. 이런 수련을 반복할수록 마음챙김에 쉽게 집중할 수 있는 내면의 근육이 생길 것이다. 그것은 달리 표현하면, 지금 이 순간 당신이 경험하는 현실에 집중하고 아기와 연결고리를 단단하게 유지하는 능력이다.

임산부를 위한 마음챙김 요가

이 부분은 즈나난 고완과 함께 썼다. 그녀는 출산 전후 여성들을 전문적으로 지도해온 요가 강사로 나와 함께 '임산부를 위한 요가' 코스를 개발했다. 무엇보다 즈나난은 오랜 세월 요가 전문가이자 한 명의 여성으로서 경험해온 모든 것을 여기에 쏟아 부었다. 그녀는 아들 라일리를 키우며 실제로 생활 속에서 '마음챙김'을 수련해본 경험도 있다.

움직임 속에서 알아차리기

처음 마음챙김 수련을 하면 외부적인 활동 없이 가만히 앉아 있어도 그토록 많은 일이 내면에서 일어난다는 사실에 놀란다. 하지만 몸을 이용한 마음챙김 수련을 하면 또 다른 차원을 경험하게 된다. 여기서 우리가 배워야 할 것은 몸을 움직이면서 호흡을 알아차리고 현재에 집중하는 연습이다. 마음챙김 요가는 임산부가 쉴 새 없이 움직이면서도 스스로를 알아차리고 아기와의 교감의 끈을 놓치지 않기 위해 시작되었다.

만약 주변에 임산부에게 적합한 요가를 잘 아는 전문 강사가 있다면, 그가 이끄는 수업에 참가하면 많은 도움이 될 것이다. 아무래도 책으로만 배우는 것에는 한계가 있다. 산전과 산후 요가 클래스는 요즘 주민 자체 센터나 여러 여성 관련 단체를 통해 활발하게 보급되는 추세다.

여성들은 임신을 하면 평상시와 똑같이 생활해도 몸무게가 늘어난다. 왠지 몸이 나른해져서 맥을 못 추거나 크고 작은 통증과 몸살에 시달리거나 잦은 헛구역질을 하는 것도 모두 임신 증상이다. 임신부의 입장에서는 요가 클래스에서 같은 경험을 나눌 수 있다는 것만으로도 큰 위안이 된다. 다른 임신부를 만나면 초보 엄마 시절에 자칫하면 잃을 수 있는 균형 감각을 쉽게 회복할 수 있기 때문이다.

즈나난과 내가 이 책에 마음챙김 요가를 소개하기로 한 까닭은 크게 두 가지다. 첫째, 마음챙김 수련은 경행, 즉 걷기 명상을 기본 수련으로 하며 오랜 세월 이어왔다는 점이다. 둘째는 출산 전후의 여성을 대상으로 한 마음챙김 요가의 우수한 효과가 꾸준한 연구를 통해 입증되었기 때문이다. 여기서 요가 이론에 대해 좀더 알아보자.

마음챙김 요가는 자신의 호흡에 의식을 집중하고, 몸을 바라보며, 지금 이 순간을 알아차리는 데 매우 유용하다. 물론 움직이면서 마음챙김을 하는 데 반드시 요가만 적합한 것은 아니다. 태극권이나 기공을 해도 좋고, 그냥 걷거나 춤추거나 스트레칭을 해도 도움이 된다. 앉아서 하는 마음챙김보다 움직이는 마음챙김이 더 와닿는다면 수련을 응용해서 내 몸에 맞게 변화시키는 것도 하나의 방법이다. 앞서 소개한 호흡

명상에서 '호흡'을 '걷기'로 바꾸고, 들숨과 날숨을 왼발과 오른발로 바꿔라. 또 내가 운영하는 홈페이지에 접속하면 '걷기 명상' 가이드를 다운로드 받아서 수련할 수 있다.

서양에서는 여러 요가 중에서도, 하타 요가를 비롯하여 동작과 호흡에 집중하는 육체적인 요가 수련에 치중하는 경향이 있다. 요가의 자세를 흔히 '아사나'라고 부르기 때문에, 이들 요가를 통칭하여 '아사나 수련'이라고도 한다. 요가는 산스크리트어로 '멍에' 또는 '합일'이라는 뜻이다.

실제로 요가를 통해 수련자는 몸과 마음, 정신을 합일시킨다. 요가의 이런 측면은 임산부에게 필수 덕목인 몸과 마음, 정신 또는 보다 깊은 자아와 조화를 이루도록 도와준다. 내가 여기서 추구하려는 바도 다르지 않다.

호흡은 산스크리트어로 '프라나prana'라고 불린다. 하지만 산스크리트어의 '프라나'는 단순히 호흡만을 의미하지 않는다. 그것은 삶의 원동력이나 생명의 근원으로 의미가 확장된다. 또한 정신적인 건강과 육체적인 건강, 영적인 건강 외에도 생명력의 바탕에 잠재된 원초적인 에너지까지 포함한다. 요가 수련에서 호흡을 얼마나 중요시하는지를 느낄 수 있는 대목이다.

따라서 요가를 할 때는 호흡을 몸과 마음을 연결하는 가교로서 소중하게 생각하라. 마음을 호흡에 집중함으로써, 의식이 감정이나 생각, 신체 감각 너머에 있는 진정한 자아에 가닿도록 노력해야 한다. 호흡을 알아차리는 행위는 당신을 '지금 여기'에 머무르도록 중심을 잡아주는 닻과 같은 역할을 한다.

마음챙김 요가는 잠시만 수련을 해도 좌선과는 또 다른 뛰어난 효과를 발휘한다. 나는 '임산부를 위한 마음챙김' 코스에 참가한 수련생들에게 매회 20분씩 요가 수련을 하도록 지도했다. 그 결과, 요가 수련은 임산부들의 분주한 마음을 '지금 여기'로 이끌어 몸과 연결시키고, 보다 고요한 내면의 지점까지 온전하게 인도했다. 그 새로운 경험에 임산부들은 하나같이 놀라워했다. 그럼 이제 '신세계'로 들어가보자.

마음챙김 요가는 특정한 자세를 취한 다음 그 자세를 한동안 유지하는 게 기본이다. 예를 들어 다리를 벌린 채 서서 팔을 펼치고 '전사 자세'를 취했다면, 그 자세를 유지한 채 자신의 호흡과 몸을 알아차리는 마음챙김을 한다. 요가 클래스에 참석한 임신부들은 이 자세를 1분 정도 유지하는데, 그 정도만 해도 상당히 어렵다고들 한다. 하지만 스스로에게 집중할 수 있었고 몸과 마음이 더욱 강해지는 경험을 했다고 털어놓았다. 그들은 자세를 취한 채 호흡을 하며 억지로 견디는 게 아니라 마음챙김으로 그 자세에 집중하는 법을 배운다. 또한 마음챙김 요가를 하다보면 저절로 '나는 할 수 있다!'는 태도가 생긴다. 이런 관점은 출산과 육아를 앞둔 여성에게 매우 유익하다. 엄마로서 맞이하는 변화는 요가로 치면 '전사 자세'를 요구하기 때문이다.

이런 상상을 해보라. 당신이 아기를 들쳐 업고 차에 탄 후 가방에서 젖병을 꺼내려고 한다. 그런데 가방에서 젖병이 떨어지는 바람에 시트에는 모유가 흘러내리고, 당신은 몸놀림이 자유롭지 못해 어쩔 줄을 모른다. 이런 상황도 가정해볼 수 있다. 누군가에게 아기를 맡겨놓았다가 약속 시간에 맞춰서 데리러 가려고 길을 나섰는데, 교통 체증이 심해서 자동차가 도로 위에서 꼼짝도 하지 않는다. 설상가상으로 배터리가 다 되어 휴대전화마저 꺼지기 직전이었다. 이처럼 스트레스가 극심한 상황에서도 엄마는 평정을 유지하며 현명한 해결책을 찾아야 한다.

'전사 자세'는 이러한 상황에 시달리기보다는 그 상황을 적극적으로 극복하려는 태도를 갖게 해준다. 무엇보다 산통이야말로 당신이 일상에서 수련해야 할 가장 힘든 '전사 자세'가 아닌가. 마음챙김 요가는 당신이 산통을 느끼는 순간에도 호흡을 하고 '지금 여기'에 현존할 수 있도록 도와 준다. 내 경우 출산을 앞두고 산파가 이런 조언을 했다. "당신 몸을 떠나서는 아기를 생각할 수 없어요."

출산 관련 책과 강좌에서 산통을 비롯해 많은 지식을 배울 수 있다. 그러나 막상 산통이 시작되면, 머리로 배운 지식은 아무 소용이 없을지도 모른다.

마음챙김 요가

마음챙김 요가를 위해 일상생활에서 굳이 다른 일을 할 시간을 줄이거나 양보할 필요는 없다. 아침에 잠에서 깨어났을 때나 밤에 잠자기 전,

점심시간에 산책을 하거나 밥을 먹고 잠시 휴식을 취할 때, 그런 시간을 이용해서 짬짬이 하는 것으로도 충분하다. 정 시간이 없다면 아기와 함께 외출할 때를 이용하라. 언제 어디서나 할 수 있다는 말이다.

이 수련이 얼마나 안전한지 몇 마디 하고 넘어가야겠다. 아마 이 책을 읽는 독자라면 아기를 임신했거나 출산한 경험이 있을 것이다. 임신 중에는 평상시와 달리 몸에서 릴랙신 호르몬이 분비된다. 이 호르몬은 몸의 관절과 인대를 부드럽게 만들어 요가를 배우는 데 상당한 도움이 된다. 출산이 가까워지면 이 호르몬의 분비도 극대화된다. 이런 호르몬의 작용 덕분에, 임신 기간 중에 요가 등 스트레칭 운동을 많이 해도 몸에 무리가 가지 않는다.

그래서 '세상에 고통 없이 얻을 수 있는 것은 없다'는 말은 적어도 여기에는 적용되지 않는다. 임신부를 위한 마음챙김 요가는 고통이나 어려움을 크게 느끼지 않고, 자신의 호흡과 동작에 편안하게 집중함으로써 엄마와 아기를 연결시켜주기 때문이다. 만일 불편하면 자세를 편하게 바꿔서 수련을 이어나가면 된다.

그러니 걱정을 버리고 편안하게 마음챙김 요가를 배워라. 어떤 자세를 취할 때 호흡이 지나치게 가빠진다면, 자세를 약간 헐겁게 바꾸면 된다. 아니면 그 자세를 잠시 멈추었다가 다시 시도하는 것도 좋다. 아기를 가진 임신부의 몸은 시시각각으로 변한다. 같은 자세를 취하더라도, 어떤 때는 오르막길을 오르듯 힘들고 다른 때에는 내리막길을 가듯 쉽다.

아기를 가지면 하루하루가 새롭다. 배가 부풀어 오르거나 수축하는 듯한 기분이 드는 날도 있다. 정체를 알 수 없는 통증이 오기도 하고, 몸무게도 들쑥날쑥하다. 이 모든 변화의 의미는 궁극적으로 딱 하나다. 그것은 당신의 깊은 자아와 아기를 연결하는 초대장이다.

때로는 걷기 명상을 할 때 강렬한 감정이 솟구친다. 신체의 특정한 부위에서, 미처 깨닫지도 못했던 긴장감이 느껴질 수도 있다. 흔히 이런 일은 슬픔이나 분노 혹은 다스리기 어려운 독특하고 불편한 느낌을 동반한다. 처음에는 반사적으로 혼란스러운 감정을 억누르게 될지도 모른다. 하지만 그럴 필요가 없다. 당신이 경험하는 것이 무엇이든 그것을 굳이 바꾸려고 하지 마라. 그저 솟구치는 감정이나 느낌과 함께 머물면서 알아차리기만 하라. 숨을 들이쉬고 내쉬면서, 그 양상이 어떻게 변하는지 알아차려라.

마음챙김 요가를 하는 데 특별한 준비물은 필요 없다. 다만 요가 매트 정도는 하나 갖추면 좋다. 자칫하면 동작을 취하다가 미끄러질 수도 있다. 아울러 요가 블록도 도움이 되는데, 이것은 굳이 사지 않고 두꺼운 책 서너 권으로 대신해도 좋다. 마찬가지로, 푹신하지 않은 무릎담요나 큰 수건, 의자, 받침대 등도 구입할 만하다. 그러나 이것 역시 요가 강사와 상의하여 장비가 필요하지 않은 다른 자세로 바꾼다면 굳이 구입할 필요는 없다. 물론 장비가 있으면 도움이 된다. 임신 기간에는 당신이 생각하는 것 이상으로 신체의 긴장감이 높기 때문이다.

이 책에서 소개하는 요가는 대략 20~30분이면 할 수 있다. 기왕이면 한 번 할 때마다 전체 코스를 다 소화하기 바란다(내가 운영하는 웹 사이트에는 소개하는 모든 요가 자세가 한 페이지에 나오는 자료를 올려두었다. 다운로드 받아서 이용한다면 편리할 것이다).

물론 임산부의 생활이 그리 녹록지 않다. '임산부를 위한 마음챙김 요가'는 엄마로서 할 일을 다 하면서도 일상생활 중에 짬짬이 수련하는 것이 목적이다. 낮 동안에는 시간 나는 대로 동작을 한두 개씩 하고, 일과를 다 마쳤을 때 전 과정을 하는 것도 괜찮다. 그 정도도 어렵다면, 그저 자신에게 맞는 몇 개의 자세를 골라서 틈나는 대로 몇 분씩 수련해보라. 특히 몸이 아프고 무기력하거나, 붓기가 있거나 뭔가에 집착하는 마음이 생길 때 하면 효과적이다.

이미 출산을 해서 아기를 키우고 있다면, 아기를 돌보면서도 얼마든지 요가를 할 수 있다. 일부러 시간을 내서 요가를 한다는 건 바쁜 현대인들에게는 쉽지 않다. 그러니 오로지 요가에만 집중할 수 있는 시간을 내려고 노력하지 마라. 그러다보면 아예 요가를 못 할 수도 있다. 그냥 아기를 곁에 둔 채로 시작하라. 그러면 엄마는 요가를 할 수 있어서 좋고, 아기는 엄마가 이상한 자세를 취하는 광경이 흥미로워 호기심 어린 눈으로 지켜보는 부가 효과까지 얻는다! 아기를 요에 눕히고 자세를 취해도 좋고, 앉아 있는 자세를 취할 때는 아기를 안고 해도 괜찮다. 아기와 함께 하는 요가는 정말 즐겁고 달콤하다. 요가 동작들을 훑어보다가 '와, 이거 해보고 싶다!'라는 기분이 드는 자세를 발견한다면 망설이지 말고 바로 시작하라.

1. 앉은 자세

안락좌安樂坐(숫카사나) - 편안한 자세

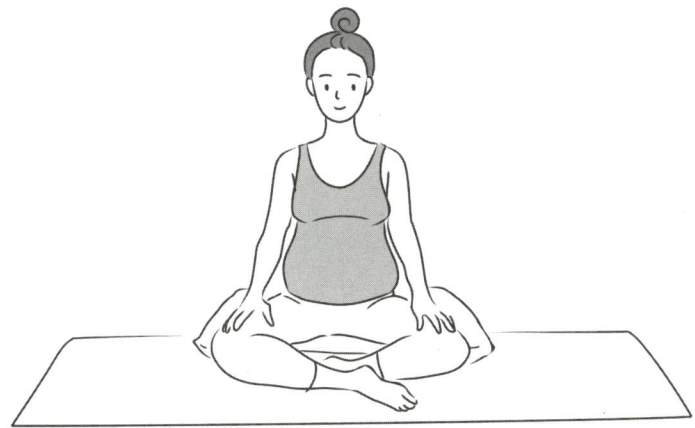

① 요가매트 위에 단단한 베개나 돌돌 만 담요를 받치고 그 위에 앉는다.
② 엉덩이 쪽에 튀어나온 뼈 부위가 담요에 닿도록 하고, 다리는 결가부좌나 반가부좌를 취한다.
③ 엉덩이를 바닥에 붙인 채, 허리에서 겨드랑이까지 상반신을 맷돌 돌리듯 흔들어 척추를 최대한 늘인다.
④ 그 상태에서 숨을 깊이 들이쉬었다가 내쉰다. 심호흡을 3~5차례 반복한다.

● 1단계

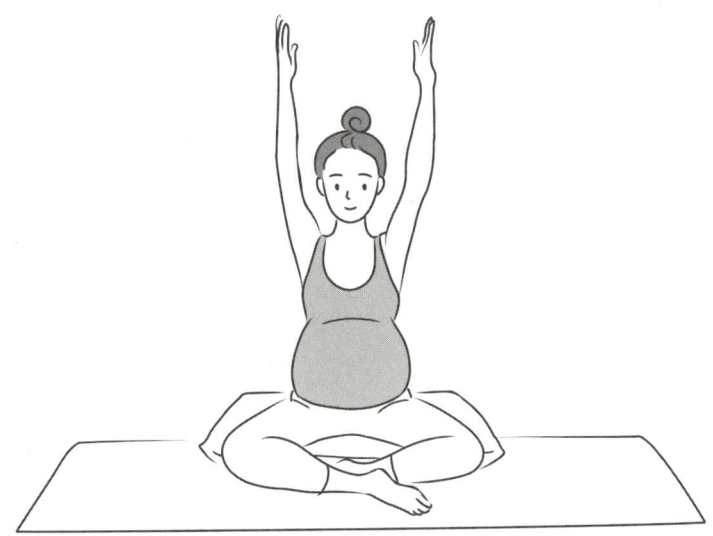

① 숨을 깊이 들이쉬면서 손을 펼치고 팔을 머리 위로 뻗는다.
② 숨을 내쉬면서 손을 바깥으로 뻗어 팔을 천천히 내리고 무릎 위에 손을 올려 놓는다.
③ ①과 ② 동작을 3~5차례 반복한다. 동작의 속도는 호흡에 맞추면 된다.

● 2단계

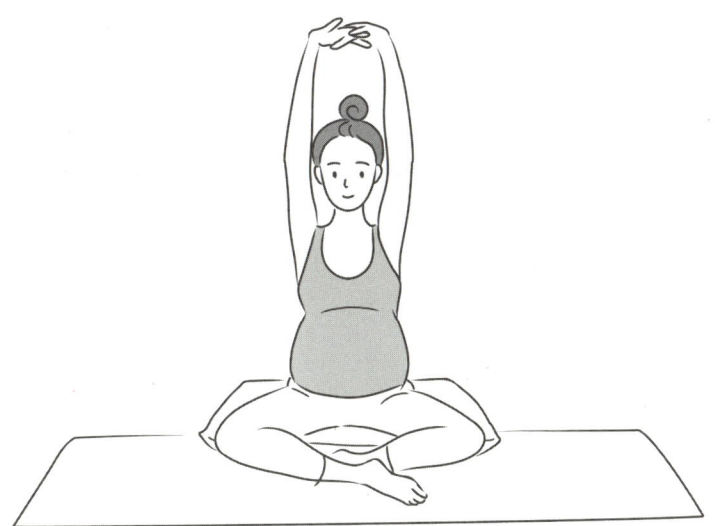

① 숨을 깊이 들이쉬면서 팔을 쭉 뻗어, 양손을 머리 위로 들어올린다.
② 숨을 내쉬면서 양손을 깍지 낀 채, 손바닥이 천장을 향하도록 뒤집는다.
③ 동작을 멈춘 채 두어 번 깊게 심호흡을 한다.
④ 다시 팔을 천천히 아래로 내린다.

박쥐 자세(우파비스타 코나사나) - 양 다리를 벌린 자세

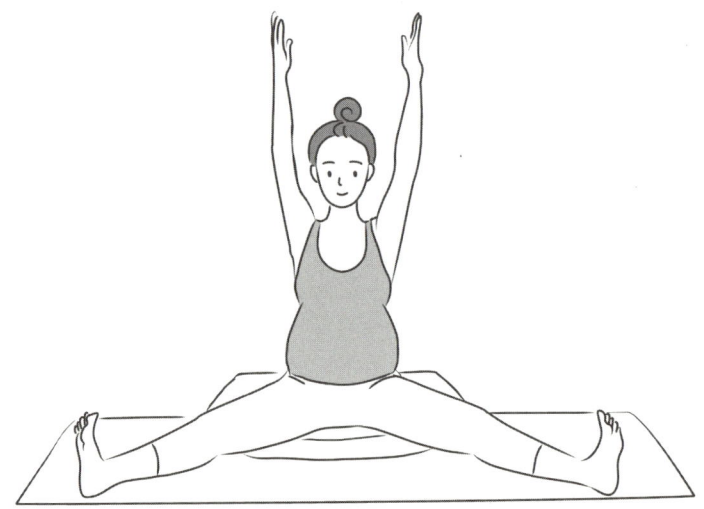

① 다리를 넓게 벌리고 숨을 들이마시면서 팔을 쭉 뻗어 머리 위로 올린다.
② 양팔의 간격은 어깨너비로 하고 손바닥은 서로 마주보게 한 채 최대한 높이 천장 쪽으로 뻗는다.
③ 양다리는 뻗어 최대한 넓게 벌리고 발가락 끝이 얼굴 쪽을 향하도록 당긴다.

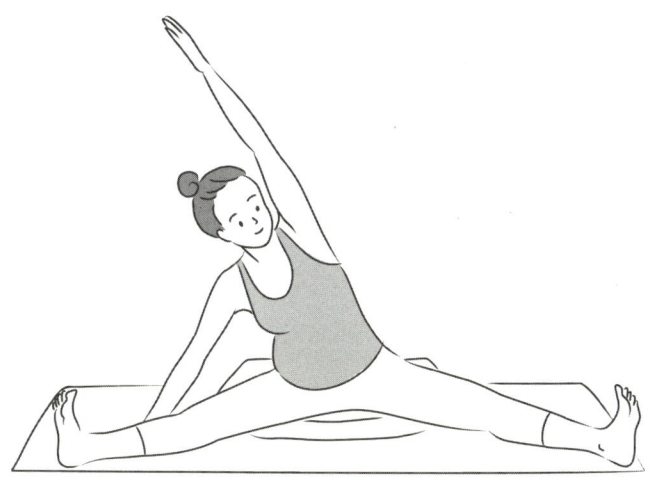

④ 숨을 내쉬면서 오른손을 바닥에 짚고 왼팔을 자신의 옆구리 선에 맞추어 쭉 뻗는다.
⑤ 1~2분 정도 자세를 유지한 다음, 숨을 들이마시면서 다시 중심으로 되돌아온다.
⑥ 다시 양손을 머리 위로 쭉 뻗어 숨을 내쉬면서 반대쪽도 똑같이 반복한다.

나비 자세(바다 코나사나) - 재단사가 앉은 자세

앞 페이지에 소개한 박쥐 자세에서, 양손으로 양발을 몸 한가운데로 끌어당긴 자세다.

① 일명 '양반자세'를 취한 다음 양 발바닥이 서로 마주보도록 갖다 댄다.
② 양손은 양발을 잡고, 발뒤꿈치가 사타구니에서 20센티미터 이상 떨어지지 않도록 바짝 붙인다.

● 1단계

① 자세를 취한 다음, 하체는 고정시킨 채 상체를 맷돌을 돌리듯 천천히 돌린다.
② 자신의 호흡에 맞춰서 천천히 상체를 움직인다.
③ 상체를 뒤로 보낼 때는 숨을 들이마시고, 상체를 앞으로 보낼 때는 숨을 내쉰다.
④ 호흡을 다섯 번 할 동안 상반신은 맷돌 돌리기를 하고, 이어 반대 방향으로 동작을 반복한다.
⑤ 동작을 다 마치면, 상체를 정중앙에 두고 잠시 숨을 고른다.

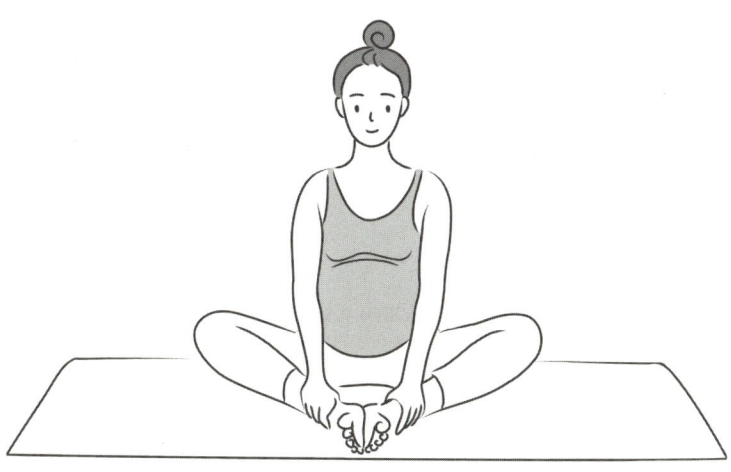

● 2단계

① 숨을 들이쉬면서 양손으로 발목을 잡고 머리끝이 발끝을 향하도록 상체를 최대한 굽힌다.
② 골반 끝이 뾰족해지도록 꼬리뼈를 둥글게 만다.
③ 1~2 분 정도 자세를 유지한 다음, 고개를 들어 위쪽으로 시선을 둔다.
④ 다시 양손은 발목을 잡은 채 꼬리뼈를 둥글게 말고, 상체를 앞으로 최대한 숙인다.
⑤ 발목을 잡은 두 팔은 쭉 뻗어 흉추가 충분히 늘어나도록 한다.
⑥ 1~2분 정도 자세를 유지한 다음, 이번에는 숨을 들이마시면서 턱을 위로 치켜들어 척추가 활처럼 바깥으로 휘어지도록 한다.
⑦ 동작을 5~10차례 반복한다.

※ 주의 : 호흡에 맞춰 동작을 하면 더 효과적이다. 고개를 숙일 때는 숨을 내쉬고 고개를 치켜들 때는 숨을 들이마신다. 또 고개를 숙일 때는 꼬리뼈를 둥글게 말고 턱을 몸 안쪽으로 당기는 데 집중하고, 고개를 들 때는 가슴 부위를 활짝 펼치는 데 집중한다.

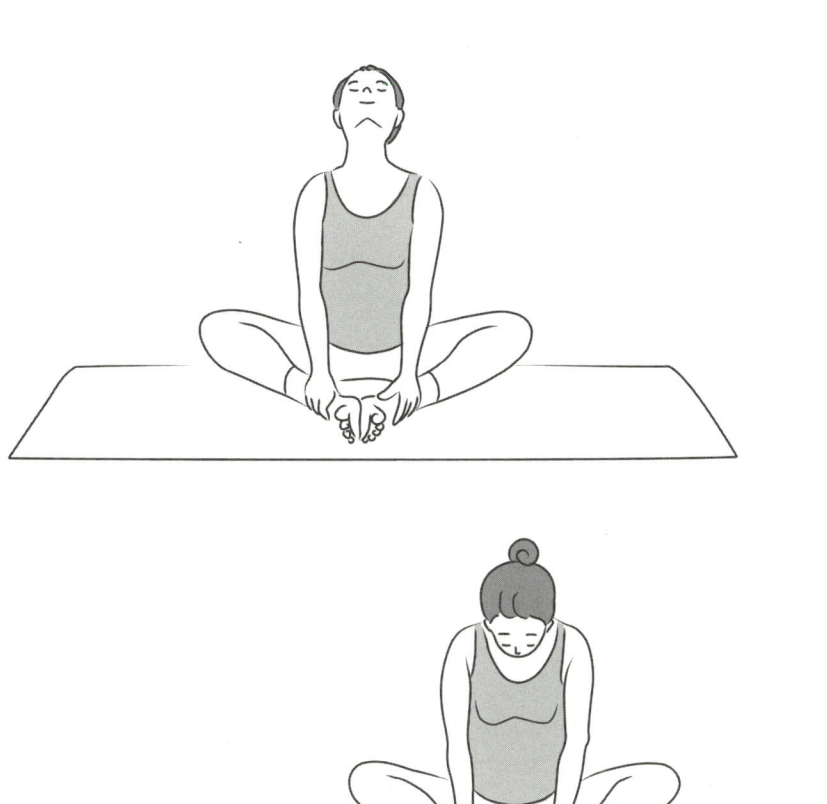

개가 기지개 켜는 자세(아도 무카 스바나사나) - 얼굴을 아래로 향한 개 자세

① 양팔은 바닥과 45도 정도 되도록 하고, 양발은 엉덩이 간격 정도로 자기 몸에 맞게 적당히 벌린다.
② 숨을 들이마시고 내쉬면서, 무릎은 완전히 펴고 발바닥은 바닥에 밀착시킨다. 발가락은 모두 앞쪽을 향하도록 한다.
③ 바닥에 짚은 손은 앞으로 쭉 뻗어서 척추를 최대한 늘이고, 몸을 지탱하는 두 손과 두 발에 골고루 압력이 가도록 한다.
④ 머리는 힘을 빼고 양팔 사이에 편안하게 늘어뜨린다.
⑤ 자세를 유지한 채 천천히 숨을 내쉬고 들이마시기를 서너 차례 반복한다.

※ 주의 : 요가를 처음 접하거나 임신으로 몸이 무거운 사람은 이 동작이 너무 어려울 수 있다. 만약 현기증이 나거나 피가 쏠리는 느낌이 든다면 잠시 휴식을 취하거나 이 동작을 건너뛰고 다음 동작으로 넘어가라. 자신의 몸 상태에 따라서 할 수 있는 자세만 하면 된다. 마음챙김을 통해 날마다 자신의 몸 상태를 점검하면서 각각의 동작을 시도하라.

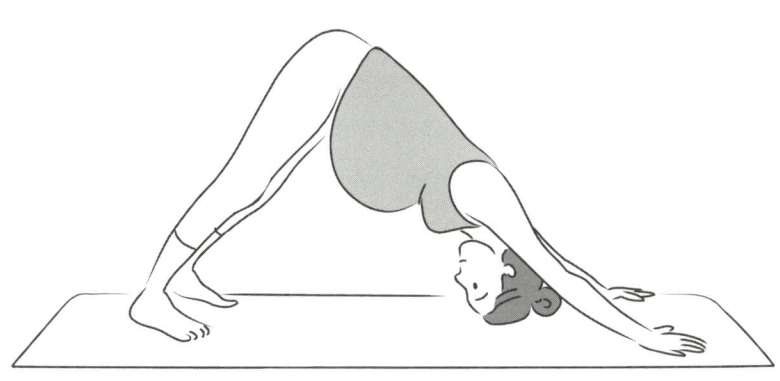

아이 자세(아도 무카 비라사나) – 얼굴을 아래로 향한 영웅자세

① '개가 기지개 켜는 자세'에서 곧게 폈던 무릎과 팔꿈치를 자연스럽게 구부린다.
② 양 엄지발가락이 맞닿도록 두 발을 모으고, 무릎은 나란히 놓고 살짝 벌린다. 단, 임신한 상태라면 자기 몸에 맞게 다리를 충분히 벌린다.
③ 엉덩이를 발바닥 위에 놓고 무릎을 꿇고 앉은 자세에서 숨을 내쉬며 두 팔을 앞으로 쭉 뻗는다.
④ 배는 양 다리 사이에 위치하도록 하고, 견갑골은 척추에 바짝 붙이며, 팔은 머리 위로 최대한 쭉 뻗어서 바닥에 댄다.
⑤ 팔은 위쪽으로 뻗고, 꼬리뼈는 최대한 발뒤꿈치 쪽으로 향하게 해 척추를 충분히 늘인다. 이마를 바닥에 갖다 대면 더욱 효과적이다.
⑥ 배가 많이 불렀다면 팔꿈치로 바닥을 지탱하는 방법으로 동작을 바꿔서 시도한다. 베개로 배를 받치고 해도 좋다.

※ 주의 : '개가 기지개 켜는 자세'와 '아이 자세'를 연결하여 3~5회 반복하되, 자신의 컨디션에 맞추어 적절히 조절하라.

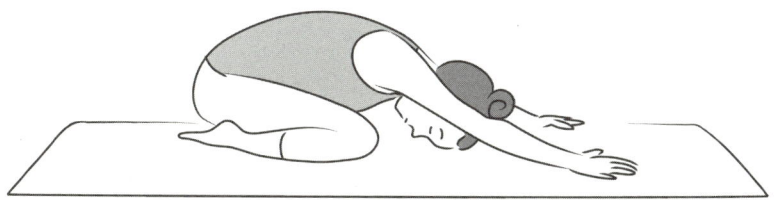

2. 선 자세

선 전굴前屈 자세(우따나사나) – 서서 등 펴기 자세

① '아이 자세'에서 천천히 일어난다.
② 두 발을 엉덩이 너비보다 약간 더 벌리고 선 다음 천천히 상체를 굽힌다.
③ 양손은 바닥을 짚는다. 이 동작이 어렵다면 책이나 요가 블록을 놓고 그것을 짚는다. 이마저 힘들다면 의자를 짚어도 좋다.
④ 상체를 앞으로 숙이면서 다리는 쭉 펴고, 엉덩이는 최대한 들어올린 채 고개는 아래로 툭 떨어뜨린다. 엉덩이와 발꿈치가 위에서 볼 때 일직선이 되도록 한다.
⑤ 무릎을 펴 허벅지 근육을 팽팽하게 늘인다. 다리를 쭉 뻗을수록 척추도 충분히 늘어난다.
⑥ 엉덩이에 대롱대롱 매달려 있다고 상상하면서 척추를 최대한 많이 늘인다.
⑦ 1~2분 정도 자세를 유지한 후 무릎에 힘을 빼고 숨을 깊게 내쉰다.
⑧ 잠시 휴식을 취한 후 숨을 들이마시면서 다시 처음부터 반복한다.

※ 주의 : 이 자세를 그만두고 싶다면 무릎을 살짝 굽히고 손을 허벅지 쪽으로 올리면서 다음에 나오는 '산 자세'로 옮겨가면 된다.

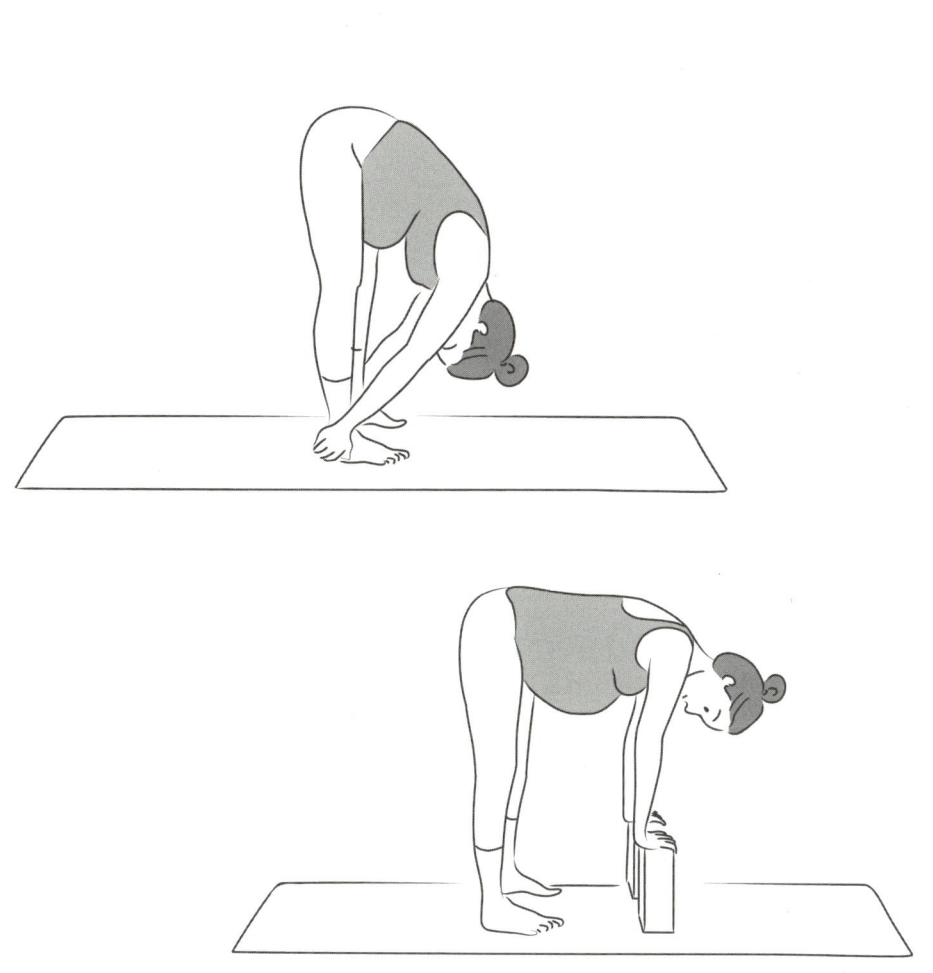

산 자세(타다사나 자세) – 바르게 서기 자세

임신과 출산 전후에는 체중이 늘고 몸매도 불어나기 마련이다. 배는 앞으로 나오고 상체는 뒤로 젖혀진다. 그러다보면 균형을 잡기 위해 목을 앞으로 쭉 빼고 요추는 앞으로 쏠린다. 자연히 경추나 요추에 통증이 생기기 쉽다. 따라서 임신 전에 했던 것처럼 바르게 서는 자세가 매우 중요하다. '산 자세'는 은행 창구나 마트 계산대에서 차례를 기다릴 때, 버스나 택시 정류장에서 차가 오기를 기다릴 때 등 일상생활에서도 쉽게 응용할 수 있다.

① 엉덩이 너비만큼 다리를 벌리고, 두발은 나란히 11자가 되도록 한다.
② 발바닥은 지면에 편안하게 밀착시키고, 발끝에 골고루 체중을 싣는다.
③ 몸의 미세한 변화가 발끝에 실리는 것과 발끝에서부터 발뒤꿈치까지 체중이 실리는 느낌이 어떻게 다른지 느껴보라.
④ 무릎 관절에 가볍게 힘을 주되 너무 뻣뻣해지지 않도록 한다. 자연스럽게 허벅지에도 긴장감이 전해질 것이다.
⑤ 엉덩이는 살짝 들어 올리고, 골반의 치골은 슬며시 아래로 밀어 내린다.
⑥ 어깨를 앞뒤로 크게 돌리거나 위로 올렸다가 툭 떨어뜨리는 동작을 반복해 불필요한 긴장을 푼다. 이때 어깨는 움츠리지도 뒤로 쏠리게 하지도 않는다.
⑦ 가슴은 앞으로 내밀지 말고 편안하게 펴고 팔은 옆구리에 가볍게 갖다 댄다.

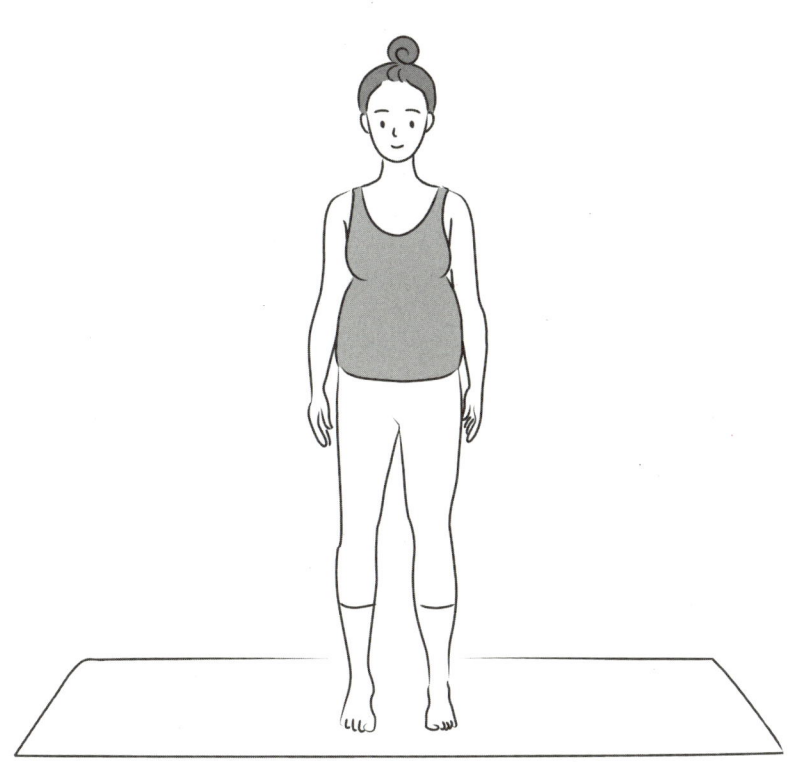

쪼그려 앉기

① 다리는 엉덩이 너비보다 넓게 벌리고, 양발은 11자를 유지한다.
② 숨을 내쉬면서 양 무릎을 굽히고, 엄지발가락 아래 둥근 부위를 바닥에 밀착시킨다.
③ 양손을 바닥에 짚어 몸을 지탱하고 발은 무릎과 일직선이 되도록 한다.
④ 치골을 최대한 뻗어서 바닥을 향하도록 하고, 머리는 위로 꼿꼿이 세워서 척추가 최대한 늘어나게 한다.
⑤ 발바닥이 지면에서 떠서 척추가 구부러지지 않도록 주의한다. 반복할수록 발바닥이 지면에 밀착될 것이다.
⑥ 자세가 익숙해져서 양손을 바닥에 짚지 않고도 몸을 지탱할 수 있다면, 양손을 모아 손바닥을 마주대고 합장하라. 이 동작이 어렵다면 작은 블록이나 두꺼운 책 또는 받침대나 의자를 놓고 해도 좋다. 단, 치골이 받침대의 표면에 닿도록 하라.
⑦ 동작을 반복할수록 치골을 낮게 밀착시킬 수 있다. 어렵다면 벽에 기대서 해도 좋다.

※ 주의 : '쪼그려 앉기'를 그만두고 싶다면, 양손을 바닥에 대고 체중을 앞쪽으로 서서히 옮겨라. 그 다음 발뒤꿈치를 바닥에서 서서히 떼라. 이어 다리를 쭉 뻗어 '서서 등 펴기' 자세로 들어가면 된다. 서서 등 펴기 자세를 그만하고 싶다면 무릎을 살짝 굽히고 손을 허벅지 쪽으로 올리면서 '산 자세'로 옮겨가면 된다.

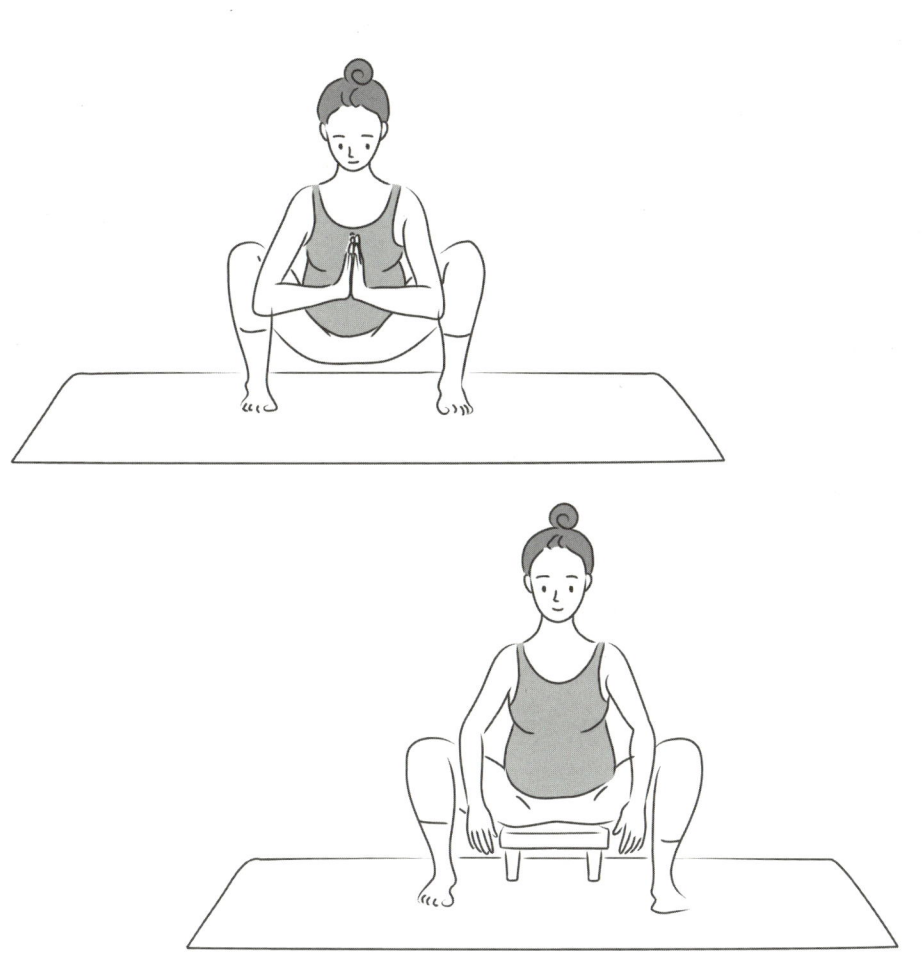

골반근육 운동

'골반근육 운동(케겔요법)'은 골반저근(pubococcygeus musclem)을 수축하는 운동이다. 골반저근이란 치골에서부터 꼬리뼈까지 그물침대처럼 뻗쳐 골반 바닥을 형성하고 있는 근육을 말한다. 이 근육을 잘 단련하면 출산 시 회음부의 손상을 막을 수 있고, 외음부 절개를 하지 않아도 될 가능성이 높다. 또 코골이, 기침, 요실금까지 예방할 수 있다. 이 운동으로 얻는 부수적인 효과도 있는데, 바로 부부의 성적인 만족감이 한층 더 높아진다는 것이다. 이 운동을 꾸준히 함으로써 골반에 있는 서른여섯 쌍의 근육을 조절할 수 있으며, 재생산 기관을 확실하게 다스릴 수 있다.

골반근육 운동의 좋은 점은 언제 어디서나 틈나는 대로 할 수 있다는 것이다. 운전을 할 때, 은행에서 차례를 기다릴 때, TV를 볼 때, 설거지를 할 때, 아기를 볼 때 등 언제든지 짬짬이 이 운동을 할 수 있다. 화장실에 갈 때마다 이 운동을 최소한 10회씩만 반복해도, 골반근육이 상당히 발달한다.

이 동작의 요령을 익히는 가장 좋은 방법은 소변을 보는 도중 물줄기를 멈추는 것이다. 그러면 골반저근이 저절로 움직인다. 물론 골반저근이 어느 것인지 찾기만 한다면, 굳이 소변 볼 때가 아니라도 언제든지 할 수 있다.

전사 자세2(비라바드라사나2)

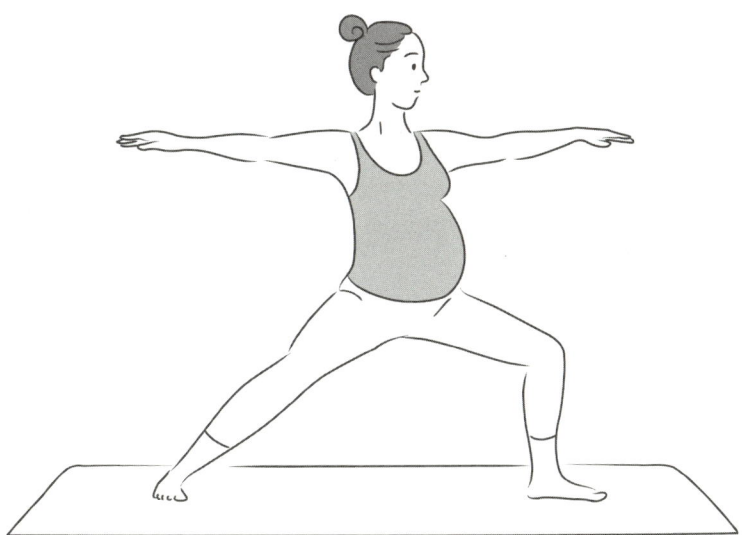

① '산 자세'에서 양발의 간격이 발 길이의 3~4배가 될 정도로 앞뒤로 충분히 벌린다.
② 오른발을 90도로 틀어서 오른발 뒤꿈치가 왼발 뒤꿈치와 일직선을 이루도록 하고, 뒷발을 움직여 앞발과 45도 각도로 놓는다.
③ 뒷발 엄지발가락 밑의 둥근 부위가 바닥에 밀착되도록 하고, 허벅지로 몸무게를 지탱한다.

④ 그 상태에서 숨을 들이마시면서 양팔을 바닥과 수평이 되도록 들어올리고 손바닥은 편안하게 펼친다.
⑤ 시선은 앞쪽 팔을 바라보고, 두 어깨는 귀보다 올라가지 않도록 한다. 양쪽 다리에 고르게 힘이 실리는지 확인하라.
⑥ 숨을 내쉬면서 앞쪽 무릎을 구부리고, 무릎이 발가락과 같은 방향을 향하게 한다.
⑦ 용맹한 엄마 전사처럼 턱을 가볍게 들고 상반신의 몸무게가 앞다리에 쏠리지 않도록 한다. 지면과 계속 수평을 유지하는지도 확인하라.
⑧ 초보자라면 15~30초 정도 자세를 유지한다. 익숙해지면 1분 정도로 늘리면 체력을 키우는 데 효과적이다.
⑨ 자세를 그만두고 싶다면 양발의 간격을 엉덩이 너비 정도로 모은 다음 '산 자세'로 돌아가면 된다.
⑩ 잠시 호흡을 고른 다음 이번에는 방향을 바꿔서 '전사 자세2'를 시도하라.

다리를 벌리고 상체를 숙인 자세(프라사리타 파돈타나사나)

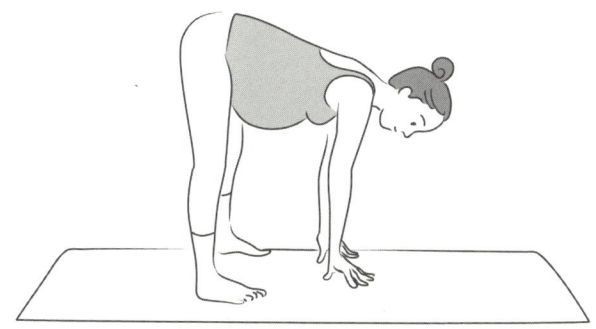

① '산 자세'에서 양발을 발길이의 서너 배 정도로 벌린다.
② 양쪽 발가락은 안쪽으로 살짝 모은다는 느낌으로 나란히 앞을 향한다.
③ 발바닥은 바닥에 단단히 붙이고, 무릎을 굽히지 않도록 한다.
④ 숨을 들이마시면서 팔을 앞으로 뻗어 최대한 척추를 늘이고, 숨을 내쉰다.
⑤ 척추가 구부러지지 않도록 엉덩이를 바짝 들어 올리고 손을 바닥에 짚는다. 엉덩이의 방향과 발뒤꿈치의 방향이 나란히 평행이 되도록 한다.
⑥ 어깨에서 팔을 쭉 늘어뜨려 손가락을 바닥에 짚는다. 동작이 어려우면 바닥에 책이나 의자를 가져다 놓고 그것을 짚는다.
⑦ 엉덩이 꼬리뼈에서부터 머리끝 두개골까지 늘인다는 기분으로, 머리에서 꼬리뼈까지 몸을 쭉 뻗는다.
⑧ 호흡을 3~5번 하는 동안 이 상태를 그대로 유지하라.

송장 자세(사바사나)

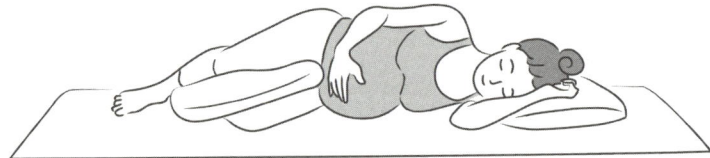

① 천장을 향해 누워 양팔과 양다리는 자연스럽게 뻗고, 손바닥은 천장 쪽으로 향한다.
② 임신부는 몸을 왼쪽으로 틀어서 모로 눕는다. 필요하다면 베개나 담요로 머리를 받치면 자세를 쉽게 취할 수 있다.
③ 다리 사이에도 베개나 담요를 끼우되, 위쪽 다리가 아래쪽 다리보다 약간 앞으로 나오도록 한다. 위쪽에 있는 오른손을 아랫배에 두어도 좋다.
④ 혓바닥을 둥글게 말아 입천장에 붙이고 편안하게 긴장을 누그러뜨린다. 윗니와 아랫니가 서로 맞닿지 않도록 턱을 이완하라.
⑤ 바닥에 몸을 맡기고 자신에게 빠져든다. 침묵 속에서 머물러라.
⑥ 최소한 3~4분 동안 자세를 유지한다. 시간이 충분하다면, 10분 혹은 그 이상 이 자세를 유지해도 좋다.

다음은 수련할 때 참고할 수 있도록 요가 코스를 정리했다. 이 내용을 요가 수련의 지침으로 삼거나 웹사이트에서 '한눈에 보는 빠른 요가 가이드'를 이용하면 많은 도움이 될 것이다.

1. 앉은 자세

(1) 안락좌(숫카사나) : 편안한 자세
(2) 박쥐 자세(우파비스타 코나사나) : 양 다리를 벌린 자세
(3) 나비 자세(바다 코나사나) : 재단사가 앉은 자세
(4) 개가 기지개 켜는 자세(아도 무카 스바나사나) : 얼굴을 아래로 향한 개 자세
(5) 아이 자세(아도 무카 비라사나) : 얼굴을 아래로 향한 영웅 자세

2. 선 자세

(1) 선 전굴 자세(우따나사나) : 서서 등 펴기 자세
(2) 산 자세(타다사나) : 바르게 서기 자세
(3) 쪼그려 앉기
(4) 골반 근육 운동
(5) 전사 자세2(비라바드라사나2)
(6) 다리를 벌리고 상체를 숙인 자세(프라사리타 파돈타나사나)

3. 마무리 자세

(1) 송장 자세(사바사나) : 임신부는 모로 누울 것

아기와 교감을 막는 세 가지

앞서 우리는 매일 할 수 있는 요가 수련법 몇 가지를 익혔다. 이제부터는 경험이 어떤 요소로 이루어져 있는지 더 자세하게 탐구하고 관찰하는 법을 배울 차례다.

나를 흔드는 세 가지

예전에 신디라는 새내기 엄마를 '임산부를 위한 마음챙김' 캠프에서 만난 적이 있다. 그녀는 내게 엄마가 되는 게 너무나 두려웠다고 털어놓았다. 그러면서 경험담 하나를 고백했는데, 남편과 함께 네 살배기 큰애, 사 개월 된 둘째아이를 데리고 공원에 놀러갔던 일이었다.

그들은 호수 앞에 앉아서 모형 보트가 떠다니는 광경을 물끄러미 바라보고 있었다. 공원 안에서는 밴드가 음악을 연주하고 있었고, 햇빛은 찬란히 빛났으며, 산들바람이 솔솔 불어왔고, 아이들은 깔깔대며 이리저리 뛰어다녔다. 그들이 앉아 있는 주위를 십대 청소년들이 롤러블레

이드를 타며 놀았다. 사건은 느닷없이 일어났다. 갑자기 둘째아이를 태운 보행기가 호수 쪽으로 미끄러지듯 움직이더니 물속에 빠져버리는 게 아닌가! 그때 신디는 큰애를 지켜보느라 뒤늦게 보행기가 미끄러지는 것을 알아차렸다. 신디의 남편은 즉시 호수로 뛰어들어 아기를 구했다. 다행히도 아기는 몸이 물에 젖고 겁에 질리긴 했지만 다친 데 없이 무사했다. 신디는 너무 놀라서 아무 행동도 하지 못하고 그 자리에 얼어붙은 듯이 서 있었다.

그녀는 이 모든 게 악몽 같았다고 말했다. 음악 소리가 흥겹게 들리고, 아이들은 재잘거리며 웃고, 햇빛이 수면 위를 비추고, 산들바람이 불고…… 그런데 아기가 물에 빠져버린 것이다! 신디는 그때 순간적으로 이런 생각이 들었다.

'내게 왜 이런 일이 벌어졌지? 내가 도대체 무슨 짓을 한 거야? 아기도 제대로 못 보다니, 내가 미쳤지! 세상에 아이를 물에 빠뜨리는 엄마가 어디 있어? 사람들에게 뭐라고 변명해야 하지?'

그녀의 몸은 긴장으로 딱딱하게 굳어졌고, 감당할 수 없는 엄청난 두려움이 몰려왔다.

누구나 가슴이 철렁 내려앉는 경험이다. 그러나 이 경험을 한 발 물러서서 생각하면 이것 역시 세 가지 구성 요소로 이루어졌음을 알 수 있다. 바로 생각, 느낌, 감각이다. 아무리 복잡한 순간이라도 경험은 이 세 가지 구성 요소로 이루어진다. 신디의 경우 아이를 혼자 두어서는 안 되겠다는 '생각'을 했다. 아기가 정말 위험하다는 두려운 '느낌'도 들었다. 아울러 그녀의 눈, 귀, 코, 촉각, 미각, 나머지 몸의 감각기관을 통해 바람이나 햇빛, 소리와 같은 주변 상황을 오감으로 느꼈다.

당신이 혼란스럽든 평온하든 모든 상황에서 경험은 세 가지 구성 요소로만 이루어진다. 어떤 일이 벌어지면 그 정보를 받아들여 생각한다. 그리고 감정으로 느끼며 감각기관의 정보를 몸을 통해 받아들인다.

끊임없이 수다 떠는 '생각'

마음은 언제나 수다를 떤다. 매 순간 일어나는 일에 대해 이러쿵저러쿵 떠드는 소리가 들린다. 자신의 삶을 계속 보도하는 저마다의 뉴스 앵커가 있는 것 같다. 좋은 일이든 나쁜 일이든 각각의 상황을 평가하여 그것을 두고 어떤 것이라고 '딱지'를 붙인다. 미래를 위해 계획하고 과거의 일을 반추한다. 전혀 일어날 리 없는 문제를 미리 짐작하고 해결책을 찾거나 고치려고 한다. 그렇지 않으면 사건을 어떻게든 규정하려고 한다. 일어나는 각 상황이 어떻게 일어나고, 왜 일어나는지 이야기를 들려준다. 어떤 것이든 범주에 묶고, 또 비교한다. 이런 일이 자신에게 도움이 되는지, 그렇지 않은지 상관없이 우리는 '생각'이라고 부르는 영역을 가지고 있다.

생각 자체는 문제가 될 게 없다. 어떤 것을 생각하든 그게 문제가 되지를 않는다. 우리는 매일 생각을 하면서 살아갈 수밖에 없고, 그것이 당연하다. 긍정적인 생각이 많은 도움이 되는 것도 사실이다. 생각을 통해 문제를 해결하거나 닥쳐올 일을 가늠하고 과거의 일을 떠올리기도 한다. 아니면 그냥 떠오르는 대로 이 생각 저 생각에 잠길 때도 있다. 어떤 상황이 벌어짐에 따라 마음도 함께 움직인다. 생각이란 만물을 이해하고, 문제를 해결하고, 경험에서 배우고, 미래를 준비하기 위해 인간에게 주어진 매우 유용한 도구다. 생각이란 위대한 선물이다. 사람들은 생각을 통해 자신의 삶을 개선하려고 한다.

"저 높은 나뭇가지에 매달린 복숭아를 어떻게 따먹을 수 있을까?"

"다음 달에는 기저귀가 몇 장이나 필요할까?"

"내가 맡은 업무의 자금을 가장 효율적으로 집행하려면 업무 흐름을 어떻게 짜야 할까?"

정직한 반성을 통해 과거의 일에서 교훈을 얻을 수도 있다.

"지금 생각해보면 그때 내가 남편에게 잔소리를 조금만 덜 했으면 부부관계가 좀더 매끄러웠을 텐데……."

"내 담당 의사가 마음에 들지 않아. 기다리는 시간이 너무 길다는 건 그럭저럭 넘어가겠는데 내 임신 증상을 가지고 너무 겁을 주는 것 같아 마음에 들지 않아. 의사를 바꾸어야겠어."

내면의 생각이 너무 과장될 때도 있다. 당신이 실제 겪은 일과는 상관없이 마음에서 너무 많은 자리를 차지하거나 어떤 부분만 강조하고 나머지는 모두 소홀하게 취급하는 불균형에 빠지기도 한다. 종종 내면의 생각은 몸의 감각, 감정, 자신이 처한 환경, 시각과 청각, 바로 당신 앞에 서 있는 사람까지 깡그리 무시하고 걱정거리를 만들어서 돌진한다. 당신이 하는 실제적인 경험을 차단한 채 생각은 불청객처럼 거실을 차지하고 물러나려고 들지 않는다.

마음속의 뉴스 앵커가 다른 정보는 아무것도 듣지 못하도록 나발을 불어대는 격이다. 이쯤 되면 생각은 일어나는 상황에 대해 있는 그대로 바라보도록 개입하는 게 아니라 처음부터 끝까지 자기가 연출한 상상의 쇼를 상영하기 시작한다. 외부의 상황과는 별개로 자신이 각본을 쓰고 자신이 연출한 이야기가 머릿속에서 펼쳐진다. 있는 그대로의 현실에 집중하기보다는 과거에 집착하고, 미래를 염려하고, 문제 해결을 궁리하느라 바빠진다. 마음은 달리는 열차와도 같아서 뛰어내릴 수도 없다. 심지어는 내가 내 생각 속에서 살고 있다는 느낌이 들기까지 한다. 나는 생각한다. 그러므로 존재한다. 이게 진실일까?

조절되지 않는 '느낌'

경험의 또 다른 요소는 느낌이다. 지금 자신의 느낌을 감정에 따라 조절해보라. 당신은 때때로 콕 꼬집어서 분리할 수 있는 감정을 느끼기도 한다. 이를테면 슬픔, 기쁨, 죄의식, 사랑처럼 말이다. 그런 감정에는 이름을 붙일 수도 있고, 그 감정이 어디에서 비롯되었는지도 알 수 있다. 아마 당신이 겪었던 경험이나 기억, 읽었던 책 혹은 미래에 대한 상상에서 비롯되었을 것이다. 하지만 명확히 구분할 수 없는 산만한 감정도 있다. 이를테면 우울이나 불안, 흥분, 일반적인 만족감 같은 것이 여기에 속한다. 때로는 여러 사건이나 요소가 복합적으로 작용하여 기분에 영향을 미치기도 한다. 당신이 먹은 음식 때문이거나 지난 몇 주 동안 해온 업무 때문이거나 또는 봄을 타느라 그럴 수도 있다. 때로는 그 원인을 알 수 없을 뿐만 아니라 어떤 느낌인지 콕 꼬집어서 정의하기도 어려운 모호한 감정을 경험하기도 한다. 그것은 이름을 붙이기도 어렵고, 그 근원이 어디인지도 모른다. 모호한 스트레스를 받는 것처럼 느껴지고, 막연히 행복감처럼 느껴질 수도 있다. 아마도 당신은 앞에서 말한 여러 종류의 감정을 모두 경험해보았을 것이다. 이렇게 존재하는 의식의 영역을 우리는 '느낌'이라고 부른다.

생각과 마찬가지로 느낌 역시 그 자체로는 결코 문제가 되지 않는다. 인간이 가진 생각이나 느낌은 분명 쓸모 있는 도구다. 이를테면 공포를 느낌으로써 자신을 둘러싼 환경에서 위험을 감지하고 그것에 대처할 수 있는 동기를 유발한다. 또 사랑이나 자비, 연민 때문에 우리는 타인과 강한 연대의식을 유지할 수 있다. 흔히 부정적으로 생각하는 수치와 죄의식 역시 마찬가지다. 그 자체로는 불편하지만 덕분에 인간은 사회적 존재로서 도덕과 윤리를 지키고 살아간다. 슬픔도 나쁜 측면만 있는 것은 아니다. 딱한 처지에 있는 사람을 보며 느끼는 슬픔 덕분에 우리는 타인을 도와야겠다는 의지를 발휘한다. 또 상실이나 이별을 겪더라도 슬픔 때문에 그것으로부터 위안을 삼을 수 있다. 행복, 기쁨, 즐거움, 놀라움, 감탄과 같은 긍정적인 감정들은 기분뿐 아니라 건강이나 삶에도 직접적으로 기여한다. 최근 한 연구 결과에 따르면 긍정적인 감정들은 우리가 불행한 경험을 할 때 일종의 완충제나 해독제로 작용한다.

문제는 느낌 그 자체에 있는 게 아니다. 원래의 기능을 상실하고 자신의 느낌에 휘둘린 나머지 타인과 건강한 교류가 안 되거나 특정한 감정을 회피하거나 억압할 때가 문제다. 누구나 종종 매우 불편한 느낌을 경험한다. 자신의 느낌을 도저히 참기 힘들 때가 그 신호다.

특히 임신을 하면 느낌은 증기기관처럼 힘이 세고, 압도적이며, 강렬하게 변한다. 그 증기기관을 멈추거나 누그러뜨리는 게 불가능할 정도다. 산책이나 조깅을 해도 차를 마셔도 좀처럼 그 느낌에서 벗어나기 힘들다. 출산 이후에도 임산부가 느낌을 균형 있게 조절하기란 쉽지 않다. 그 시기에는 평소와는 다른 특유의 우울증이나 불안감이 밀려오기 때문이다. 그것은 스스로의 인생을 망칠 뿐만 아니라 아기와의 연결고리를 가로막는 요소로 작용한다.

영혼을 장악하는 '감각'

경험을 이루는 세 번째 요소는 감각이다. 여기에서 말하는 감각이란 보고, 듣고, 만지고, 맛보고, 냄새 맡는 것을 포함한 감수작용感受作用 모두를 일컫는다. 당신은 이 글을 읽는 지금 이 순간에도 신체를 통해 특정한 감각을 느끼고 있을 것이다. 옷이 죄는 압박감, 따뜻함, 미세한 통증이나 결림을 느낄 수 있다. 피부를 통해 옷감의 감촉을 느끼거나 코를 통해 어떤 냄새를 맡을 수도 있다. 어떤 종류든 감각을 느낄 것이다. 아울러 평상시에 거의 의식하지 못하는 감각이지만 분명 우리는 쉬지 않고 숨을 쉰다. 지금 당장 호흡에 약간만 주의를 기울이면 금세 자신이 숨을 쉬고 있다는 사실과 심장 박동까지도 알아차릴 수 있다.

  보고, 듣고, 맛보고, 냄새 맡고, 느끼는 감각은 좋을 수도 있고, 나쁠 수도 있으며, 둘 다 아닌 중립적일 수도 있다. 특히 임신에서 출산에 이르는 임산부 시절에는 불편한 감각이 늘어나는 것 못지않게 즐거운 감각을 경험할 기회도 늘어난다. 그런데 당신은 아마 기분 좋은 감각만 붙잡으려고 하고, 불편한 감각은 회피하거나 아예 관심을 두지 않으려고 할 것이다. 좋은 감각을 선호하고 나쁜 감각을 피하는 것은 자연스럽고 유익하다. 예를 들어 난로 가까이 손을 가져갔다가 뜨거우면 손을 움츠려야 하며, 그런 행동은 당연히 유리하다. 하지만 그것이 집착이나 강박으로 드러나서는 곤란하다. 부디 내가 하는 이 말을 새겨듣기 바란다.

  불편한 감각에 저항하고, 투쟁하고, 두려워하고, 미워하고, 그런 감각을 불러일으키는 상황을 회피하려고 하는 데서 불필요한 괴로움이 비롯된다. 물론 끔찍한 냄새나 맛을 경험하는 일은 누구에게나 괴로운 노릇이다. 그렇다고 지나치게 집착하거나 원망할 필요는 없다. 감각이 당신의 영혼을 장악하지 않도록 하라.

저항할수록 괴롭다

생각과 느낌과 감각이 문제가 아니라면 무엇 때문에 불필요한 고통이 생길까? 그것은 대부분 경험의 세 가지 요소에 저항하고, 거부하며, 투쟁하는 데서 비롯된다. 그 요소들이 기분 좋은 것이라고 해도 마찬가지다. 그것을 항상 누리겠다고 집착한다면, 우리 내부에서 안간힘을 쓰는 습관을 만들어 괴로움을 자초한다. 중독이나 악습, 부정적인 인간관계의 뿌리는 바로 어떤 감정에 집착하거나 저항하거나 싸우려고 드는데서 비롯된다. 좋은 것에 집착한 나머지 스스로를 그런 경험에 묶어두려는 고집도 중독이나 악습, 부정적인 인간관계를 형성하는 원인이다.

얼마 전 나는 비행기 안에서 한 아기 엄마를 만났다. 그 엄마는 우는 아기를 달래는 중이었다. 내 아기가 큰 소리로 울면 여러 가지 의미에서 쉬운 상황이 아니다. 게다가 다들 좌석이 비좁고 불편해서 피곤한데, 아기까지 울면 참기 어렵다. 처음에는 참으려고 하지만 시간이 가면 저절로 곱지 않은 눈길을 보낸다. 그 상황을 지켜보며 아기 엄마에게 측은한 마음이 들었다. 나 역시 비슷한 상황을 겪었기 때문이다. 하지만 그녀를 계속해서 지켜보고 있으려니 문제는 상황 자체가 아니라 그 상황에 대한 그녀의 반응 때문이라는 것을 알게 되었다. 그녀는 상황에 필요 이상으로 저항해 모든 것을 꼬이게 만들었다. 아기 엄마는 인내의 한계에 도달한 것처럼 보였다. 갑자기 눈빛이 돌변하더니 아기를 붙잡고 위아래로 거칠게 흔들면서 "쉿, 조용히 못 해!"라고 공격적으로 말했다. 세상에, 엄마가 아기에게 그런 짓을 하다니! 그녀의 몸은 분노로 긴장했고, 아기를 거칠게 흔드는 바람에 주위에 놓여 있던 지갑과 유아 용품 등이 바닥에 떨어져 나뒹굴었다. 그러자 그녀는 헝클어진 머리로 주위를 두리번거리며 더욱 어쩔 줄 몰라 했다. 보다 못한 나는 자리에서 일어나 그녀에게 다가갔다. 그리고 자리가 비좁아서 아기가 불편한 모양이니 잠시 안아서 얼러주면 울음을 멈출 거라고, 내가 좀 돌봐줄 수 있다며 도움을 제안했다. 하지만 그녀는 고함치듯 내뱉았다.

"됐어요! 소용없어요. 아무것도 하지 마세요. 그냥 놔두라고요!"

이제 이 상황을 정리해보자. 같은 엄마로서, 그런 상황이라면 나도 분명 난감하고 한편으로는 화도 날 것이다. 만약 내 딸이 그 애처럼 울음을 터뜨리는 것을 보면서, 내 감정을 주체할 수 없었다면 나 역시 어떤 행동을 할지 모른다. 내가 그 아기 엄마에게 측은함을 느낀 것도 그래서다. 나는 그 상황뿐 아니라 그녀가 불편한 감정에 휘둘리는 것도 이해한다. 그때 그녀의 머릿속에 떠올랐음직한 생각들도 상상할 수 있다.

"아아, 이 상황을 멈추어야 해! 아가야, 제발 울음 좀 그쳐! 어디가 아픈 건가? 아기에게 문제가 있는 건 아닐까? 아, 이 비행기에 탄 사람들이 죄다 눈총을 주고 있을 거야. '아기 좀 달래지 않고 뭐 하나?'라고들 생각하겠지."

아마도 이런 식이었을 것이다. 그러나 나는 짧은 순간이나마 그녀가 그런 순간에도 '아무것도 문제가 없다'는 걸 알아차렸더라면 상황이 달라지지 않았을까라는 아쉬움이 든다. 그러면 모든 일이 별 어려움 없이 순조롭게 해결됐을 것이다.

그 상황에서 왜 '아무것도 문제가 없다'고 생각하는지 반문할 수도 있다. 그 좁아터진 비행기에서 그렇게 큰 소리로 아기가 울어도, 아기 때문에 승객들이 불편해 해도, 다른 사람들이 별로 달갑게 여기지 않아도 말이다. 그러나 상황은 간단하다. 큰 울음소리가 나고, 아기가 불편해 하고, 승객들이 짜증을 낸다. 그게 전부다. 그 경험에 대해 저항하고, 싸우려 들고, 바꾸려 하고, 멈추려 하고, 회피하려 들고, 그 상황이 큰 문제라고 생각해버리면, 그것으로 사태는 악화된다. 적어도 이 상황에서 생각과 느낌, 감각으로 참기 어렵다고 판단하는 것은 우리의 착각일 뿐이다. 오히려 그때 억압하고, 회피하고, 멈추려고 드는 것 때문에 불필요한 고통이 시작된다. 경험 자체는 단순하다. 그렇다고 불편한 일을 무조건 참고 견디라는 말이 아니다.

마음챙김 수련에서 '알아차림'이란 상황에 대해 불필요한 판단을 중지하고, 그 상황을 있는 그대로 바라보며, 모든 것에 자비와 수용으로 접근한다는 것이다.

그 아기 엄마가 상황을 있는 그대로 바라보기만 했더라도 그토록 겁에 질릴 이유가 없다. 물론 말이 쉽지, 실제로 그런 상황에서 실천하기란 무척 어렵다. 그러나 연습하고 또 연습하면 점점 그런 마음 자세를 갖출 수 있게 된다.

연습

생각, 느낌, 행동

이 연습은 무슨 일을 겪든지 그 상황을 관찰하고 주시하며, 그것에 이름을 붙이는 과정입니다. 임산부를 위한 마음챙김 수련의 기본이기도 하지요. 참고로 이 수련에는 정답도 없고 오답도 없습니다.

먼저, 종이 한 장을 꺼내 가로 세 칸, 세로 다섯칸짜리 표를 그려보세요. 다음에는 최근에 겪은 일 중에서 가장 화가 났거나 괴로웠거나 힘이 들었던 경험을 떠올려보세요. 그리고 표의 제일 위쪽에 '상황'이라고 적어보세요. 이때 상황이란 자신이 꾸며낸 이야기가 아니라 있는 그대로의 사실을 말합니다. 어떤 상황이었는지는 그 옆에 적으세요. 바로 아래 칸에는 '생각'이라고 적고, 마찬가지로 그 옆에 그 상황에서 떠오른 생각을 적으면 됩니다.

'생각' 밑에는 '느낌'을 적고 그 옆에 그 당시 느낀 점을 기록하세요. 한 가지 상황에서도 여러 가지 느낌을 적을 수 있습니다. '느낌' 밑은 '감각'입니다. 여기서는 당시 몸이 어떤 감각을 느꼈는지 적으세요. 끝으로 '감각' 아래 마지막 칸은 '행위'입니다. 이 공간은 당시 어떤 행동을 했는지를 적습니다(참고로, 99쪽에 나오는 표를 보고 따라 그리면 됩니다).

다 적었다면 작성한 표를 전체적으로 살펴보세요. 어떻게 보이나요? 우선 아무리 복잡한 상황, 즉 어떤 상황에서 어떤 경험을 하든 그 일이 생각, 느낌, 감각이라는 세 가지 요소로 이루어져있다는 사실을 확인할 수 있을 겁니다. 그러니 누군가가 당신에게 고함을 질러도 '이 사람이 뭘 잘못 먹었나?' 또는 '성격 한번 고약하군'이라고 생각하며 지나쳐버릴 수 있습니다. 결국 당신이 처리하는 건 생각, 느낌, 감정으로 구성된 '자기만의 경험'일 뿐입니다.

자, 이번에는 표에서 맨 위에 있는 '상황'을 볼까요. 상황과 연결된 생각, 느낌, 감각 없이 사건 자체만을 놓고 본다면 어떤 일이 일어날까요? 실제 상황을 확인했다면 이번에는 그 당시에 했던 당신의 생각을 확인해보세요. 그 상황에 대한 다양한 생각이 적혀 있을 겁니다. 상황과 관계없는 비난, 자책, 자학, 푸념은 없나요? 혹시 상황 자체를 과장하지는 않았나요?

다음으로 '느낌'을 볼까요. 당신이 적어놓은 느낌은 맨 위 칸에 적은 상황에 대한 반응인가요, 아니면 그 아래인 생각에 대한 반응인가요? 물론 상황 자체에 반응했을 수도 있고, 상황에서 비롯된 생각에 반응했을 수도 있습니다. 그렇다면 잠시 생각해보지요. 주위에 다른 칸이 전혀 없고, 표에 느낌만 적혀 있는 것으로 가정하고 그 내용을 찬찬히 읽어보세요. 어떤 느낌이 좋고, 어떤 느낌이 나쁘게 느껴지나요? 참을 수 있는 느낌은 무엇이고, 참을 수 없는 느낌은 무엇인가요? 당신이 감당하기에 벅찬 느낌도 있나요? 감각에 대해서도 마찬가지 방식으로 곰곰이 되짚어보세요.

그럼 이제 마지막 칸을 살펴볼 차례입니다. 당신은 어떻게 할지 선택하고 행동하나요, 아니면 그때그때 기분 내키는 대로 행동하나요? 만약 선택 후 행동한다면, 어떤 때 그런 선택을 하게 되나요? 예를 들어 당신이 그 상황을 막 목격했을 때인가요, 아니면 그 상황에서 고민한 후인가요?

현재 닥친 일에 대해서도 표를 만들어서 연습해보세요. 예를 들어 책을 읽으며 떠오르는 생각과 느낌을 적고, 그에 따른 당신의 행위를 쓰면 됩니다. 이를테면 가장 왼쪽 칸에는 이렇게 적을 수 있습니다.

"나는 흔들의자에 앉아 아기를 어루만지면서 책을 읽는다." "나는 거실에서 요가매트 위에 앉아서 책을 읽는다."

이어서 그 다음 칸을 차례차례 채워보세요.

생각, 느낌, 행동

상황	내 딸의 가장 친한 친구 생일 파티에 차를 몰고 가는 도중에 길을 잃었다. 그래서 늦었다.	
생각	좀 더 일찍 집에서 나왔어야 했다. 시간이 늦을까봐 잘 모르는 지름길로 가는 바람에 길을 잃었다. 나는 흥분하지 말았어야 했다.	
느낌	좌절, 수치심, 죄의식, 걱정, 짜증, 불안, 긴장	
몸의 감각	몸이 뜨거워짐, 호흡이 가빠짐, 눈이 풀림, 땀 냄새, 밝은 햇빛, 차 소리	
행위	"에잇, 젠장!" 같은 욕을 해댔다. 빨리 길을 찾으려고 차를 급히 몰았다.	

나는 이런 연습을 틈나는 대로 해보라고 권한다. 이를 통해 실제로 벌어지는 사건과 그 사건에 대한 생각과 느낌, 감각이 어떻게 다른지 알아차릴 수 있기 때문이다.

어떤 것도 변화시키려고 하지 말고, 그저 어떻게 흘러가는지만 알아차려라. 각각의 생각과 느낌, 감각, 행동 사이에 얽혀 있는 매듭을 인지하고 그것을 풀어라. 그러면 임산부로서 경험하는 모든 일상에 관용과 호기심, 자비가 깃들 것이다. 이런 식으로 당신이 하는 행위의 축이 서서히 바뀔 것이다.

이 방법은 당신을 괴롭히는 모든 상황에 적용할 수 있는 훌륭한 연습이다. 생각과 느낌과 감각을 주시하고, 그것에 이름을 붙이고, 그때 자신이 어떻게 반응하는지를 주의 깊게 탐구하라. 이 연습은 소중한 자기 탐구 과정이며, 장차 일어날 일과 실제 일어난 사건과 그에 대한 당신의 생각, 느낌, 감각의 상호관계를 알아차리는 데 도움을 준다. 그것을 점점 심도 있게 알아차리면, 저절로 무슨 일이 닥치든 나중에 후회하지 않을 현명한 반응을 '선택'할 수 있다. 상황에 휩쓸린 나머지 알아차릴 새도 없이 행동하지 마라. 실제로 어떤 일이 일어나고 있는지 스스로 알아차리는 것이 '임산부를 위한 마음챙김'의 기본이다.

바람 잘 날 없는 임산부

우리는 경험이란 생각 – 느낌 – 감각이라는 세 요소로 이루어진다는 점을 살펴보았다. 누구나 자신의 경험을 통해 스스로를 관찰할 때, 이 세 가지 요소를 대입하면 도움이 될 것이다. 그러나 우리에게는 생각, 느낌, 감각에 앞서 진정으로 나 자신이 누구인지를 알려주는 무언가가 있다. 그것은 바로 이 세 가지 요소를 '알아차리는 존재'다.

앞서 나는 당신을 괴롭혔던 상황을 떠올린 뒤, 그 상황 자체를 적고 그에 따른 생각과 느낌, 감각, 행위를 적어보라고 했다. 그런데 이때 우리가 무슨 생각을 하고, 어떤 것을 느끼는지 알아차리는 존재는 누구인가? 겁을 먹었거나 친구에게 전화할 생각을 했거나 짜증을 내고 있다는 걸 지켜보는 존재는 또 누구인가?

우리는 어떤 생각을 하든 그리고 어떤 것을 느끼든 그 사실을 알아차릴 수 있다. 어떻게 그럴까? 우리의 내면에는 언제나 존재하는 '지켜보는 자아'가 있기 때문이다. 지켜보는 자아는 생각으로 정의할 수 없고, 감정에 휘둘리지 않으며, 감각을 알아차리지만 결코 그것에 뒤섞이지 않는다. 지켜보는 자아는 우리에게 일어난 생각, 느낌, 감각에 빠지지 않은 채 그것들을 본다. 진정으로 존재하는 것은 '지켜보는 자아'일 뿐이다. 그리고 지켜보는 자아로부터 '알아차리는 의식'이 솟아난다.

마음은 하늘과 같다

의식을 설명할 때 흔히 하늘과 같다는 말을 할 때가 있다. 의식에 일순간 떠오르는 생각, 느낌, 감각은 모두 하늘에 뜬 구름 같은 것이다. 수증기가 모여 구름이라는 형태를 만들면 그것을 볼 수 있지만 영원하지는 않다. 그것은 이내 흘러가거나 사라진다. 그러다가도 어느 날 먹구름이 온 하늘을 뒤덮는다. 그런 날에는 구름밖에는 보이지 않는다. 마치 부부싸움을 한 후나 아기에게 탈이 났을 때 갑자기 주변이 온통 캄캄해질 때를 떠올려보라. 어떤 때는 먹구름 정도는 아니지만 구름이 많아 흐린 날도 있다. 집 안에 빨랫감은 쌓여 있고, 몸은 샤워를 못 해서 땀에 절어 있는 것과 비슷한 상황이다. 또 임신 전에는 잘만 입었던 바지가 아기를 낳은 후 전혀 맞지 않을 때도 이런 기분이 된다.

물론 궂은 날만 있는 것은 아니다. 어느 날에는 하늘에 무지개가 뜬다. 아기가 처음으로 웃거나 처음으로 말을 했을 때 이런 마법 같은 일이 벌어진다. 이런 날 엄마는 아기 보는 낙에 인생을 산다고 말할 것이다. 하지만 다른 날에는 엄청난 천둥번개가 쳐서 구름의 존재를 일깨운다. 아기에게 이가 날 때가 그렇다. 아기는 아주 심하게 보채며 몇 분에 한번 꽐로 소리를 지른다. 설상가상으로 시어머니는 아기도 제대로 못 본다고 하루에도 수백 번씩 잔소리를 해대며 당신의 신경을 박박 긁을 것이다. 임신 말기 역시 천둥번개가 몰려오는 시기다. 당신은 뱃속의 아기 때문에 장기가 눌려 숨도 제대로 못 쉴 판인데, 남편은 7시까지 영화관에 가려면 그만 꾸물대고 빨리 움직이라고 핀잔을 준다. 나도 모르게 눈물이 날 것만 같다. 때로는 하늘이 장기간 찌푸린 표정을 짓는다. 겨울 날씨처럼 악천후가 며칠이고 계속되는 상황이다.

어쩌면 임산부의 일상이란 이처럼 하루도 쾌청할 날이 없는 찌푸린 하늘 같은지도 모른다. 한번은 '임산부를 위한 마음챙김' 코스의 참가자 중에 입덧이 심한 사람이 몇 명 있었다. 한 사람은 임신 기간 내내 아침부터 헛구역질을 했고, 또 다른 참가자는 입덧 때문에 28일 동안 침대에 누워서 지냈다. 이 정도는 아니더라도 모든 임산부는 임신 기간 중에는 소변을 자주 보느라 밤잠을 설치고, 출산 후에는 아기에게 젖을 먹이느라 제대로 잠을 이루지 못한다. 젖을 먹이는 기간이 지나면 이번에는 이가 나느라 칭얼대는 아기를 달래야 하고, 아기에게 혼자서 제 침대에서 자는 법을 가르쳐야 한다. 이건 마치 끊임없이 먹구름이 예정된 일기예보를 듣는 것과 다를 바 없다.

어떤 임산부는 정말 가혹한 날씨를 만난다. 아기가 낮잠을 자지 않고 계속 보채거나 연년생으로 아기를 임신한 경우가 그렇다. 이쯤 되면 모든 것을 감당할 수 없을 것 같다는 기분이 들 수도 있다. 우울한 상황은 계속 이어진다. 힘이 달려서 차츰 식사량이 늘고, 그러다 보면 자연히 체중이 는다. 그러다 어느 날 옷이 맞지 않는 걸 발견하고 우울해질 수밖에 없다. 우울하고 피곤한 기분은 부부관계에도 악영향을 미친다. 좋은 말이 오갈 수 없고, 부부싸움 횟수가 차츰 늘어난다. 이런 일이 한동안 지속되면 이혼, 아기의 병, 남편의 전근 같은 토네이도나 태풍 같은 사건이 몰려온다.

하지만 좋든 나쁘든 이런 다양한 날씨에는 공통점이 있다. 그것은 모두 하늘에서 일어난다는 점이다. 두꺼운 안개가 겹겹이 덮고 있어도 하늘은 언제나 그곳에 존재한다. 하늘은 이 모든 날씨를 품고 있지만, 그 자체는 언제나 청명함을 유지한다.

우리 의식도 하늘과 같다. 마치 날씨가 이랬다 저랬다 하듯이 우리의 기분이나 생각은 매 순간 바뀌지만, 그것은 어디까지나 경험의 영역일 뿐이다. 그것은 왔다가 사라진다. 어느 것도 훼손당하는 것은 없다. 마치 하늘에 생겼다가 사라지기를 반복하는 구름과도 같다. 구름은 일어나고, 떼를 지어 몰려다니고, 한동안 머물러 있기도 하지만, 언젠가는 필연적으로 흩어지거나 사라진다. 구름은 때로는 크고, 때로는 작고, 때로는 아름답고, 때로는 경이롭다. 하지만 그것들은 언제나 잠깐 머물렀다가 이내 사라진다.

날씨를 그저 날씨로 받아들여라. 날씨를 자기가 결정하려고 애쓰면 필연적으로 날씨가 어떻게 될지, 언제까지 지속될지, 언제 사라질지 집착하게 된다. 당신이 겪는 경험도 마찬가지다. 어떤 경험이든 당신은 그대로다. 아무것도 훼손당하지 않는다. 따라서 자신의 경험을 통제하려고 애를 쓰는 것은 날씨를 바꾸려고 애쓰는 것만큼이나 쓸데없다.

알아차림을 알아차린다?

우리는 하루하루를 살아가며 자신의 생각이나 느낌, 감각 혹은 이 셋의 조합에 매몰될 때가 많다. 따라서 이것들을 의식적으로 알아차리는 연습이 필요하다. 어떤 의미에서 마음챙김이란 바로 '알아차림을 알아차리는 연습'이라고 말할 수 있다.

물론 나도 안다. '알아차림을 알아차린다'는 말이 혼란스럽게 들릴 것이다. 마치 쿵푸 영화의 사부처럼 선문답을 늘어놓느냐고 핀잔할 수도 있다. 그 사부는 무술 수련을 하는 제자에게 이런 식으로 말한다. "네가 '알아차림' 그 자체를 알아차리면 너는 고수가 될 것이다." 그러나 실제로 수련을 해서 여기에 익숙해지면, 이 설명이 결코 공허한 말장난이 아님을 깨닫게 된다.

이미 말했듯 알아차림의 본질은 알아차림이다. 그러니 알아차림이라는 것에 마음을 집중하면, 알아차림을 할 수 있는 자연적인 힘을 얻는다(이때의 '알아차림'이란 현재에 존재하며, 생각과 느낌과 감각을 있는 그대로 흥미롭게 주시하는 것이다). 이런 종류의 알아차림 수련은 자신의 호흡이나 몸의 감각, 경험의 내용에 중점을 두지 않는다. 대신에 무언가를 알아차리는 '알아차림', 그 자체의 핵심을 파고든다.

이게 도대체 무슨 말이냐고? 그렇다면 일단 당신이 경험하는 다양한 의식의 목록을 만들어보라. 당신이 알아차릴 수 있는 온갖 생각, 감정, 감각 등을 모조리 적어보자. 예를 들면 '나는 춥다' '나는 저녁밥을 생각한다' '나는 새 소리를 듣는다' '나는 나무를 본다' 등등.

그런 것들을 적으면서 무엇을 알아차렸는가? 당신의 의식에 일어나는 현상을 지켜보는 의식은 과연 누구인가? 그것은 당신의 생각도 아니고, 느낌도 아니며, 감각도 아니다. 또한 이 셋을 조합한 무엇도 아니다. 그것은 '알아차림' 그 자체다. 그 모든 것을 알아차리는 당신 자신이다.

나는 나의 생각이나 느낌, 감각이 아니다.
나는 나의 생각이나 느낌, 감각을 알아차리는 '알아차림'이다.

알아차림은 당신의 경험에 따라 시시각각 그 내용이 변한다. 비유하자면, 당신은 스스로를 구름이라고 착각하지만 사실은 구름이 오고가는 하늘이라고 말할 수도 있다. 당신은 끝없이 펼쳐진 광활한 의식 그 자체다. 무한한 의식을 통해 생각과 느낌과 감각을 알아차리는 것이다.

예컨대 당신이 자동차나 나무를 볼 때 중요한 점은 자신이 그러한 시각 경험을 하고 있음을 알아차리는 것이다. 당신이 내일 할 일을 계획하거나 고민할 때도 마찬가지다. 당신은 그런 사고를 하면서도 그 생각이 어떻게 일어나고 사라지는지를 담담하게 관찰할 수 있다. 우리 의식에는 이처럼 모든 현상을 그저 알아차리는 존재가 있다. 좀 더 정교하게 표현하자면 알아차림은 모든 인식의 매개체다.

알아차림의 본질은 알아차림이다. 그것은 의식에 떠올랐다가 사라지는 모든 것을 평가하거나 집착하거나 저항하거나 회피하지 않고 오직 주시할 뿐이다. 당신이 이러한 '알아차림'의 자세로 현상을 바라본다면 거기에는 오로지 관용이나 자비심만이 자리할 것이다. 알아차림은 모든 것을 반드시 그래야 한다거나 또는 그래서는 안 된다고 주장하지 않는다. 그저 있는 그대로를 주시할 뿐이다.

다음의 수련을 해보면 이 말을 보다 깊이 이해할 수 있다.

호흡 수련이나 몸을 통해 알아차리기를 할 때처럼 자리에 편안하게 앉습니다. 연습 중에 곯아떨어지지 않을 자신이 있다면 자리에 누워도 괜찮습니다. 자리에 앉거나 누워서 가만히 호흡을 관찰해보세요. 호흡을 이용한 마음챙김은 우리를 '현존의 바다'에 머무르게 하는 아주 훌륭한 닻입니다. 자신의 신체 중심부까지 파고들어가 생각과 느낌, 감각을 세세하게 관찰해보세요. 다양한 감각을 느낄 때마다 이것을 한두 마디로 표현하는 것도 수련에 대한 집중력을 높이는 데 도움이 됩니다. '따뜻하다, 허벅지가 아프다, 심장이 뛴다, 간지럽다' 등 모든 경험에 집중해보세요.

그 다음에는 이 모든 경험을 알아사리도록 합니다. 하지만 여기서 말하는 "집중"이, 자신이 몸의 외부에 있는 것처럼 내부를 주시하라는 뜻은 결코 아닙니다. 주의력의 중심부로 의식을 편안하게 몰입하라는 표현이 더 옳지요. 알아차림에 존재의 중심을 두고 당신이 알아차리고 있음을 알아차리는 것입니다.

처음에는 너무 막연하고, 미묘할 것입니다. 그렇다면 방법을 바꿔 보는 것도 좋습니다. 오랜 세월 자주 사용되었던 방법이 있습니다. 그것은 자신에게 질문을 던지는 것입니다.

"나는 누구인가?"

"나는 엄마, 변호사, 테니스 선수, 아내, 좋은 친구, 마트 계산원, 영화 마니아……"라고 대답할 수 있지요. 그러면 다시 물어보세요. "그렇게 알아차리는 사람은 과연 누구인가?"

당신이 '알아차림의 공간'에 일단 접속하면 그게 어떤 것인지 직감적으로 알게 될 겁니다. 알아차림은 텅 비어 있고, 순수하며, 깨어 있음이고, 있는 그대로입니다. 또는 이것을 '살아 있음'이라고 표현할 수도 있습니다. 여기서 한발 더 나아가 보세요. 이 '살아 있음'을 느끼는 자는 누구인지, 알아차리는 것을 알아차리는 자는 또 누구인지 말입니다. 그 알아차림의 의식을 관찰하며 많은 시간을 보내보세요. 경험이 일어나고 사라지게 놓아두세요. 자신의 경험을 알아차리는 의식 자체에 집중해보세요.

침묵

잠시 침묵하라
그 안에 젖어 있으라
귀로는 들을 수 없는
천둥 아래 머무르라
머릿속에서
왁자지껄한 파티가 벌어지든
사방이 고요하든
아무 상관없다
위대한 침묵은
항시 존재한다
이 알아차림은
아무 소리도 내지 않는
침묵의 음악

그대는 언제나
이 노래였다
그 침묵이
낳은 노래였다

— 존 애스틴 John Astin

감정이란 파도에 휩쓸리지 않기

때로는 우리의 생각이나 느낌, 감각이 지나치게 부풀어 오르기도 한다. 그것은 마치 상자 속에 든 풍선에 바람을 집어넣는 일과도 같다. 계속해서 풍선에 바람을 넣으면, 나중에는 주위에 여유 공간이 거의 사라진다.

내가 첫애를 낳았을 때의 일이다. 출산 예정일이 2주나 지났는데도 아기가 나올 기미가 보이지 않았다. 그 전까지 나는 아기가 곧 태어날 거라는 희망에 부풀어 있었다. 하지만 예정일이 지났는데도 자궁이 수축하지 않자 상황은 달라지기 시작했다. 나는 점점 몸이 부었으며, 좌절했고, 지쳐갔다. 그러던 어느 날, 예정일이 지난 지 14일째였다. 아침에 잠에서 깨어나 배를 관찰하다가 깜짝 놀랐다. 배에 마치 거미줄처럼 흉측하게 갈라진 튼살이 나타난 것이다. 세상에! 생전 처음 보는 끔찍한 게 내 배에 나타나다니, 순간적으로 어찌해야 좋을지 막막했다. 이 얼마나 끔찍한 일인가! 정말 소름이 돋는 것 같았다. 이 모든 걸 참을 수 없었던 나는 통곡하고 말았다. 갑자기 두려움에 사로잡혀 이 모든 게 현실이 아니기를 간절히 바랐다. 제발 아기를 낳게 해달라고, 이 튼살이 없어지게 해달라고 빌었다. 동시에 이런 고래 같은 몰골이 될 때까지 출산에 제대로 대비하지 못한 나 자신을 나무랐다. 나는 이제까지 스스로 강하다고 여겼고, 선천적으로 아기를 잘 낳을 수 있다고 자신했으며, 마치 에베레스트를 등반하듯 출산이라는 고지를 향해 맹렬히 올라가는 중이라고 믿었다. 하지만 현실은 이게 뭔가. 내 몸은 산더미만 했고, 출산 예정일은 지났고, 배에는 생각지도 못한 흉측한 튼살이 덮여 있다! 이것이 내가 처한 현실이다. 이런 뜻밖의 현실이 화물열차처럼 돌진했다. 나는 이 모든 것을 멈추고 싶었다. 그때 나는 머리부터 발끝까지 분노로 가득차 현실에 저항했고, 상황을 외면했다. 다른 것은 눈에 들어오지 않았다.

그러다가 나는 늘 하던 대로 내게 어떤 일이 일어나고 있는지 주시하기 시작했다. 내게 일어나는 생각과 느낌과 감각을 살펴보았다. 그러자 조금씩 여유가 생겼다. 눈물은 멈추지 않았지만 입가에는 조금씩 미소가 번졌다. 물론 그 모든 상황은 의심할 여지 없이 끔찍했다. 하지만 나는 마음챙김을 통해 내 마음이 그 상황에 강하게 저항할수록 실제로 일어나는 일보다 더 많은 괴로움이 생긴다는 사실을 알아차렸다. 내가 상황에 저항하면 할수록 분노가 커지고 괴로움도 증폭되지만, 일어난 사실 자체는 하나도 달라지지 않는 것이다.

결국 나는 모든 것을 놓아주기로 했다. 호흡을 관찰했고, 거실을 느릿느릿 걸었고, 뒤뚱거리며 걷는 내 모습을 알아차리고는 피식 웃었다. 그러고는 눈물이 쏙 빠질 만한 슬픈 영화를 한 편 봤다. 이어서 나는 평소보다 몸을 좀 더 많이 움직였고, 출산을 도와주는 차를 마셨다. 날더러 어리석다고 말하지 마라. 그런 일들이 전혀 재미가 없다는 것을 나도 안다. 실제로 그 모든 것이 끝난 후에도 나는 여전히 슬프고 불편했다. 하지만 마음챙김을 통해 모든 것을 받아들이고 실제 속에 현존하는 공간으로 되돌아올 수 있었다. 비록 그 상황이 전혀 나를 만족시켜주지 못했더라도 말이다. 물론 한동안 그 슬프고 불편한 느낌이 나를 집어삼켰던 것만큼은 분명하다. 그것은 마치 터질 듯이 부풀어 오른 풍선과도 같았다.

다른 예를 하나 더 들어보겠다. 출산 후 며칠 지나지 않았을 때다. 남편은 먹을 것을 사러 마트에 갔고, 나는 아기와 함께 단둘이 집에 남았다. 그러다가 아기를 데리고 병원에 다녀올 일이 생겼다. 갑자기 겁이 덜컥 났다. 깜빡 잊어버리고 아기를 어딘가에 두고 오면 어떡하지? 사람들이 많은 곳에서 아기가 갑자기 울면 어쩌지? 한번 불안정한 기분에 빠지자 온갖 걱정이 끊이지 않았다. 그나저나 내가 아기를 제대로 안고 있기나 한 걸까? 기저귀를 갈 때 탯줄 부위를 건드리면 안 되는데……. 때마침 아기는 큰 소리로 울어댔고 나는 기저귀를 갈아야만 했다. 나는 아기를 달래려고 애썼지만, 아기는 좀처럼 말을 듣지 않았다. 나는 점점 더 초조해졌고 속상했다. 나도 내가 서투르다는 사실이 너무 싫었다. 하지만 처음부터 아기를 잘 돌보는 사람이 어디 있겠는가. 온종일 누군가를 보살펴야 한다는 건 정말이지 어렵다. 이렇게 아기를 안고 가만히 앉아 있는 것도 내게는 고역이었다. 아기는 내 가슴 근처에서 손을 꼼지락대며 칭얼거린다. 나는 점점 어쩔 줄 모르겠다는 기분에 사로잡혔다. 결국 '될 대로 돼라'는 심정으로 아기를 들어 다른 곳에 눕혔다. 그러자 아기는 더 크게 울었다.

　그때 친구 하나가 떠올랐다. 그녀는 정말 엄마 소질을 타고난 친구였다. 기저귀도 쉽게 갈았고, 아기 보는 일도 능숙했다. 그래서 그런지 아기도 별로 울지 않는 것 같았다. 생각이 거기에 미치자 기분이 더 우울해졌다. 왜 나만 이렇게 엄마 역할을 감당하지 못하는지 속이 상해서 눈물이 났다. 부모로서 무능력하게 느껴졌고, 내가 아기에게 나쁜 영향을 끼치고 있는 건 아닌지 걱정스럽기도 했다.

　아마 새내기 엄마라면 이런 감정이 그리 낯설지는 않을 것이다. 임산부가 될 때 가장 어려운 점은 때때로 눈앞에 너무 큰 장애물이 놓여 있는 듯한 기분 때문에 아무것도 볼 수 없게 된다는 사실이다. 아기 돌보기에 대한 두려움이나 부모로서 무능하다는 자책감, 주체할 수 없는 불안 등이 객관적인 시야를 가로막는다.

　이때 우리들 마음은 감정의 파도에 휩쓸려 전혀 도움이 되지 않는 공상들을 첨가하여 혼합한다. 스스로를 노련한 엄마들과 비교하여 깎아내리고, 미래에 대해 막연한 두려움을 가지고 질겁하며, 자기가 저지른 이런저런 실수를 과장하며 비난한다. 그러면서 온갖 생각과 느낌, 감각이 자신을 집어삼키도록 방치한다. 풍선은 커지고 더 커져서 결국엔 상자를 꽉 채우게 된다.

'풍선'이 아닌 '상자'를 키워라

물론 마음챙김이 마법은 아니다. 그것은 풍선이 점점 부풀어 오르는 것을 막지 못한다. 또한 마음챙김을 익힌다고 아기 돌보는 요령을 터득하는 것도, 튼살을 방지할 수 있는 방법을 배우는 것도 아니다. 마음챙김은 당신의 감정(두려움, 질투심, 분노, 좌절, 죄의식, 수치 등)이나 육체적 불편(수면 부족이나 젖몸살 같은)을 없애지도 못한다. 다만 생각이 만들어내는 불필요한 고통을 줄일 뿐이다.

비유하자면 마음챙김은 풍선이 부풀어 오르는 것을 조절하는 게 아니라 풍선이 든 상자를 더 크게 만드는 효과를 발휘한다. 즉, 상자의 여유 공간을 더 크게 해 풍선에 무슨 일이 일어나고 있는지를 경험하고 주시할 수 있게 해준다. 마음챙김의 핵심은 우리가 가진 생각이나 느낌, 감각을 통제하는 것이 아니다. 전과 다름없이 생각이나 느낌, 감각을 경험하는데 다만 이를 알아차리는 것이다. 오해가 있을까봐 한 마디 더 덧붙이면 마음챙김은 생각이나 느낌, 감각을 뭔가 다른 것으로 변형시키거나 승화하여 받아들이는 기법이 아니다.

명심하자. 우리는 단지 고통스럽다는 경험을 있는 그대로 알아차릴 뿐이다. 또 그러한 과정에서 우리의 경험을 이루는 다양한 요소들을 더 객관적으로 인지하게 될 것이다. 예컨대 아기를 돌보는 실력이 일취월장하고, 날씨가 화창하고, 남편이 당신 일을 많이 거들어주고, 지금 라디오에서 흘러나오는 노래가 근사하고, 참고가 될 만한 경험담을 들려줄 친구가 많음을 말이다. 그러한 과정을 통해 당신은 내면에서 일어나는 전쟁을 보다 깊이 있게 이해할 수 있으며, 스스로 자비심을 가질 수 있다.

이처럼 풍선이 든 상자가 커져서 넉넉한 여유 공간이 생기면, 우리는 의식에서 일어나는 더 많은 일들을 세세하게 알아차릴 수 있다. 부정적인 감정에 휘둘리기만 하는 게 아니라 긍정적인 경험을 할 수도 있다. 소극적인 자세에서 벗어나 우리 자신과 아기에게 무엇을 해주고 싶은지 주도적인 목표를 정할 수도 있다. 인생 전반에 대해서 아량이 넓어지는 것이다. 또한 내면을 압도하는 '거칠고 큰 목소리'에 가려서 잘 들리지 않던 다른 작은 목소리들도 들을 수 있게 된다. 하지만 뭐니 뭐니 해도 가장 중요한 것은 이 모든 것이 일어나고 사라지는 순간에도 언제나 그대로 존재하는 깊고 고요한 바탕 자체를 알아차리게 된다는 점이다. 이 바탕은 언제나 평화롭고, 순리를 좇으며, 모든 것을 자비롭게 받아들인다. 그러니 애써 평화를 찾아 헤맬 필요가 없다. 이 바탕의 마음자리에서 쉬기만 하면 된다.

그런데 풍선이 든 상자를 키우려면 어떻게 해야 할까? 우리에게 일어나는 감각을 알아차리고, 생각을 알아차리고, 느낌을 알아차리면 된다. 이때 중요한 점은 모든 상황에서 자신의 이야기를 개입시키지 않고 실제 일어나는 사건만을 주시하는 것이다. 앞에서 예를 든 두 가지 사건만 해도 실제로 일어난 사건에 여러 이야기를 덧붙인 바람에 상황이 악화됐다. 생각과 느낌, 감각을 알아차리는 사람이 돼라. 우리에게 일어나는 생각과 느낌, 감각에 동화돼 그것들을 마치 자기 자신인 양 느껴서는 안 된다. 생각, 느낌, 감각은 언제나 변하며, 일시적이고, 생겼다가 사라지기를 반복한다. 또한 그것은 상황에 따라 상대적으로 인식되며 정확하지도 않다.

앞서 소개했던 생각이나 느낌 감각을 주시하는 연습을 하는 것도 효과적이다. 반복할수록 풍선이 든 상자가 커지고 '지켜보는 자아'의 힘도 세질 것이다. 하지만 각각의 마음챙김 연습에서 가장 중요시하는 변화는 바로 이것이다. 내가 맞닥뜨리는 상황이 아무리 힘에 부칠지라도 그것을 담담하게 알아차리는 온전한 인식의 영역이 내 안에 존재한다는 사실을 깨우치는 것이다. 어떤 급박한 일이 발생하여 이것을 통찰할 수 있는 마음의 여유가 전혀 없어도, 여러 가지 생각이 동시에 뿔 나팔처럼 메아리쳐도, 감정과 감각이 마구 팽창하여 부풀어 오른 풍선처럼 되어도, 여전히 우리에게는 그것을 알아차리는 온전한 영역이 있다. 우리는 생각과 느낌과 감각으로 구성된 연합체 이상의 존재다. 우리는 그것들이 일어나고 사라지는 것을 알아차리는 의식이다.

마음챙김 연습을 통해 '지켜보는 자아'에 더 많은 시간을 쏟으면, 모든 것을 주시하는 알아차림이 내면에 저절로 자리 잡을 것이다. 우리의 의식이 '지켜보는 자아'에 더 많은 힘을 실어주면, 저절로 상자는 커지고 풍선 주위에는 넉넉한 여유 공간이 생긴다. 상자는 점점 더 커질 것이다. 마치 임신을 했을 때 배가 부풀어 오르듯이 그렇게 쑥쑥 자랄 것이다. 이 상자가 커지는 데 한계는 없다. 이런 인식의 영역을 깊이 탐구하면, 경계를 찾을 수 없는 무한한 하늘과도 같은 공간을 발견하기 때문이다.

내면의 상자가 커지면 많은 경험을 동시에 수용할 수 있으며, 고통이나 불편한 상황을 받아들이는 능력도 향상된다. 심지어 자신을 괴롭히는 상황이 분명해도 호기심과 자비심을 가지고 접근할 수 있다. 상자가 커지면서 마음의 여유가 커지고 아량이 생겼기 때문이다. 설령 시끄럽고 거친 비명이 내면에서 울려 퍼져도 마음에 여유 공간이 있다면 훨씬 쉽게 제어할 수 있다. 내면의 상자가 커지면 외부적으로 일어나는 어떤 경험이라도 사소하고 일시적인 일로 치부되기 때문이다. 우리는 일상의 대부분을 평온하게 즐기면서 지낼 수 있다.

'임산부를 위한 마음챙김' 코스에 참가한 사람들은 알아차림의 감각을 터득하자 다음과 같이 말했다.

"나는 이제 화를 내기 시작하는 나 자신을 볼 수가 있어요."

"내 머리로 점점 열이 오르네요. 제가 화가 났다는 걸 알겠어요."

처음에 그들은 이렇게 말했다.

"언제까지 서 있어요? 오줌을 쌀 것 같아요. 더는 못 견디겠다고요!"

이 두 가지 태도에는 엄청난 차이가 있다. 같은 경험을 하면서도 전자가 현재에 머무르며 자신을 바라보고 힘든 순간에도 아기와 교감의 끈을 놓지 않는다면, 후자는 분노나 저항 같은 부정적인 생각의 소용돌이에 매몰될 수 있다. 처음에는 자신이 경험을 인지하고 맞닥뜨리지만 나중에는 경험 자체가 자신이 되어버린다.

중력의 중심이 이동하는 데는 시간이 걸린다. 마음챙김을 통해 자아를 탐구하려면 반복적인 연습이 필요하다. 중심을 잘 잡기 위해서는 자신에게 반복적으로 일어나는 경험의 패턴이 무엇인지, 자신의 감각이 어떤 기미를 가지고 있는지 면밀하게 관찰해야 한다. 나는 이와 같은 연습을 자주 반복하라고 권하고 싶다. 그러면 당신이 경험 자체가 되어 휘둘리지 않으며, 알아차림의 인식 영역이 존재한다는 것을 스스로 확인하게 될 것이다.

상자를 키우는 법

이 연습에서 당신은 그리 좋아하지 않는 경험을 할 수 있다. 하지만 그 경험을 이전과는 다른 방식으로 접근해보라. 내가 제안하는 방식은 경험을 있는 그대로 바라보라는 것이다. 예를 들어 추위는 우리에게 불쾌한 느낌을 준다. 그래서 추위를 느끼면 우리는 옷을 하나 더 걸치거나 이불 속으로 들어가거나 히터를 켠다. 하지만 그렇게 하기 전에 5분 정도만 '알아차리는' 시간을 가져보라.

우선 몸의 감각을 바라봅니다. 잠시 '춥다'라는 단어는 잊고, '왜 이렇게 추울까?'하는 생각도 잊으세요. 그저 우리가 '추위'라고 부르는 감각을 가만히 느껴보세요. 가능하다면 몸을 떨지 말고, 이완시킵니다. 그 추위는 어떤가요? 살을 에고, 소름이 돋고, 몸이 얼 것 같나요. 아니면 선선한

가요? 단어를 선택하느라 고민할 필요는 없습니다. 그냥 경험 자체를 바라보면서 흥미를 가지고 탐구하면 됩니다.

몸의 감각을 세세히 알아차리기 위해 억지로 숨을 참을 필요는 없습니다. 천천히 느긋하게 호흡하세요. 당신이 '추위'라고 부르는 것의 실제 감각은 어떤지 보세요. 그 감각을 있는 그대로 느끼는 동안 생각이나 단어는 그냥 왔다가 사라지게 놓아두고 거기에 집착하지 마세요. 경험 자체를 음미하는 겁니다. 감각의 중심으로 들어가 그 경계선을 찾아보세요. 그 경험이 당신의 의식을 완전히 압도하고 있나요, 아니면 추운 감각과는 별개의 인식이 있나요? '추위'와 별개로 존재하는 의식에는 뭐라고 이름을 붙일 수 있을까요? 당신이 생각할 수 있는 모든 이름을 붙여보세요. 그것을 잘 묘사할 수만 있다면 말이 안 되어도 상관없습니다.

당신은 감각에 호흡이 개입하거나 인식 속으로 생각이 침범해도 그냥 놓아둘 수 있나요? 그냥 모든 것을 있는 그대로 놓아둘 수 있나요? 분노나 공포, 흥분 같은 감정을 알아차렸다면, 아무것도 하지 말고 그냥 놓아두세요. 히터를 켠 후에도 잠시 남아 있는 생각과 느낌, 감각을 바라보세요 이때 생각과 느낌, 감각은 히터를 켜기 전과 어떻게 바뀌었나요?

- -

비단 '추위'만이 아니다. 당신이 그리 달가워하지 않는 감각에 대해 똑같은 방식으로 접근해보라. 너무 덥고, 아기가 울고, 비를 맞을 때 그렇게 해보라. 가령 우산도 없는데 비가 내리면 우리가 얼마나 쉽게 당황하고, 저항하며, 화를 내고, 침통해 하는지 놀라게 될 것이다. 하지만 그런 일이 닥치더라도 그저 당신에게 일어나는 생각과 느낌, 감각을 알아차리며 상황을 주시해보라. 당신에게 일어나는 모든 반응을 지켜보라. 그것이 유쾌하든 불쾌하든 상관없이 있는 그대로만 바라보라. 풍선이 든 상자를 한껏 키워서, 온갖 생각과 느낌과 감각이 쏟아져 들어올 수 있도록 하는 것이다. 그러면 아마도 꽤 놀라게 될 것이다.

  인간은 누구나 불편한 경험을 자주 겪다보면 그런 상황에 대한 수용 능력이 자라난다. 내가 위에서 소개한 연습의 효과도 마찬가지다. 이런 연습을 반복하여 마음의 상자, 즉 수용 능력을 조금씩 키워나가면 이후에 불편한 상황이 닥쳐도 잘 견딜 수 있을 뿐 아니라 여유 있게 대처할 수 있다. 이것을 심리학자들은 자신감 또는 자아효능감(self-efficacy)이라고 하는데, 이런 능력이 생기면 어떠한 상황에서도 흔들리지 않고 소신을 지킬 수 있다.

  아울러 힘든 상황에 직면했을 때 자신이 어떻게 반응하는지를 관찰하여 특별한 자기 인식에 도달할 수도 있다. 우리는 완전히 새로운 상황을 맞닥뜨려도 자기가 가진 낡은 습관의 틀 안에서 접근하는 경향이 있다. 하지만 마음의 상자, 즉 아량을 키워서 새로운 경험을 향해 열린 자세를 갖는다면, 이전과 똑같은 경험을 하더라도 그것에 대해 새로운 발견을 할 수 있다.

  당신이 버스로 출근하는 걸 싫어한다고 가정하자. 하지만 자가용이

고장 나면 어쩔 수 없이 버스를 이용해야 한다. 처음에 버스가 둘러가고, 자리가 불편하며, 소음 때문에 괴롭다는 선입견에서 벗어나지 못할 것이다. 하지만 어떤 생각에 사로잡혀 현실에 저항하기보다 어떤 것이든 마음을 열어두면 자기의 경험이나 느낌도 달라진다. 버스를 오래 타고 다니면 어느덧 버스 타기를 즐기고 있는 자신을 발견하게 될지도 모른다. 버스에 탄 다른 사람들을 관찰하거나 창밖의 경치를 구경하는 취미를 가질 수도 있다. 특정한 시간대에는 버스가 자가용보다 빠르기 때문에 버스로 출근해야만 하는 한계가 오히려 일찍 출근하여 느긋하게 일을 시작할 수 있는 것도 이점으로 해석될 수 있다. 하지만 자신의 케케묵은 생각만을 고집하여 그것으로 중무장한 채 모든 경험을 인식한다면, 과거에 유쾌하지 않았던 경험은 고정관념으로 굳어질 수밖에 없다. 선입견 너머에 존재할 수도 있는 즐거움은 영원히 모르는 일이 된다.

물론 겉보기에 불편한 경험이 실제로도 불편한 경우가 많아 상황을 도저히 즐길 수 없을 때도 있다. 그러나 자신이 꺼리는 불편함의 영역을 열린 마음으로 탐구하다보면 거기서 몰랐던 자신의 모습을 새롭게 발견할 수 있다. 그런 식으로 영역을 지레 구분 짓지 않고, 열린 마음으로 세상을 받아들이면 인생이라는 바다를 훨씬 편안하게 항해할 수 있다.

고통을 부르는 다섯 가지 생각

마음챙김을 막 시작했다면(그리고 이 책이나 웹 사이트에 나오는 마음챙김 수련을 하나도 해보지 않았다면) 아주 멋진 시간이 될 거라고 생각한다. 이제부터는 우리가 맞이하는 모든 경험을 '마음'이라는 필터를 사용하여 해석하는 습성이 있다는 것을 배울 것이다. 우리는 저마다 반응하는 방식이 있고, 느끼는 방식이 있고, 결정하는 방식이 있다. 그것은 모두 현재 상황을 어떻게 평가하고 어떤 의미를 부여하는지에 달려 있다. 그것이 바로 마음이 하는 '필터링' 작업이다.

그런데 우리가 현재 상황을 평가하거나 의미를 부여하는 잣대는 각자가 겪은 과거의 경험에서 비롯된다. 과거의 경험 중에서 이것저것을 꺼내 현재 상황에 대입하는 것이다. 우리는 과거의 경험을 바탕으로 어떤 이야기를 만들고, 그것을 일종의 필터로 삼아 세상을 바라본다. 즉, 우리가 세상을 어떻게 느끼고 평가하는지는 우리가 과거의 경험을 통해 만들어 놓은 그 이야기에 달려 있다.

당신이 커피숍으로 가고 있다고 상상해보자. 문 앞에 서자 벌써 그윽한 커피 향이 당신의 몸을 감싸는 듯하다. 당신의 머릿속에는 자동적으로 이런 생각이 떠오른다. '아, 얼마나 근사한 냄새인가! 어서 나도 한잔 마시고 싶다.' 당신은 그 커피 향기 속에서 예전에 마셨던 커피의 기억을 떠올린다. 얼마나 따스하고, 포근하며, 기분이 좋았던가! 그런데 막상 카페에 들어서자 실내가 생각보다 썰렁하다. 당신은 또 생각한다. '난 이런 건 질색인데……. 히터 온도를 더 올리면 안 되나? 에이, 이 집은 꼭 이런 식이라니까.' 마음속에서 실망과 좌절감이 몰려온다. 몸은 썰렁한 온도 때문에 빳빳해진다. 그러다가 내부를 둘러보고는 멋진 나무 장식에 감탄한다. '와, 정말 멋지잖아! 이렇게 나무를 장식해 놓으니까 포근하고 따뜻하게 느껴져. 정말 마음에 든다.'

당신은 그 나무 장식을 보며 과거에 보았던 풍경을 떠올리기도 한다. 마음이 한결 풀어진다. 그런데 또 하나 달갑지 않은 상황이 펼쳐진다. 커피를 주문하는 줄이 너무 길다. 주문하기도 어렵고, 주문한 커피를 받기까지 시간이 한참 걸릴 것 같다. 하지만 종업원들이 모두 주문을 받느라 바쁜 것도 아니다. 한 사람은 카운터 뒤에 그냥 앉아 있고, 다른 테이블에서 책을 읽는 종업원도 있다. 누가 봐도 쉬는 것처럼 보인다. 그걸 보자 당신은 갑자기 짜증이 치민다. '세상에, 줄이 이렇게 긴데도 종업원들이 노닥거리고 있다니! 아니, 저 친구는 왜 커피 안 만들고 그냥 빈둥거리는 거지?' 줄이 좀처럼 줄어드는 기미가 없자, 당신은 점점 속이 터진다. 한숨을 쉬며 발을 동동 구른다. 그리고 주위에 있는 사람들에게 이 커피숍에 대해 비아냥거리는 말을 건네기도 한다. 오랜 기다림 끝에 당신은 드디어 주문한 커피를 받았다. 커피를 손에 넣고도 아직 채 불쾌감은 가시지 않는다. 여전히 속이 터지고, 짜증이 난다. 예전에 겪었던 비슷한 경험도 떠오른다.

이처럼 상황에 대한 평가가 긍정적이든 부정적이든 사람들은 과거에 겪었던 경험에서 영향을 받는다. 또 뭔가에 대해 부정적이고 부당하다는 평가를 내리면, 그 자체로 짜증이 나고 속이 터진다.

명심하라. 나는 분명히 상황 자체가 당신을 속 터지게 만드는 게 아니라고 말했다. 어떤 상황이든 당신을 폭발하게 만드는 건 스스로 그 상황에 대입하여 만들어낸 이야기다. 티베트 불교의 스승인 페마 초드론은 그녀의 책 《고통의 바다에서 하하하 웃으며 헤엄치는 법(When Things Fall Apart)》에서 이런 이야기를 한 적이 있다.

"우리에게 일어나는 일 때문에 고통스러운 게 아니다. 일어난 사건에 대해 우리가 스스로에게 하는 말 때문에 고통스러워진다. 그럼으로써 스스로 고통의 원인이 된다."

우리가 스스로 만드는 고통스러운 이야기의 바탕에는 계산적인 측면이 깔려 있다. '이건 말이 안 돼' '이게 더 좋아. 계속 이렇기만 하면 좋겠다니까' 등의 생각에는 모두 손해에 대한 두려움과 이익에 대한 갈망이 개입되어 있다. 앞서 예를 들었던 커피 이야기로 돌아가자면, 그 사람이 가졌던 신념은 다음과 같다.

- 카페가 이렇게 추워서는 안 돼.
- 이렇게 줄이 길다는 건 있을 수 없어.

- 손님이 불편을 겪고 있는데도 종업원이 빈둥대고 있다니 말도 안 돼.

이 생각을 좀 더 파고들어가 보면, 결국 즐거워지려는 욕구 때문에 이런 신념이 생기고 짜증이 일어난다. 이 경우에 그 사람이 가진 욕구는 다음과 같다.

- 나는 커피 냄새가 정말 좋아.
- 나는 커피를 당장 마시고 싶어.
- 모든 게 제 시간에 나왔으면 좋겠어.

물론 자기가 겪는 경험에 대해 이런저런 평가를 하는 행위는 지극히 정상적이며 필요한 일이다. 인간이라면 그런 행위는 당연하다. 우리는 어떤 것은 바람직하고, 어떤 것은 바람직하지 않은지 늘 생각하고 따져보며 산다. 하지만 그렇다고 해서 자기의 생각이나 느낌, 감각에 매몰될 필요는 없다. 마음챙김은 생각과 신념이 만들어내는 이야기나 쇼를 통해서 세상을 살아가는 것이 아니다. 그것은 생각과 신념을 단지 의식의 일부로 사용하여 현재에 머물고 이를 알아차리는 방식이다.

나를 흔드는 다섯 가지 마음

우리가 가진 생각하는 마음은 대략 다음처럼 전형적인 활동을 한다.

① 평가하기

첫째 '생각하는 마음'은 무슨 일이 일어나든 다음처럼 그것을 평가하려고 든다.

"날씨가 이렇게 따뜻하다니 너무 좋아." "병원은 우리 집 근처에 있는 게 최고였지." "이 커피는 너무 진하게 우려진 것 같아." "난 저 여자의 이상한 눈빛이 싫어."

마음은 모든 경험을 좋고 싫음이라는 잣대로 평가하는 데 능숙하다. 마치 마음속에 올림픽 심판이 살고 있는 것처럼, 각 상황에 대해 끊임없이 점수판을 든다.

누군가가 뭔가를 좋아한다는 의미는 자동적으로 그것이 좋고 우수하다는 뜻이 되어버린다. 마찬가지로 싫어한다는 의미는 자동적으로 그것이 나쁘다는 의미로 둔갑하는 경향이 있다. 만약 뭔가를 좋다고 판단하면, 당신은 그것을 계속해서 소유하려고 하며 더 많이 가지려고 기를 쓴다. 반대로 나쁘다고 판단하면 그런 일이 다시는 반복되지 않기를 바라며 근처에도 가지 않는다.

생각의 패턴이 우울하거나 불안정한 사람들은 걱정하고 비판하는 대상이 자신인 경우가 많다. 그들은 늘 자신에게 이런 말을 늘어놓는다.

"아, 내 피부는 너무 거칠어." "나는 모든 일에서 뒤처져 있어." "또 바보 같은 짓을 했군."

한 가지만 지적하는 게 아니라 자신을 포괄적으로 공격할 수도 있다. "아, 이 상황은 완전히 절망적이야!"

물론 보편적인 진화론의 관점에서 볼 때, 호불호를 판단하는 마음의 능력은 유용하다. 대개 어떤 것이 맛이나 냄새, 느낌이 좋게 느껴지면(당분을 맛볼 때나 아름다운 여자를 발견했을 때), 직관을 동원하여 살펴본 결과 종족의 생존에 좋다는 신호다. 반대로 대개 어떤 것이 불편하거나 불쾌하게 느껴지면(썩은 음식 냄새를 맡았거나 으르렁거리는 곰의 소리를 들을 때 느끼는 공포감), 그것은 종족의 생존이나 번영에 도움이 되지 않는다는 신호다.

하지만 이렇게 급변하고, 스트레스 지수가 높으며, 복잡한 현대사회를 살아가면서 진화론적 본능만으로 호불호를 판단하는 일은 잘 들어맞지도 않으며 그리 현명한 일도 아니다.

물론 감정의 차원에서 자신의 생존을 위협하는 대상을 회피하거나 싫어할 수도 있다. 마찬가지로 자신의 생존에 도움이 되는 대상을 반가워하거나 좋아하는 반응이 있을 수도 있다. 하지만 일단 그런 감정적 상황이 가치 판단으로 발전하면 그것은 우리의 생각과 행동에 지대한 영향을 미친다.

우리가 겪은 경험에 대한 평가도 마찬가지다. 그것은 '생각하는 마음'이 해야 마땅하며, 매우 유용하고, 납득할 만하다. 하지만 그러한 평가는 흔히 다채롭게 펼쳐지는 일상을 특정한 틀에 꿰맞추려는 집착으로 발전할 수 있다. 욕망과 집착에 매몰되는 것이다. 우리가 온갖 고통과 스트레스에 시달리는 까닭은 우리를 둘러싼 모든 상황에 대해 습관적으로 평가하고, 그 평가에 지나치게 매달리기 때문이다.

가령, 당신이 아기를 데리고 마트에서 쇼핑을 하는데 느닷없이 아기가 큰 소리로 울기 시작했다고 하자. 당신은 아기를 재우느라 마트 주차장에서 1시간이나 기다렸다가 이제야 간신히 쇼핑을 시작한 상태다. 자기 직전에 젖을 먹였고, 기저귀를 방금 갈았다. 배가 고프거나 졸립거나 기저귀 때문이 아니다. 당신은 아기를 들어서 안아본다. 다행히 울음을 멈춘다. 하지만 아기는 다시 유모차 속에 들어가려고 하지 않고 바닥을 기려고 한다. 아기는 유모차에서 나오고 싶어 하며, 유모차에 태우려고만 하면 마트가 쩌렁쩌렁 울리도록 운다. 그렇다고 쇼핑을 중단하기도 어렵다. 반찬거리가 다 떨어져서 저녁상을 차리려면 꼭 쇼핑을 해야 하기 때문이다. 급기야 당신도 화가 난다. 아기가 이렇게 우는 건 정말이지 싫다. 아기에게 "제발 그만 좀 울어!"라고 고함을 지르고 싶다.

이 상황에 대처하는 방법은 크게 두 가지다. 먼저 그 상황에 저항하는 것이다. 당신은 이 상황이 싫고, 아기가 울음을 멈췄으면 좋겠고, 쇼핑을 계속하기를 원한다. 결국 당신은 갖은 노력으로 상황을 밀어붙이고, 그 방법이 먹히지 않으면 더더욱 애가 탈 것이다. 결국 화가 머리끝까지 나서 집으로 돌아오고, 저녁 내내 짜증이 가라앉지 않는다.

다른 방법으로 대처할 수도 있다. 그것은 상황을 받아들이는 것이다.

당신은 스스로에게 이렇게 말할 수 있다. "아기가 운다. 아기가 바닥을 기고 싶어 하지만, 마트의 더러운 바닥에서 기어 다니게 할 수는 없다. 하지만 나는 쇼핑도 마저 끝내야 한다."

당신은 잠시 멈춰 서서 호흡을 고르면서, 자신의 호흡이 어느새 빨라졌고, 얼굴이 뜨거워지고, 몸이 긴장됐다는 것을 느낀다. 이 상황을 좋다 나쁘다 판단을 하지 않고 있는 그대로 바라보면 의외로 선택의 가능성은 넓어진다. 예를 들어 잠시 한적한 곳으로 유모차를 끌고 가서 아기가 기어 다니도록 한동안 놓아두는 것이다. 쇼핑을 좀 늦게 끝내고, 저녁을 좀 늦게 차린다고 생각하면 어려울 게 없다. 그렇지 않으면 쇼핑을 포기하고 집에 가서 냉동 피자로 저녁을 간단히 때우면 된다. 이웃에게 반찬거리를 약간 빌리는 것도 나쁘지 않다.

위의 두 가지 상반된 반응에서 알 수 있듯, 우리의 행동을 결정짓는 것은 상황 자체보다 상황에 대한 우리의 평가에 달려 있다. 어떤 상황을 긍정하느냐 부정하느냐, 거짓으로 생각하느냐 또는 진실하게 받아들이느냐에 따라 그 평가에 대한 결과로 생각과 느낌, 감각의 연쇄반응이 일어난다. 그 반응은 점차 당신의 모든 영역으로 확대되어 나간다. 최선의 선택은 모든 상황을 있는 그대로 받아들이는 것이다. 그러면 주어진 상황에 잘 대처할 수 있는 최선의 응답을 선택할 수 있으며, 쓸데없는 수고를 줄일 수 있다.

② 과거와 미래에 집착하기

둘째 '생각하는 마음'은 과거를 곱씹고 미래를 계획하는 활동을 한다. 예를 들면 '어젯밤에 남편과 했던 얘기와 똑같잖아!' '오늘 오후에 스포츠센터에 가야겠어' '아기가 곧 유치원에 다닐 텐데, 뭘 준비해야 할까?' 처럼 과거와 미래에 대한 생각이 겹쳐진다. 다시 말하면 이런 말로 해석할 수 있다.

'오늘 오후엔 꼭 스포츠센터에 가야지. 사흘을 연달아 빠졌더니, 아무래도 살이 찐 것 같아.' '주말에 친정 식구들이 놀러오면 좋을 텐데. 부모님이 아기를 보시면 정말 좋아하시겠지.' '카드 대금이 연체되다니, 정말 어처구니가 없어. 아, 나는 언제쯤이면 경제관념을 가질 수 있을까?' '아이가 가까운 유치원에 입학해야 할 텐데. 안 그러면 너무 멀어서 내가 날마다 데려다줄 수가 없어. 어서 대기자 명단에라도 신청을 해야겠다.'

만약 당신이 부정적인 사고 패턴을 가졌다면, 지난 일을 부정적으로 일반화하거나 부정적인 감정을 자극하는 사건들만 골라내 기억할 것이다. 예를 들어 집안 사정으로 학업을 중도에 포기한 기억이라든지, 아기를 떨어뜨려 다치게 한 기억 같은 것들 말이다(실제로 내 친구가 이런 일을 겪었다. 그러나 걱정하지 마라. 아기는 건강하게 잘 자랐다).

사람들 중에는 습관적으로 재앙이 닥칠 것으로 예상하는 사람도 있다. 그런 사람은 이런 말을 자주 한다. "우리 아기는 아직 말도 못 하는데, 두 달이나 늦게 태어난 친구 아들은 벌써 말을 시작했어. 혹시 우리 아기가 학습 능력에 문제가 있는 건 아닐까?" 또는 "빚을 갚지 못하면 어떡하지?" 심지어 "일이 이렇게 될 줄 알았다니까"라는 태도를 보이기도 한다.

이처럼 생각하는 마음은 우리 자신을 과거나 미래와 끊임없이 연결시킨다. 하지만 마음챙김은 이와 다르다. 그것은 현재에만 집중한다. 이 점에 대해서는 나중에 좀더 자세히 설명하겠지만, 지금은 일단 당신의 사고 패턴 중에 과거에 대한 집착과 미래에 대한 걱정이 얼마나 포함되어 있는지 살펴볼 때다. 바꾸려고 하지 말고 일단 알아차리기만 하라.

③ 문제점 찾아내기

평가하기, 과거와 미래에 집착하기에 이어서 '생각하는 마음'이 갖고 있는 습관 중에 하나는 문제점을 찾아내려고 늘 안달하는 것이다. 생각하는 마음은 잠재적인 문제가 어딘가에 도사리고 있는 건 아닌지 늘 감시하고, 확인하고, 그에 대한 해결책을 찾으려고 노력한다.

마음이란 때때로 이상한 그림책과 같다. 자전거를 탄 사람이 하늘을 날고, 언덕 위에 지붕 없는 집이 있고, 물속에 사는 코끼리가 그려진 이상한 그림책 말이다. 그런 것처럼 '생각하는 마음'은 전혀 이치에 닿지 않는, 얼토당토않은 문제를 파고들어 현실을 벗어나려고 한다. 그것은 전혀 쓸데없는 일이다. 우리는 그 점에 주의해야 한다.

예를 들어 당신이 딸과 함께 운동장에서 놀 때를 떠올려보자. 그런 한가로운 순간에도 '생각하는 마음'은 자신의 역할을 잊지 않는다. 지금 운동장에는 당신을 걱정시키는 뭔가가 없다. 그런데도 마음은 그 장소를 벗어나 과거와 미래를 샅샅이 뒤진다. 당신에게 갑자기 어제 직장에서 벌어졌던 사건이 떠오른다. 그리 나쁜 일은 아니었지만, 문제를 일으킬 소지가 많았다. 그 걱정에 빠져 당신은 그네를 밀어주다 말고 휴대전화를 찾느라 주머니를 더듬거린다. 이제 그네를 밀고 있던 엄마는 온데간데없이 사라졌다. 당신의 생각과 느낌과 감각은 지금 이 순간을 벗어나 어제 있었던 일과 미래에 닥쳐올지 모를 문제 속으로 매몰되어버렸다. 현재의 이 행복한 순간을 즐기기는커녕 과거의 걱정과 미래의 불안에 빠져 전전긍긍한다.

이런 사례는 우리 일상에서도 자주 일어난다. 이런 성향을 강하게 가진 사람들에 대한 연구 결과도 있다. 그 내용은 놀랍다. 인류가 진화에 성공한 까닭은 태평하고 느긋한 사람들 덕분이 아니라, 겉으로 드러나지 않은 위험 요소를 잘 감지하여 어떻게 하면 해결할 수 있을지를 늘 노심초사하는 과민한 타입의 사람들 덕분이라는 것이다.

그러므로 문제를 찾으려고 기를 쓰는 마음의 습관은, 한편으로는 인간에게 오랜 세월 내재된 생존 본능 때문이기도 하다. 하지만 현대 사회는 인간의 생명을 위협하는 요소가 예전처럼 많지 않다. 따라서 그런 본능으로 전전긍긍하며 산다는 건 지나치게 과민한 일이다. 현대인들은 생명을 위협하는 요소가 많기 때문이 아니라, 그저 개념적인 이유에서 복잡한 일상을 살아간다. 문제를 찾으려는 마음의 습관 때문에 항상 쓸데없는 데 에너지를 사용하며 느긋해질 수 없다. 또한 문제를 찾고 거기에 집착하는 일은 현실을 도피하는 효과적인 수단이 되기도 한다.

④ 이야기 지어내기

넷째 '생각하는 마음'은 일어나는 상황에 대해 이런저런 이야기를 잘도 지어낸다. 사건에 온갖 의미를 부여하고, 이런저런 맥락을 꿰맞춰 추측한다. 예를 들면 이런 생각들이다. '남편이 왜 늦을까? 아침에 내가 한 말을 듣고 화가 나서 그러나?' '아기는 왜 딸꾹질을 멈추지 않는 거지? 아무래도 아까 먹은 음식이 소화가 잘 안 되는 모양이야.' '내가 아파서 병원에 누워 있는데도 시어머니가 찾아오지 않으시다니! 아무래도 무슨 일이 있는 게 틀림없어.'

이처럼 우리가 각각의 상황에 따라 지어내는 이야기는 실제와 일치하지 않거나 전혀 맥락이 닿지 않을 수도 있다. 한 연구에 따르면, 인간이 사건에 대해 가지는 인상과 기억은 정확하지 않을 때가 많다. 동서고금을 막론하고 우리가 겪는 모든 경험은 개성과 취향이라는 필터를 통해 인식되며, 시간이 지날수록 자기가 가진 구미에 맞춰 재편집된다. 심지어 지금 이 순간에도 우리는 개별적인 상황을 이야기 구조로 꿰맞추기 위해 노력한다. '왜 남편은 나가면서 쓰레기를 버리지 않았을까?' '친구가 약속에 늦었는데 왜 전화를 하지 않을까?'라고 생각하며 자기만의 이야기를 완성하려고 애쓴다.

하지만 우리가 하는 생각은 실제가 아니다. 그것은 감각을 통해 인지한 것에서 의미를 만드는 방식일 뿐이다. 생각은 사실이 아니기 때문에 자신에게 일어나는 모든 생각을 믿을 필요도 없다. 과학자들이 자기들의 생각을 '작업가설(working hypothesis)'이라고 부르는 것처럼, 우리는 생각에 초연하게 접근할 필요가 있다. 우리는 그저 매 순간 가진 정보를 조합하여 가장 훌륭한 추측을 할 뿐이다. 우리에게 일어나는 생각은 '작업가설'일 뿐이다. 그것을 맹목적으로 신뢰하거나 자기 자신과 동일시해서는 안 된다. 작업가설이란 그것이 진실인지 아닌지 시험하기 위해 얼기설기 엮어놓은 이야기일 뿐이고, 사실과 충돌하면 언제든 수정할 수 있어야 한다.

만약 당신이 자기가 가진 생각에 대해 초연하게 접근한다면, 만들어낸 이야기는 점점 힘을 잃을 것이다. 스스로 만들어낸 이야기에 매몰되어 진실을 보지 못하는 일이 점점 줄어들게 된다는 뜻이다. "제가 아픈데도 어떻게 병원에 한 번도 와보시지 않는 거지요?"라는 의문은 "제가 아픈데 왜 어머니가 오시지 않나 궁금했어요"라는 말로 바뀐다. '오지도 않는 걸 보니 나를 털끝만큼도 생각하지 않는 게 틀림없어'라고 생각하며 자기만의 이야기에 매몰되는 것이 아니라 '나중에 어머니를 만나면 무슨 일이 있었는지 확실히 여쭤봐야지'라는 열린 생각을 가지게 된다. 더 이상 자기가 꾸며낸 신념에 빠져들 이유가 없다.

⑤ 비교하고 범주화하기

마지막으로 '생각하는 마음'은 정보를 비교하고, 관련성 있는 것들을 특정한 범주로 묶는다. 또 그것들을 분류하여 통 안으로 던져 넣는다. 그 통에는 "좋아, 마음에 들어! 더 갖고 싶어!" 혹은 "나빠, 마음에 안 들어! 죄다 버리고 싶어!"라는 이름이 붙어 있다. 물론 다른 이름이 붙어 있는 통도 얼마든지 만들 수 있다. 하지만 '생각하는 마음'은 새로운 경험이라고 하여 매번 새로운 이름을 붙여 분류하지 않는다. 일종의 효율성을 위해 기존의 범주로 묶은 다음 이미 있던 통 안에 던져 넣는다. 그것은 편리한 측면도 있다. 거봉이나 머루포도를 굳이 나누어서 분류할 필요는 없기 때문이다. 하지만 보다 복잡한 상황을 이해하거나 추리할 때 기존에 가진 범주에 묶어 해석하면 당장 눈앞에 있는 사실도 알아차리지 못할 수 있다.

사람들은 저마다 가장 중요하게 생각하는 신념이 있다. 가령 당신이 모유가 아니라 분유를 아기에게 먹인다면, 그걸 본 다른 아기 엄마들이 이러쿵저러쿵 참견을 하거나 고까운 시선을 보낼 수 있다. 이것이 그들이 중요시하는 가치관에 위배되는 행동이기 때문이다. 또한 사람에 따라서는 생후 6개월이 된 아기를 혼자 자게 하는 것은 너무 매정하다고 생각하는 이도 있다. 문제는 어떠한 신념이든 그것에 지나치게 집착하면 새로운 상황에서 실제로 진실이 무엇인지, 그것이 얼마나 풍부한 변화의 여지가 있는지 객관적으로 인지할 수 없다는 사실이다. 결국 자신의 범주 안에서 결론을 짓고 스스로 만족할 뿐이다.

비교하기는 '생각하는 마음'이 좋아하는 활동 중 하나다. 마음은 쉴 새 없이 모든 것을 비교하여 차이점을 찾고, 그것을 통해 각각을 정의하며, 지금 무슨 문제가 있는지, 장차 어떤 변화가 바람직한지를 평가한다. 이것은 우리 마음에 장착된 일종의 기능이며, 이것이 있다는 사실 자체는 좋고 나쁨을 따질 필요가 없다. 문제는 우리가 마음에서 일어나는 '비교하기'에 매몰되어, 감정적으로 반응하고 집착한다는 점이다. 예컨대 당신은 남과 자신의 외모를 비교할 수 있다('아기를 낳고 4주밖에 안 됐는데 어쩜 저렇게 날씬하지?'). 다른 아기 엄마의 육아 방식을 자신의 방식과 비교할 수 있다('쯧쯧, 저렇게 키우면 애를 망친다는 걸 왜 모를까?'). 또는 마음이 가장 좋아하는 활동인 상상의 나래를 펼쳐서, 꿈과 현실을 비교할 수도 있다('전업주부가 되어 느긋하게 살면 얼마나 좋을까?' '아, 한번이라도 돈에 구애받지 않고 살아봤으면!').

 이런 비교 자체가 잘못된 것은 아니다. 비교 기능은 유용하지만 '마음의 습관'으로 만들어버려선 곤란하다는 것이다. 그런 생각이 떠오르면 그것에 몰입하여 집착하지 말고, 그냥 흘러가도록 내버려두라. 그러면 된다. 지금 이 순간에도 당신의 마음은 이것과 저것을 비교하거나 범주화하고 있을 것이다. 그래도 괜찮다. 당신이 그 생각에 휩쓸리는 게 아니라 그것을 바라보고 있으면 된다. 그것만 해도 당신은 '생각하는 마음'으로부터 해방될 수 있는 열쇠를 얻은 것이다.

생각의 열차에서 내려라

이제 앞에서 배운 것을 가지고 당신의 생각을 관찰해볼 차례다. 당신은 엄마로서 굉장한 행복감을 갖고 살아간다. 사랑스러운 아기가 젖을 빨거나 옹알이하는 걸 보면, 더할 수 없는 행복으로 마음이 녹아내리는 것 같다. 아기를 유모차에 태워서 함께 산책할 때면 세상을 다 얻은 것처럼 뿌듯하다. 당신과 아기, 남편은 신령한 축복 속에서 살고 있다. 하지만 이 평화로운 행복은 오래가지 않는다. 남편이 직장에 출근하면 아기와 단둘이 남아서 온종일 지내야 한다. 샤워할 시간이나 밥 먹을 짬도 없다. 이메일 읽는 건 꿈도 못 꾸고, 친구와 전화로 수다를 떨거나 누구에게 놀러가거나 나만의 일은 잊은 지 오래다. 당신의 일상은 오로지 아기에게 젖을 먹이고, 기저귀 갈고, 요람을 흔들거나 아기를 안아주는 일로 채워진다. 문득 소외감과 외로움이 걷잡을 수 없이 밀려든다.

　남편이 퇴근하여 집에 돌아온다고 해서 상황이 확 달라지지도 않는다. 당신은 지칠 대로 지쳐서 이제부터는 남편이 아기를 봐줬으면 하고 은근히 바라지만, 남편은 남편대로 집에 왔으니 쉬기를 바란다. 설령 남편이 아기를 봐준다고 해도 그저 건성일 뿐이다. 이쯤 되면 당신은 화가 난다. "직장에서 아기가 보고 싶지도 않았어? 어쩌면 당신 자식에게 그렇게 관심이 없어?"라고 쏘아붙인다. 당신은 자기의 수고나 노력이 제대로 평가받지 못한다는 생각이 든다. 아기를 낳기 이전으로 돌아가고 싶은 기분과 더불어 자기가 그런 생각을 하고 있다는 사실에 죄책감을 느낀다. 남편과의 대화는 점점 언쟁으로 향한다. 아, 아기를 낳기 전에는 이런 일이 없었는데, 비참하다는 생각이 든다.

　이런 상황에서 슬픔과 분노, 부정적인 감정, 내적 갈등을 겪는 것은 전혀 이상한 일이 아니다. 지극히 정상적이고 자연스러우며 납득할 만하다. 정작 비극은 다른 데서 시작된다. 내 마음이 일어난 사건을 평가하고, 거기에 등급을 매기느라 반응하는 것이다. 아기에게 젖먹이기, 아기와 산책하기, 아기와 눈 맞추기 등은 좋은 일이다. 하지만 반대로 샤워를 못 하는 것, 친구와 전화 통화를 못 하는 것, 나만의 시간이 사라지는 것 등은 나쁜 일이다. 아울러 남편이 가사를 돕지 않는 것, 남편과 언쟁을 하는 것, 현재의 삶에 실망하여 예전의 삶으로 되돌아가고 싶은 것들도 모두 나쁜 일이다.

당신이 매 순간 이렇게 자동적으로 평가하고 반응한다는 게 놀랍지 않은가. 잠시라도 각각의 상황이 좋은지 나쁜지 판단하지 말고 있는 그대로 관찰해보라.

아기에게 젖을 먹였다, 아기를 데리고 산책했다, 샤워를 하지 못했다, 나만의 시간을 갖지 못했다, 남편이 아기 기저귀를 갈지도 않고, 아기를 안아주지도 않았다, 남편과 티격태격했다……. 맞다, 이것들은 모두 사실이다. 당신은 이런 일을 겪었다. 하지만 그리고 아무것도 일어나지 않았다. 판단하지 않고 바라보면 우리는 모든 상황에 다양한 방식으로 접근할 수 있다. 각각의 사건들에 '불행'이라는 이름표를 달아서 분류하지만 않아도 상황을 다루기가 훨씬 쉬워진다.

만약 위와 같은 상황을 실제로 겪는다면 어떻게 반응할까? '생각하는 마음'은 속으로 남편을 이렇게 평가할 수도 있다.

'쳇, 조금 도와주면 어디 덧나나? 아기나 내 생각은 조금도 하지 않고 자기만 생각한다니까.'

하지만 마음챙김의 관점으로 보면 다르게 생각할 수 있다.

'나는 피곤하고 도움이 필요해. 남편에게 내 상태를 말하고 도와달라고 잘 말해보자.'

처한 상황은 다소 불편하지만, 그것을 불행이라는 색채로 물들여서 드라마로 몰아가는 건 우리의 마음이다.

마음챙김의 관점에서 세상을 바라보면 감정이나 선입견에서 한 발 물러나 사건을 객관적으로 파악하는 능력이 강해진다. 문제 인식이 정확해지고, 해결하는 법도 손쉽게 찾을 수 있다. 당신이 하루하루를 마음챙김의 관점에서 살아간다면 쓸데없는 일에 에너지를 빼앗기지 않고 그것을 고스란히 육아에 사용할 수 있다. 일상이 잘 굴러가든 삐걱거리든, 그것 자체에 연연하지 마라. 상황이 어떻게 흘러가든 그것을 있는 그대로만 바라보라.

내 생각을 모두 믿지 마라

우리는 평가하고, 비교하고, 문제점을 찾아내고, 이야기를 짓고, 범주화하는 마음의 작용을 멈출 수 없다. 마음은 마치 우리 내면에 잠복한 뉴스 앵커와도 같다. 그는 일어나는 모든 일을 사사건건 논평하며, 과거를 곱씹고, 미래마저 이런저런 예측과 걱정을 늘어놓는다. 우리는 이런 마음의 소리를 멈출 수도 없고, 그럴 필요도 없다. 우리가 그런 마음의 작용을 알아차리는 마음챙김의 관점을 가지면 모든 문제가 해결된다.

마음챙김은 끊임없이 떠들어대는 그 앵커의 말을, 그저 하단 자막 정도로 만들어버릴 수 있다. 거창한 규모의 뉴스 화면이 소박한 라디오 방송으로 바뀌는 것이다. 한 귀로 듣고 한 귀로 흘리다가 날씨 정보나 교통 정보가 나올 때만 귀를 기울이면 된다. 전자와 후자의 가장 큰 차이는 내면의 목소리라고 해도 그 생각에 매몰되거나 끌려가지 않고 초연하게 들을 수 있다는 것이다.

자기 생각이라고 해서 그것에 휩쓸리거나 모두 믿지 마라. 앞서 배웠듯이 모든 정보는 다섯 가지 감각기관과 생각이 관여하여 우리에게 전달된다. 그것은 필연적으로 왜곡될 수밖에 없다.

그러니 마음속에 일어난 생각이 당신을 압도하도록 내버려두지 말고, 마음챙김을 통해 알아차려라. 그럼으로써 당신이 맞이하는 각각의 상황을 있는 그대로 인식하고 반응하는 능력을 키워라. 외부 사건에 대해 스스로 꾸며내는 이야기에 끌려가서는 안 된다.

자기 생각에 매몰되지 않고 얻을 수 있는 가장 큰 장점은 선택의 폭이 이루 말할 수 없이 넓어진다는 것이다. 자연히 선택에 따르는 결과도 좋아진다. 또한 내가 누구인지, 내가 믿는 것이 무엇인지를 더 정확하게 알아차릴 수 있다.

마음챙김은 복잡하지 않은 방식으로 사물을 바라보는 습관이다. 알아차림을 통해 모든 경험을 꾸밈없이 있는 그대로 관찰하고, 지금 이 순간에 머무르며, 어떤 경험이든 우호적으로 열린 태도를 갖게 된다. 스스로에 대해서도 마찬가지다. 그럼으로써 생각에 진실을 담을 수 있다. 사실 생각이란 또 다른 경험에 불과하다. 마음챙김을 통해 관찰해보면, 매 순간 산만하게 이런저런 얘기를 쏟아놓는 마음의 수다쟁이를 알아차릴 수 있다.

지금 이 순간 당신은 마음챙김의 상태다. 왜냐고? 당신은 자신이 생각에 잠겨 있다는 걸 알아차리기 때문이다. 이것은 곧 생각에 잠기는 것 이외에 무언가를 하고 있다는 의미다. 당신은 생각을 바라보고 있다. 아마도 '생각하는 마음'이 불편한 감각을 억압하거나 거기에서 빠져나오려고 하는 양상을 바라보고 있을 것이다. 당신이 생각을 비롯하여 자기 자신을 그런 식으로 바라보는 행위를 '마음챙김'이라고 한다.

마음을 내버려 두라

아마 당신도 크게 다르지 않을 것이다. 나와 함께 수련했던 임산부들도 똑같이 말했기 때문이다. 아침에 막 잠에서 깨어났을 때, 사람들은 누구나 오늘 해야 할 일들이 산더미처럼 쌓여 있다는 사실에 약간 절망적인 기분을 느낀다. 그래서 바로 그 순간, 마음챙김 수련이 필요하다. 스스로에게 그 사실을 가르쳐라. 이렇게 속삭여라.

'마음아, 도와줘서 고맙다. 나는 온종일 너와 모든 일을 의논할 거야. 하지만 너는 정보 공급원에 불과해. 나는 너를 알아차리는 사람이거든.' 내가 안내하는 '아침 감사 수련'은 잠자리에서부터 시작된다. 그대로 누운 채 잠시 동안 당신의 호흡과 신체감각을 알아차려라. 가만히 자신의 호흡을 관찰하라. 자신의 호흡을 알아차리면서, 의식이 존재의 중심으로 위치를 이동하고 있는지 살펴라. 자신이 호흡을 하고 있는지, 호흡을 하고 있음을 알아차리는지도 살펴보라. 또 당신의 신체와 신체감각을 알아차려라. 알아차림의 중심을 복부에 놓고, 복부에서 전신으로 열감이 뻗어나가는 것을 느껴보라. 당신은 하나의 생각이 아니라 '생각의 열차'가 꼬리에 꼬리를 물고 달리는 것을 알아차리는 사람이다. 생각의 열차가 하나씩 하나씩 꼬리를 물고 달리는 것을 바라보라. 절대로 열차 중간에 끼어들거나 가로막지 마라. 달리는 열차에서 뛰어내리지도 마라.

　마음에 무언가 무거운 생각이 꽉 들어차서 그것과 힘겨루기를 한다면, 아주 부드럽고, 자비로우며, 사랑스러운 관심을 주어라. 열심히 생각하는 내 마음에 진정한 감사를 보내라. 뭔가에 놀라거나 두렵거나 후회할 수 있는 것도 감사하라. 마음이 가진 다양한 능력은 정말 놀랍다.

　마찬가지로 당신의 마음이 설령 실타래처럼 꼬이더라도, 아무리 혼란스럽고, 비참하더라도 그 모든 것에 대하여 자비로워져라. 모든 것이 불확실하고, 미래를 예측할 수 없어서 조바심이 나고 견디기 어려울 때도 그렇다. 그것을 허용하고 자비로워져라. 예측 불허나 불확실성은 창조력의 근원이다. 뭔가를 놓치거나 잘못된 결정을 내려 마음이 동요하더라도 자비로워져라. 마음이 내키지 않는, 어쩔 수 없는 결정을 내려야 할 때라도 자비로워져라.

　아울러 너무 열심히 마음을 움직이지 않아도 된다고 스스로를 위로

하라. 항상 멍에를 지듯 답을 찾아내야 한다는 강박관념으로부터 홀가분해져라. 해결되지 않는 돌이킬 수 없는 것에 대해서도 억지로 답을 찾지 않아도 된다고 스스로에게 말해주라. 마음을 많이 쓰지 않아도, 열심히 생각하지 않아도 된다. 때로는 긴장을 풀고 휴식을 취하라고 말해주라. 또 스스로에게 이렇게 말하라.

"마음아, 너는 나의 정보원 중 하나일 뿐이야. 그러니 짐을 내려놓고 쉬어도 된단다."

이제는 자리에서 일어나라. 편안하게 앉아서 몇 분 동안 호흡을 관찰하라. 마음이 어떻게 움직이든 그대로 내버려두라. 침묵을 지키든, 원숭이처럼 제멋대로 떠들어대든 그대로 내버려두라.

당신의 몸과 몸의 감각을 꾸밈없이 있는 그대로 내버려두라.

일어나는 온갖 느낌과 감각을 꾸밈없이, 있는 그대로 내버려두라.

다만 고요해져라.

그냥 존재하기만 하라.

종종 임산부들은 굳이 마음챙김을 하지 않더라도, 아기와 놀면서 현재에 머무르며,
모든 경험을 아주 흥미롭게, 호기심과 사랑을 가지고 대하는 자신을 발견할 때가 있다.
이런 경험이야말로 마음챙김의 절정이다.

2장

마음챙김 따라하기

엄마가 되는 연습

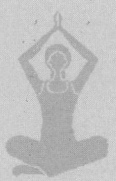

마음챙김은 다르다!

'임산부를 위한 마음챙김' 클래스에 참가한 한 수련생이 이렇게 물었다. "뭐, 괜히 딴지를 걸려고 하는 건 아닌데요. 전 제가 보기에 늘 '바라보기'를 한다고 생각해요. 그런데 바로 그게 문제인 것 같아요. 언제나 저는 저를 바라보고 있어요! 제 생각을 샅샅이 캐보고 분석하고 있지요. 제 자신을 감시하고 있는 것만 같은 기분이 들어요. 때로는 신경증에 걸릴 것만 같아요. 제2의 자아가 있다고나 할까…… 선생님이 말씀하시는 알아차리기와 제가 하고 있는 게 다른 건가요? 무슨 차이가 있죠?"

아주 좋은 질문이다! 다시 한번 마음챙김을 정의하면, 그것은 일상에서 일어나는 모든 일들을 있는 그대로 꾸밈없이 '알아차리며' 현존하는 것이다. 반면 수련생이 가진 자기분석적인 습관은 일어나는 모든 일에 대해 '생각하는' 것이다.

그렇다면 일어나는 모든 일에 대하여 알아차리는 것과 생각하는 것에는 어떤 차이가 있을까, 또 그 차이는 왜 생기는 것일까?

마음챙김은 감정을 억누르지 않는다

세상에는 마음챙김 외에도 자신을 갈고 닦는 다양한 방법이 존재한다. 그것들은 생각의 흐름을 바꾸고, 해로운 생각을 멈추며, 괴로운 감정이나 감각에서 벗어날 수 있도록 돕는다. 아주 유용할 수 있다. 하지만 임산부들에게는 그런 방식이 적합하지 않다. 바로 마음챙김과 다른 수련법의 근본적인 차이 때문이다.

> 마음챙김은 생각이나 감정·감각을 억누르거나
> 제어하기 위한 수단이 아니다.

왜 다른 수련법보다 마음챙김이 임산부들에게 더 적합할까? 많은 수련법들이 자신의 생각이나 감정, 감각을 효과적으로 다스리는 데만 초점을 맞추고 있기 때문이다. 하지만 임신과 출산을 겪는 초보 엄마들에게 그 시기는 생각과 감정, 감각이 휘몰아치는 '질풍노도의 시기'와도 같다. 멈추지 않는 롤러코스터에 올라탄 기간인 것이다. 따라서 밀려드는 생각이나 감정, 감각의 힘이 거센 시기에 그것을 억누르려고만 하면, 성공하기가 어렵고 오히려 역효과가 날 수 있다.

내가 아는 임산부 가운데 출산이 임박하자 두려움에 완전히 질려버린 사람이 있었다. 그녀는 일종의 '패닉' 상태에 빠져 남편이 자기 몸에 손도 대지 못하게 하고, 친정 어머니조차 접근을 금지시켰다. 본격적인 출산에 들어가자 그녀는 자궁이 수축할 때마다 몸이 뻣뻣해질 정도로 긴장하고 심하게 이까지 갈았다. 간호사가 말려도 소용없었다. 그동안 출산 교실에서 배웠던 기술은 하나도 써먹지 못했다. 분만할 때 경막외 마취(마취제를 경막 밖에 놓아서 척수로부터 나오는 신경을 마비시키는 국소마취 - 옮긴이)를 하려고 해도 지레 새파랗게 질려 주위 사람들을 당황하게 했다. 그녀에게 출산은 악몽 그 자체였다. 심지어 아기를 낳아야 할 시간에 화장실에 들어가서 문을 잠근 후 고통스럽게 비명만 질렀다. "이제 그만해! 멈춰줘, 제발!" 그녀는 아기 낳기를 거부했다. 몸에 힘을 주어 아기를 낳아야 하는데도 절대 못 하겠다고 발버둥을 쳤다. 남편과 친정 어머니가 아무리 설득해도 효과가 없었다. 꼼짝도 하지 않자 참다못한 의사가 나서서 그녀를 붙들고 이 고통을 끝내고 싶으면 어서 아이를 낳아야 한다고 통사정을 할 정도였다.

내가 이 예를 드는 이유는 그녀의 잘못을 지적하기 위해서가 아니다. 임산부란 이처럼 독특한 상황에 처해 있는 존재라는 것이다. 그런 점에서 임산부들에게 마음챙김이 꼭 필요하다고 생각한다. 임신에서 출산에 이르는 기간은 모든 논리나 믿음이 적용되지 않는다. 정말이지 아기를 낳을 때는 주위에서 들려주는 백 가지 조언이 소용없다고 생각될 때가 많다. 아기를 가져본 이들이라면 이런 사례에 공감하며 그녀에게 측은함을 느낄 것이다. 하지만 그녀에게 자비심을 베푸는 것과 별개로 행위만을 놓고 보면 그녀는 자기의 마음 상태 때문에 출산이 더 어려워진 것이다.

사실 그녀는 고통이 두려워서 출산에 저항했고, 그 결과 더욱 고통스러운 상황에 놓였다. 온갖 공포와 두려움, '나는 도저히 못 하겠어!' '모든 게 제발 멈춰버렸으면!' 같은 생각이 그녀의 머릿속을 장악할 것이다. 물론 앞에서 든 예는 다소 극단적이지만 임신과 출산에 이르는 시기에는 이와 같은 일이 언제 벌어질지 모른다(더 지독한 일이 생길 수도 있다).

이 시기가 매우 특별하다는 것은 누구나 아는 사실이다. 이런 어려움은 임산부가 아니라도 어느 정도 이해할 수 있다. 특히 아기가 태어난 후 처음 몇 주 동안은 수면 부족으로 산모의 우울증과 좌절감이 극심해질 수 있다. 그밖에도 온갖 종류의 육체적 고통과 불편함이 따른다. 임신과 출산을 겪으며 부부관계도 소원해질 수 있으며, 기존 자녀와의 관계도 여간 신경 쓰이는 일이 아니다. 새로운 생활에 적응하기 위해 매사에 안간힘을 써야 한다. 이러한 과정에서 초보 엄마의 생활은 강렬한 생각이나 느낌, 감각이 부록처럼 뒤따른다. 그런 것들을 통제하거나 싸우려고 하면 괴로움은 더욱 커질 수밖에 없다.

생각이나 느낌, 감각은 넓은 바다에서 몰아치는 파도와도 같다. 따라서 그것을 인위적으로 멈추려고 하거나 바꾸려는 행위는 끝없이 밀려드는 파도를 멈추려는 것처럼 어리석다. 물론 때때로 그런 일이 가능할 때도 있다. 하지만 몇 번은 성공할지 몰라도 매일처럼 반복하면 결국 지치고, 휘둘리고, 감정이 격앙돼 자포자기하고 말 것이다. 그러면 다시 예전으로 돌아갈 일만 남는다.

그렇다고 내 말을 오해하지 않았으면 좋겠다. 화가 나거나 불안할 때, 감정을 진정시키지 말라는 게 아니다. 그런 순간에 마음을 가라앉히려고 애쓰는 것도 현명하다. 어떤 상황을 긍정적으로 해석하려고 노력하고, 끝없는 자기비판에 빠져들지 않도록 자신을 제어하고, 불행한 감정에서 벗어나려고 애쓰는 것이 효과가 있다면 그렇게 해보기를 권한다.

하지만 마음챙김은 앞에 열거한 방법과는 접근부터 다르다. 마음챙김은 상황을 바꿀 수도 없으며 생각과 느낌, 감각을 통제할 수 없을 때 지참해야 할 인생의 필수품이다.

앞서 말했던, 비행기 안에서 울음을 터뜨린 아이를 떠올려보라. 우리는 자신의 생각과 느낌, 감각을 억누를 수 없을 때가 많다. 그렇다고 그 상황에서 빠져나올 수도 없다. (아기는 울고, 비행기 안은 덥고 비좁다. 다른 승객들은 눈총을 준다.) 이런 상황이라면 모든 것을 꾸밈없이 있는 그대로 바라보는 게 현명한 해결책이다. 상황을 외면하거나 회피한다고 해서 문제가 해결되지는 않는다. 꾸밈없이 바라보는 것만으로도 상상 속에서 고통이나 불행을 증폭시키는 어리석음에서 벗어날 수 있다. 이 상황에서 어떻게 대처해야 하는지 의식적으로 선택할 수 있는 것이다. 마음챙김으로 진정한 선택의 자유를 누려라.

반응하지 말고 선택하라

현재 맞닥뜨린 상황이 괴롭지만 벗어날 수 없을 때, 그 괴로움에 당당히 맞서야 할 때 마음챙김은 특히 뛰어난 수련법이다. 예를 들어보자.

간절히 바랐던 면접을 보더라도 마음이 초조하고 불안할 수 있다. 하지만 많은 면접관들 앞에서 돋보이려면 움츠러든 기분에서 벗어나 당당하고 열정적인 모습을 보여야 한다. 또는 먼 나라에 사는 할머니를 보려면 비행기를 타야 하는데, 그것이 무척 불안할 수도 있다. 한밤중에 아기가 배앓이를 할 때 당장 손 쓸 수 있는 방법이 없을 때도 마찬가지다. 그럴수록 우리는 현실을 인정하고 있는 그대로를 알아차려야만 한다.

우리는 위급한 상황이 닥쳤을 때 제각각 선호하는 방법이 있다. 친구에게 전화를 하거나 차분하게 생각해볼 시간을 갖기 위해 산책을 하기도 한다. 또 그 일에서 잠시 관심을 멀리하고 쉴 때도 있다. TV를 보거나 컴퓨터 게임을 하면서 고민을 잊는 사람들도 많다. 고민을 의식 저편으로 밀쳐놓는 것이다. 술을 마시고 배우자에게 잔소리를 하며 꼬투리를 잡아서 화를 냄으로써 스트레스를 풀기도 한다. 방법은 다양하지만 분노를 있는 그대로 견디며 참기만 하는 사람은 거의 없다. 누구나 화가 날 때는 재미있는 영화나 게임 등을 통해 어떤 식으로든 기분 전환을 하려고 한다.

사실 기분 전환 자체가 잘못된 일은 아니다. 문제는 그 때문에 자신이 겪는 상황에 당당히 맞서지 못할 수 있다는 점이다. 빠져나오려는 행위에 어쩔 수 없이 갇혀버리거나 상황이 뜻대로 되지 않는 일에 대해 지나치게 괴로워할 수 있다. 반대로 너무 짜릿한 즐거움에 길들여진 나머지 그것을 잃을까봐 전전긍긍할 수도 있다. 이를테면 주위 사람들이 당신의 외모나 업적을 칭찬하면 그 뒤부터 그들의 기대감에 맞추느라 스스로를 닦달하는 것이다.

세상에는 더 고통스러운 상황도 얼마든지 있다. 자신의 가치관이나 목표에 위배되는 일을 해야 할 때도 고통스럽다. 임산부라면 자기가 바라는 이상적인 엄마의 모습에 어긋나는 행동을 했을 때 자신에 대한 실망이나 자책감은 이루 말할 수 없이 클 것이다. 아기를 사랑하면서도 아기 울음소리를 견디지 못해 짜증이 날 수도 있다. 임신 기간 동안 스트레스가 너무 쌓인 나머지 사랑하는 가족들에게 신경질을 낼 때도 그렇다. 이런 경우에는 자기가 지향하는 삶의 기준에 부합하지 못했다는 생각에 스스로에게 화가 나고, 아기에게 죄를 지은 기분이 든다. 하지만 그런 분노나 죄의식이 잘못된 반응을 가져올 수 있다. 기분을 달래주는 약물을 사용하거나 더 극단적인 감정이나 생각에 몰입하는 것이다.

마음챙김의 근본적인 목표는 마음을 가라앉히는 것이 아니다. 또한 당신의 감정이나 경험을 바꾸는 것도 아니다. 물론 스트레스를 효과적으로 푸는 방법도 아니다. 그런데 흥미롭게도 마음챙김의 수련 과정에서 그런 효과가 발생한다. 앞서 열거한 것들은 마음챙김의 근본적인 목표는 아니지만 모두 마음챙김의 멋진 부산물들이다. 따라서 마음챙김으로 자신의 태도나 행동을 가치관이나 목표에 부합하는 방향으로 조절할 수 있을 것이다.

   임산부를 위한 마음챙김은 자신을 억누르거나 변화시키는 것이 아니다. 스스로의 모습을 알아차리고 현재에 머무름으로써 아기와 교감의 끈을 놓치지 않는 것이다. 그것은 다른 사람으로 변하는 것이 아니라 오히려 당신 자신이 되는 것이다. 이것이 마음챙김의 핵심이다. 스스로를 있는 그대로 느끼는 동시에, 내가 누구인지 또 무엇을 원하는지를 꾸밈없이 아는 것이다.

억지로 바꾸지 마라

이것만은 꼭 명심해주기 바란다. 마음챙김과 여타 심리 기법은 중요한 차이가 있다는 것이다. 마음챙김의 목적은 '그릇된 사고'를 고치고, 자신의 기분이나 처한 상황을 바꾸는 것이 아니다. 결론적으로 마음챙김은 당신이 겪는 경험(생각, 느낌, 감각)의 내용을 바꾸는 것을 지향하지 않는다. 하지만 결과적으로 그것을 바꿀 수 있고, 그런 일이 생긴다. 어떻게 그런 일이 가능할까? 그 이유는 바로 이것이다.

   마음챙김은 당신이 경험(생각, 느낌, 감각)에 관여하는 방식을 바꾼다.

마음챙김은 자신의 생각이나 느낌, 감각과 더불어 나를 둘러싼 환경(아기, 집, 남편, 직업 그리고 그밖의 모든 것)에 이렇게 접근한다.

- 그것에 집중한다.
- 현재에 머무른다.
- 좋거나 나쁘거나 판단하지 않는다.
- 있는 그대로 놓아둔다.
- 가능한 한 호기심과 열린 마음을 가지고 대한다.
- 무엇이든 가는 대로 놓아둔다.
- 호흡을 놓치지 않는다.
- 굳이 무언가를 하려고 들지 않는다.
- 뭔가 행위가 필요하다면, 그것을 주의 깊고 의도적으로 행한다.

이상의 내용을 기억하며 자신의 경험(생각, 느낌, 감각)을 다룬다면 서서히 큰 변화가 일어날 것이다. 이것은 우리 자신뿐 아니라 아기에게도 멋진 일이다. 아기가 아직 뱃속에 있든, 이제 갓 태어났든, 젖먹이든, 어린이든, 십대든 상관없이 말이다.

   한번은 '임산부를 위한 마음챙김' 클래스에서 교육을 받던 한 수련생이 내게 이런 불만을 토로한 적이 있다.

"마음챙김을 해봤는데 효과가 없어요."

"음, 효과가 없다는 게 어떤 의미죠?" 나는 물었다.

"글쎄요, 기분이 별로 나아지지가 않아요. 사실은 기분이 더 나빠요."

"자신의 생각과 느낌과 감각을 알아차리고 있었나요?" 나는 다시 물었다.

"물론이죠."

"호흡을 관찰하는 일도 함께 했나요? 자신이 되고자 하는 모성과 자신이 하는 행위가 일치했나요? 아기와의 교감도 놓치지 않았고요?"

"음, 예. 그건 확실히 그랬어요."

"그렇다면 잘하고 있는 거예요. 그게 바로 임산부를 위한 마음챙김이거든요."

몇 년 전에 우울증에서 회복 중인 사람들을 대상으로 마음챙김 프로그램을 진행했을 때도 비슷한 소감을 들은 적이 있다. 그 수련생은 내게 말했다. "요즘도 여전히 우울할 때가 있어요. 하지만 예전처럼 비참하지는 않아요. 그걸 떠나보내니까요."

그것은 아주 놀라운 일이다. 내가 누누이 강조했듯이, 마음챙김은 누군가가 겪는 경험의 내용을 바꾸는 게 아니다. 경험에 관여하는 방식을 바꿀 뿐이다. 그리하여 더 이상 외부 환경이나 조건에 구애받지 않는 지속적인 평화를 스스로 개발할 수 있다.

슬프고, 화가 나고, 두렵고, 억울할 때 마음챙김을 하면 현존할 수 있는 여유가 더 커진다. 따라서 아기를 돌보다가 느닷없이 감정적으로 폭발하지 않을 수 있으며, 아기와의 교감을 공고하게 유지할 수 있다. 비결은 당신이 맞닥뜨리는 상황에 있는 그대로 반응할 뿐, 그것을 토대로 스스로 꾸며낸 이야기에 반응하지 않는 것이다. 순수하고, 정상적이며, 자연스러운 감정을 만성적인 우울, 불안, 분노, 수치심으로 바꿀 필요가 없다. 당신은 마음챙김을 통해 시간이 흐를수록 자신이 원하는 모성상이나 가치관에 부합하는 행동을 할 것이다.

바꾸지도 저항하지도 마라

이제 독자들은, 마음챙김이란 인생에 대하여 지금까지 가졌던 습관적인 반응과는 다른 태도를 가지는 일임을 알았을 것이다. 그것은 자신이 맞이하는 경험에 대해 그것이 일어나는 대로 집중할 뿐만 아니라 알아차리고, 주시하며, 바라보는 것이다. 즉, 우리 생각이나 느낌, 감각을 마음챙김만의 방식으로 알아차리는 것이다. 여기엔 마음챙김만의 독특한 체계와 태도가 있다.

원래 '태도(attitude)'라는 단어의 어원은 항해에서 비롯되었다. 그것은 돛이 바람을 받아서 항해를 한다는 뜻이다. 내가 태도를 언급할 때는 사물의 밝은 면이나 사건의 긍정적인 면을 보라는 뜻이 아니다. 인생의 경험이 유쾌하든 불쾌하든 쉽든 어렵든 있는 그대로 바라보고, 그것에 저항하거나 투쟁하지 않으며, 다르게 바꾸고자 하지도 않고, 꾸밈없이 경험하라는 뜻이다. 즉, 판단하지 말고 경험하라는 것이다. 마치 돛이 바람을 만나듯 세상 모든 경험에 대해 관용을 품으라.

앞서 마음챙김은 익숙하지 않은 미지의 땅을 탐험하는 데 더 많은 시간을 할애하는 것이라고 말했다. 당신이 탐험가이고 전에 가보지 못한 지역에서 시간을 보내야만 한다면 탐험하기 전에 그 땅이 어디인지부터 확인해야 할 것이다. 만약 누군가 이렇게 말한다면 찾기 쉬울 것이다.

"그곳에는 모래언덕이 많고, 야자나무가 있으며, 그 옆에는 강이 흐르고 있다. 또 서쪽에는 여러 개의 거대한 피라미드들이 있다."

나는 마음챙김의 특징적인 태도를 설명하려고 한다. 그 태도는 마음챙김과 마찬가지로 누구나 노력하면 얼마든지 개발할 수 있다. 그것은 바로 수용하는 태도다. 모든 것을 있는 그대로 수용하는 것부터 시작하여, 바꾸거나 저항하려 하지 않고, 현재에 충실하게 머무르며, 불필요하게 판단하지 않고, 천진한 호기심을 가지며, 삶이 선사하는 다양한 경험에 대해 더 자비로워지는 연습을 할 것이다.

그러나 이런 태도에 겉으로만 집착해서는 안 된다. 그것은 단지 흉내에 불과하다. 모든 경험을 있는 그대로 수용하고, 판단하지 않으며, 집착하지 않고, 호기심으로 다가가고, 자비로워지는 것이 자기 인격의 일부가 되어야 한다. 그것이야말로 마음챙김의 정수다. 또한 마음챙김을 잘하고 있다면 필연적으로 그런 태도를 가질 수밖에 없다. 그러므로 일상에서 이런 태도를 가진다면 마음챙김의 영토를 굳건하게 디디고 있음을 스스로 증명하는 셈이다.

있는 그대로 받아들이기

때로는 '생각하는 마음'이 아주 긍정적인 태도로 마치 시계처럼 째깍거릴 때가 있다. '아, 오늘은 기분이 너무 좋아! 이런 날만 계속되면 더 바랄 게 없겠군. 우리 아기는 어찌나 귀엽게 잘 노는지! 아기를 보니까 너무 행복해. 게다가 오늘 오후에는 오랜만에 단짝 친구를 만나는 근사한 약속도 날 기다리고 있어. 아, 이보다 더 좋을 수는 없다고!'

생각하는 마음은 현재 상황을 '좋다'고 평가한다. 상황을 훑어본 결과 당신을 괴롭히는 문제가 하나도 없기 때문이다. 과거와 관련해 꼬인 골칫거리도 없고, 미래에 두렵게 만드는 걱정거리도 없다. 모든 것이 가지런히 정리되어, 질서 정연하게 착착 흘러가고 있다. 이런 시간을 맞이할 수 있다는 건 정말이지 축복이다. 이런 순간을 있는 그대로 받아들이는 건 하나도 어려울 게 없다.

하지만 완벽한 상황이라고 해서 문제가 없는 것은 아니다. 그것은 다른 문제를 불러일으킨다. 항상 좋은 시간만 가지기를 원하며 거기에 필사적으로 집착하기 때문이다. 언제나 그런 순간만 경험하겠다고 작정하면, 그 때문에 마음은 평화를 잃고 바빠진다. 아무리 멋진 시간이라도 자신의 태도에 따라 오히려 고통의 씨앗이 될 수 있다.

사실 우리는 주변을 질서 정연하게 만들고, 모든 일을 깔끔하게 처리해놓은 다음이라야 두 발 뻗고 편히 쉴 수 있다고 생각한다. 이런 가치관 때문에 많은 사람들은 모든 것을 완벽하게 처리하느라 분주하다. 한 번 평화로운 순간을 맞이하기 위해 오랜 시간 동안 엄청난 노력을 기울인다. 마치 다람쥐가 쳇바퀴를 돌거나 트레드밀 위를 끊임없이 달리는 것처럼 쉴 새 없이 달리고 또 달린다.

하지만 현실은 그렇지 못하다. 아무리 달려도 목표점에 다다르기는 어렵다. 세상일이란 아무리 해도 완전무결한 지점에 이를 수 없기 때문이다. 뭔가 부족할 수밖에 없다. 설령 완벽하게 마무리했더라도 그것은 일시적인 완벽함일 뿐이다. 그 완벽함을 무너뜨리지 않으려면 날마다 매 순간 노력해야 한다. 그러다보면 어느 날 우리는 주객이 전도되어 있음을 발견하게 될 것이다. '행복하고 평화로운 순간을 맞이하기 위해서'라는 명목 하에 매 순간 행복하고 평화로운 순간을 포기하고 있다는 사실을 말이다.

대부분의 사람은 마음의 평화나 행복이 외부적인 경험이나 조건에 달려 있다고 믿는다. 바꿔 말하면 살면서 어떤 일이 벌어지느냐에 따라 마음의 평화를 얻기도 하고 잃기도 한다. 마음의 평화가 이런 외부적인 요소에 좌우되기 때문에, 우리는 그런 마음의 평화를 지키기 위해 자신이 처한 환경을 바꾸거나 제어하는 데 엄청난 정력과 시간을 바친다. 하지만 마음챙김은 이와는 정반대 방향에서 마음의 평화를 지속시키는 방법이다. 그것은 완전히 다른 접근 방법을 가지고, 외부에서 어떤 일이 벌어지든 상관없이 마음의 안정과 평화를 유지한다.

그건 있을 수 없는 일이야!

우리가 경험하는 고통의 대부분은 현실에 존재하지 않는 것을 바라는 데서 비롯된다. 내 말을 듣고 발끈할 독자도 있을 것이다.

"아니, 듣자듣자 하니까 이제 말도 안 되는 소리를 하는군! 그럼 현실에 없는 걸 바라는 게 잘못이라는 거야? 그런 욕망이 있어야 현실을 개선하고 향상시켜 나갈 거 아냐? 집이 더러워도 상황을 제어하거나 바꾸려고 하지 말아야 하니 청소를 하지 말라는 소린가?"

물론 이런 지적은 당연하다. 하지만 마음챙김의 관점에서 바라보면, 누군가의 행복이 수시로 변하는 외부 환경에 좌지우지된다는 것은 언제나 패배할 수밖에 없는 게임을 하는 것과 다를 바 없다.

여전히 동감하지 못하는 독자도 있을 것이다. 괴로움에 직면한 임산부라면 어떻게 해야 하냐고 물을지도 모른다. 현실에 존재하지 않는 것을 바라면 왜 안 되느냐고 반문할 수도 있다. 예컨대 아기가 아프면 낫기를 바랄 것이다. 큰 고통과 슬픔을 주는 지금과 다른 상황을 바라는 건 당연하다. 그것은 내가 말하는 현실에 없는 것을 바라는 데서 비롯되는 '불필요한 고통'이 아니다. 굶주리거나 누군가에게 부당한 대우를 받거나 소중한 사람과 이별하는 고통도 마찬가지다.

우리 인생에서 고통은 필수적이며, 마음챙김에서 뭐라고 하든 감수할 수밖에 없다. 우리는 늘 크고 작은 곤란을 겪으며, 그런 상황에 반응하여 고통스러운 감정을 경험한다. 아기는 아프거나 사랑하는 가족과 다투거나 연인과 헤어지는 상황은 언제든 생긴다. 때로는 직장에서 동료들과의 관계가 끔찍하게 꼬여버릴 수도 있고, 친구간에 오해가 발생할 수도 있다. 만약 이러한 고통을 완화하거나 예방할 수 있다면 그것은 대단히 가치 있는 일이다. 하지만 내가 '불필요한 고통'이라고 말하는 괴로움은 이와는 다른 범주에 있다. 그것은 실제 문제에서 비롯되는 고통과는 상관없이 그동안 쌓아온 두터운 선입견 때문에 발생한 걱정이나 저항, 회피, 투쟁 등 스스로 일으키는 괴로움이다. 인기 있는 명상 지도자이자 한 가정의 어머니인 실비아 부어스타인은 "고통은 투쟁할 때 생성되는 부가적인 긴장"이라고 설명했다. 그녀의 말처럼, 우리는 어떤 상황을 경험할 때 흔히 다음과 같이 반응한다.

• 저항한다	• 낙관적으로 기대한다
• 혐오한다	• 더 많이 얻으려고 애쓴다
• 집착한다	• 벗어나거나 도망가려고 한다
• 타인을 비난한다	• 억압하거나 회피하거나 무시한다
• 자신을 비난한다	• 선입견으로 있지도 않은 공상을 늘어놓는다
• 문제점을 파헤친다	• 행복을 이루는 데 필수불가결한 것으로 여긴다

앞에서 말한 것처럼 사람들은 어떤 상황에 아주 자연스럽게 반응한다. 자신의 선입견이나 두려움 때문에 일어나지도 않은 일로 불필요한 고통을 자초한다. 그래서 상황은 점점 꼬이며 심지어 행복이 찾아와도 스스로 반감시켜버린다. 예를 들어 오랜 노력 끝에 아기가 막 잠이 들면, 온몸에 배인 긴장감을 달콤한 안식으로 바꾸는 대신 이렇게 중얼거리는 사람도 있다. "휴우, 제발 삼십 분은 더 자야 할 텐데……."

자비롭고 유쾌한 명상가인 페마 초드론은 이러한 태도를 가리켜 '상황을 악화시키는 습관적 경향'이라고 불렀다. 그녀는 이렇게 말했다.

"만약 당신이 정말 크나큰 아픔을 겪었다고 해도, 그 아픔의 근원에 어떻게 반응하느냐에 따라 그것은 왔다가 그저 사라질 뿐이다."

예를 들어보자. 최근에 '임산부를 위한 마음챙김' 수업을 듣는 수강생 가운데 차를 도난당한 사람이 있었다. 당시 우리는 만나기로 했는데, 도난 사건 때문에 그녀는 약속을 취소했다. 그녀는 몹시 화가 났고 불안정해 보였다. 경찰서에 가서 조서를 작성한 다음, 약속을 다음 주로 미뤄야겠다며 내게 연락했다. 만나서 이야기를 들어보니 그녀는 자동차를 도난당한 것을 알고 몹시 당황스러웠다고 말했다. 주차장에 남은 깨진 유리 조각을 보고 기분이 너무 언짢았다고도 했다. 지금은 어떠냐고 묻자 그녀가 대답했다.

"지금은 괜찮아요. 새 차를 사기 전까지는 대중교통을 이용하고, 정 필요하면 이웃에 가족이 사니까 빌리면 되죠. 물론 좀 괴롭긴 해요. 보험에 '자기 차량 손해' 항목을 선택하지 않아서 보상도 못 받고, 차는 잃어버렸어도 자동차 할부금은 계속 갚아야 하거든요. 하지만 어떡하겠어요? 그냥 내 일상에 집중하며 살아야죠."

그녀는 그후 두 번 다시 그 이야기를 꺼낸 적이 없다.

그 반대의 경우도 있다. 함께 일하던 동료가 계단에서 미끄러져 발목을 삐었다. 한눈에 보기에도 꽤 심하게 다쳐서 거동하기도 불편해 보였다. 다행히 운전은 할 수 있었지만 가능한 한 차를 가까운 곳에 주차해야만 했다. 그건 정말 불편한 일이었다. 그러나 앞서 말한 수강생의 이야기와는 정반대로, 그는 발목이 완전히 낫기까지 자신이 불편함을 겪고 있다는 사실에 큰 비중을 두며 살았다. 심지어 다 나은 뒤에도 계속해서 몇 주 동안이나 그 사건을 말하고 다녔다.

그는 "칠칠치 못해 넘어져 다리를 삐었다"며 스스로를 질타하곤 했다. 또한 자신의 물리치료사가 왜 빨리 불편함을 덜어줄 획기적인 치료법을 못찾는지, 담당의사가 번번이 진료 예약 시간을 지키지 못해 기다리게 만드는지 내내 불평불만을 털어놓았다. 또 다리를 다치기 전처럼 뛰어다니지 못하자 운동을 못 해서 체중이 불어날까봐 늘 노심초사했다. 그는 불편함 자체를 공격적인 태도로 받아들였고, 항상 헐떡거리며 자리에 털썩 주저앉아서는 고개를 절레절레 흔들었다. 그는 이런 식으로 한탄했다.

"이렇게 절뚝거리면서 또 거기에 갔다니까요. 다리를 절며 달팽이처럼 느릿느릿 움직이는 사람이 되다니!"

시간이 꽤 흐른 뒤에도 그는 다리를 다친 사건을 자기 인생의 큰 이정

표인 양 언급했다.

"아, 그때만 해도 내가 다리를 다치기 전이니까요."

이런 두 가지 태도 사이에는 어떤 차이가 있을까?

누구나 자신의 경험을 두고 불평할 수 있다. 또 누구나 자동차 도난 혹은 발목을 삐는 것과 같은 원치 않는 일을 겪는다. 다만 분명한 사실은 그 일을 되새기고 불평할수록 고통은 더 커진다는 것이다. 나는 불운을 겪은 이 두 사람 사이에 근본적인 차이가 있다고 생각한다. 한 사람은 그 상황을 거부하거나 그것과 싸우는 데 에너지를 쏟아 부었다. 또 다른 이는 사실을 인정하고 받아들였다. 여기서도 알 수 있듯 우리가 불필요한 고통을 받는 근원적인 이유는 다음과 같은 문장으로 표현할 수 있다.

"그건 있을 수 없는 일이야!"

즉, 자신에게 일어나지 말아야 할 일이 일어났다는 식의 생각이 불필요한 고통의 근원이다. 얼토당토하지 않은 일이 벌어졌다고 생각하면 그 생각은 마음에 계속 끈질기게 남아 훗날 불필요한 고통을 일으킨다. 그것은 다음과 같은 문장으로 표현할 수 있다.

아직은 안 일어났지만, 얼토당토하지 않은 일이 일어나고 말 거야.
난 행복할 리 없어.

우리가 겪는 대부분의 괴로움은 실제적인 조건이나 환경에서 비롯되는 것이 아니다(물론 그런 측면이 전혀 없는 것은 아니지만, 대체로 그렇다는 뜻이다). 그렇다면 도대체 괴로움은 어디서 시작되는가. 바로 우리가 현실을 있는 그대로 받아들이지 못하고 그것과 싸움을 벌이는 데서다. 예컨대 온갖 중독은 우리가 인위적으로 기분을 바꾸기 위해 약물을 남용하거나 억지를 부리는 데서 발생한다. 또한 가족이나 배우자와 싸우는 이유는 남이 내가 바라는 대로 행동해주기를 바라기 때문이다. 스트레스 역시 마찬가지다. 그것은 있는 그대로의 현실과 싸우거나 저항하는 과정에서 발생한다.

있는 그대로 꾸밈없이 보라

마음챙김의 시작은 모든 것을 꾸밈없이 있는 그대로 바라보는 것이다. 이런 말이 누군가에게는 너무 뻔하게, 또 다른 누군가에게는 무척 철학적으로 들릴 수도 있다. 그러나 충분한 시간을 가지고 마음챙김의 관점을 일상 속에서 숙고해 본다면, 살면서 생기는 괴로움이 상황 자체에서 비롯되는 게 아니라는 걸 분명히 알 것이다. 상황은 그저 있는 그대로 존재할 뿐이다.

그렇다고 '받아들이라'는 말이 무조건 긍정하라거나 상황이야 어떻게 흘러가든 그것을 좋아하라는 의미가 아니다. 모든 일에 좀비처럼 넋을 놓고 있으라는 말도 아니다. '받아들이라'는 의미는 모든 것을 있는 그대로 꾸밈없이 바라보고, 그것에 저항하거나 싸우거나 되풀이해서 생각하고 바꾸기를 바라지 말라는 것이다.

이미 일어난 일에 대하여 '왜 일어났을까? 제발 이게 꿈이었으면!' 하고 생각해도 변하는 것은 없다. 매 순간을 '있는 그대로, 꾸밈없이' 받아들여야만 어떻게 반응하고 대응해야 할지 현명하게 선택할 수 있다. 여기에 대해서는, 이 책의 후반부에 알아차림을 통해 있는 그대로의 상황을 어떻게 받아들이고, 그것을 기반으로 상황을 바꾸기 위해 어떻게 의식적으로 행동해야 하는지를 다룰 것이다.

최근에 불쾌했던 일을 한 가지만 떠올린 후 그 일에 대해 면밀하게 숙고해보라. 당신은 그 상황 자체가 괴로웠는가, 아니면 일어나서는 안 될 일이 일어났다는 생각 때문에 괴로웠는가?

나는 딸아이의 친구 생일 파티에 딸을 데려다주기 위해 악전고투했던 적이 있다. 그날 우리는 점심을 먹지 못해 가는 길에 패스트푸드점에 들를 생각으로 딸과 함께 일찍 집을 나섰다. 하지만 패스트푸드점에 도착해보니, 여러 대의 차가 줄을 서서 기다리고 있었다. 나는 줄이 금방 줄어들 것으로 기대했다. 하지만 현실은 그렇지 않았고, 우리는 가게 앞에서 20분이나 더 기다려야 했다. 중간에 포기할 수도 없었다. 앞뒤로 차가 꽉꽉 들어차 있어 오도 가도 못하는 처지가 되어버렸다. 막막했다. 다행히 나는 마음챙김의 관점을 잃지 않았다. 내가 짜증이 나기 시작했다는 것을 알아차렸고, 제 시간에 딸을 약속 장소에 데려다주지 못할까봐 걱정하고 있다는 것도 알아차렸다. 또한 복부 언저리에서 긴장의 씨앗이 불편하게 꿈틀거리고 있다는 사실도 알아차렸다.

나는 패스트푸드점에서 먹을 것을 사자마자 길게 늘어선 줄을 빠져나와서, 맞은편 다리 쪽 진입로로 방향을 틀었다. 내 딴에는 그쪽 길이 빠를 것이라고 판단했기 때문이다. 하지만 설상가상으로 하필 그 도로에서 막 교통사고가 나서 차량 진입이 불가능했다. 나는 당황하고 화가 나서 속된 말로 '머리 뚜껑'이 열릴 지경이었다. 딸 앞에서는 체면 때문에 "오늘 정말 일이 꼬이는구나!" 정도로 얼버무렸지만, 긴장과 혼란이 밀려왔다. 나는 상황을 있는 그대로 받아들이려고 했다. 비록 파티장에 도착하여 주차장을 찾는 데만 15분이 더 걸렸고, 명백하게 지각했지만.

그런데 파티장이 있다는 건물에 도착해서도 이날의 불운은 끝나지 않았다. 그 건물에 들어가서도 도무지 약속 장소를 찾을 수가 없었다. 나는 더 당황했다. 우리는 이미 40분 이상 늦었으며, 딸아이는 친구들을 만나고 싶어서 안절부절 못했다. 그런데도 어찌할 도리가 없었다. 딸아이의 친구 엄마는 계속 전화를 받지 않았고, 나는 거의 정신을 잃은 사람처럼 행동했다. 상황을 있는 그대로 받아들이지 못한 채 속으로 계속 투덜댔고, 숨을 헐떡거렸으며, 거의 미친 사람처럼 파티 장소가 어디냐고 지나는 사람들에게 외치듯 물었다. 온몸에서 땀이 나고 긴장감이 흘렀다. 만약 그때 누군가가 나를 봤다면 이렇게 말했을지도 모른다.

"세상에, 당신이 바로 그 '임산부를 위한 마음챙김' 코스의 강사군요! 그런 사람이 어떻게 상황을 있는 그대로 받아들이지 못하고 이렇게 허둥대죠? 딸 앞에서 창피하지도 않아요, 딸이 뭘 보고 배우겠어요?"

그날 내게 일어난 일은 어떤 의미가 있을까? 내가 겪은 연이은 불행은 누가 보기에도 좌절을 느낄만했다. 패스트푸드점의 줄은 길었고, 차는 막혔으며, 길까지 잃어버렸고, 결국 약속에 늦었다. 그 누구도 이런 경험은 유쾌하지 않을 것이다.

그러나 내가 겪은 고통, 짜증, 긴장, 걱정, 흥분, 비난은 있는 그대로의 현실에 저항하고 싸웠기 때문에 발생한 것이다. 감정적으로 제발 그런 상황이 아니기를 바란 것이다.

사실 이 사건을 있는 그대로만 놓고 바라보면 별일이 아니다. 우리는 한 시간이나 늦었지만, 결국 파티장에 도착했고, 매우 즐거운 시간을 보냈다. 나는 시간이 흐른 뒤에 그 일을 열린 마음을 가지고 다시 생각해 보았다. 그때서야 나는 그런 고생 속에서도 충분히 즐거운 시간을 보낼 수도 있었다는 걸 알아차렸다.

물론 누가 보기에도 짜증이 날 법하지만 그 불편한 시간 동안 딸과 대화를 나누거나, 함께 근사한 음악을 듣거나 스무고개 놀이를 하거나, 조용히 침묵을 즐기는 소중한 기회로 삼을 수도 있었다.

하지만 나는 그러한 경험 역시 실패라고 여기지 않는다. 그것은 나 자신을 더 명확히 바라볼 수 있도록 도와주었기 때문이다. 나는 그 경험을 통해 마음챙김을 좀더 체화할 수 있었다.

걱정이나 혼란에 휩싸이는 바람에 마음챙김을 놓쳐버렸다고 해서 자책하지 마라. 마음챙김을 못 한 것조차도 회피하지 말고 열린 마음으로 받아들여라. 그것 역시 마음챙김 수련에 도움이 되는 좋은 경험이다.

있는 그대로 꾸밈없이 바라보기

일상생활 중에 차가 심하게 막힐 때, 비행기가 연착될 때, 긴 줄에 섰는데 줄이 좀처럼 줄어들지 않을 때 이 연습을 하면 많은 도움이 될 것입니다. 일어나지 말아야 할 일이 일어났다는 생각 대신 그저 정체, 연착, 긴 줄이라는 상황 자체만 있는 그대로 꾸밈없이 바라보는 것이지요. 이런 생각도 도움이 됩니다.

"지금 일어나는 일은 그저 일어나는 일일 뿐이다. 상황을 탓해봐야 바뀌지 않는다. 오히려 내가 심사숙고하고 계획적으로 행동하면, 다른 현명한 대처 방안을 생각해낼 수도 있을 것이다. 하지만 지금 이 상황을 탓하는 건 아무런 도움이 안 된다. 그저 일어난 일일 뿐이다. 나는 교통 정체를 겪고 있다. 나는 긴 줄에 서 있다. 나는 공항에서 발이 묶여 있다."

편안하게 심호흡을 하고 몸에 일어나는 감각을 알아차립니다. 상황에 저항하지 말고, 싸우지 말고, 있는 그대로를 꾸밈없이 바라보는 것입니다.

● ●

지금 이 상황을 즐기고 있는가? 아마 그렇지 않을 것이다. 그런 일이 다시 일어나기를 바라는가? 역시 그렇지 않을 것이다. 하지만 그 상황에 집착하지 않고, 있는 그대로 놓아두면 큰 변화가 생긴다. 그 상황에 맞서 싸우기를 멈추고 있는 그대로 바라보면, 심신이 한결 편안해지고, 가슴이 풀어지며, 답답한 감정이 해소될 것이다. 오히려 그 시간을 창조적으로 사용할 수 있도록 궁리를 할 것이다.

그런 상황에서 아무것도 하지 않은 채 현재에 머무는 연습을 해도 좋다. 짜증이나 불만으로 마음이 들뜰 수 있지만 그 역시 내 마음이 들떠 있음을 알아차리면 된다. 그 상황에 집착하지 않고, 있는 그대로를 꾸밈없이 바라볼 수 있을 것이다.

게스트하우스

사람은 하나의 게스트하우스
매일 아침마다 새로운 손님을 맞이하네
기쁨, 낙담, 무료함,
찰나에 오가는 깨달음들이
예약도 하지 않고 찾아오지

그들 모두를 따뜻하게 맞이하고 융숭하게 대접하기를!
설령 슬픔이 한바탕 휩쓸어
온 집을 할퀴고 지나가도
살림살이를 깡그리 앗아가도
결국엔 그들이 당신을 맑게 씻어내고
빛으로 반짝이게 할 것이니

설령 어두운 생각, 수치심, 사악함일지라도
손님이 찾아오거든 문 앞으로 달려 나가
상냥하게 맞아들이게

누가 오든지 감사하게
누가 오든지 그것은 저 너머에서 보낸
당신의 안내자이니

— 루미 Rumi

'알아차림'이라는 여유로운 바다

앞서 말했던 '온전한 받아들임'을 좀더 생각해보자. 사람들은 흔히 '받아들임' 또는 '수용'이라는 말을 들으면 동의나 포기, 승인, 방조 같은 의미로 이해하는 경향이 있다. 그도 그럴 것이 아기가 아파서 엉엉 우는데 그것을 어떻게 아무렇지도 않게 받아들이겠는가. 또는 몸이 아파서 장기간 회사를 쉬는 바람에 직장에서 해고를 당할 처지라면, 그것을 또 어떻게 태연하게 받아들이겠는가. 시어머니가 하는 부당한 비난도 마찬가지다. 그것을 태연하게 받아들일 수는 없다.

내가 말하는 '온전한 받아들임'은 그런 것과는 다르다. 수용하기 불편한 상황에서도 무조건 받아들이라고 강요하는 것이 아니다. 여기서 말하는 '온전한 받아들임'이란, 지금 직면한 상황을 사실적으로 근본적인 차원에서 알아차리는 것이다. 그것은 직면한 상황에 대처하기 위해 무엇을 해야 하고, 무엇을 해서는 안 되는지를 생각하는 것과는 별개다. 그저 일어나는 일을 있는 그대로, 꾸밈없이 인지하는 것이다. 즉 '받아들임'은 모든 경험을 있는 그대로 기꺼이 대면하고자 하는 의지다. 설령 괴로운 순간이라고 해도 우리는 현재에 머물며 상황을 있는 그대로 알아차려야 한다. 재치와 명쾌함을 갖춘 선禪의 스승인 체리 후버는 다음과 같이 말한다.

"내가 자기 자신을 있는 그대로 받아들이자고 말하자 사람들은 혼란스러워 했다. 그들은, 만약 모든 것을 그냥 받아들이고, 무엇을 개선하기 위해 싸우지 않으면 현재 상태에서 발전하거나 변화할 수도 없고 결국 악이 선을 이기게 될 거라고 믿었다. 그래서 나는 다시 말했다. 싸우는 태도는 그 문제를 '영속'시킬 뿐이라고. 상황을 받아들이지 않음으로써 제어할 수 있다는 생각은 우리의 오만한 착각일 뿐이다. 예를 들어, 내가 차 열쇠를 차 안에 둔 채 문을 잠갔다고 가정해보자. 당황한 나머지 차 문을 걷어차거나 차창을 두드리고, 욕설을 퍼부으며 소리를 지를 수 있다. 하지만 그런다고 해서 상황이 달라지지 않는다. 내가 열쇠를 차 안에 둔 채로 문을 잠가버렸다는 현실을 진정으로 받아들이지 않는다면, 나는 열쇠를 꺼낼 수도 없고 차를 탈 수도 없다. 일어난 상황에 대해 무엇을 하건 하지 않건 간에, 나는 맨 먼저 차 열쇠가 잠긴 차 안에 있다는 사실부터 받아들여야만 한다. 그것이 진실이다.

우선 '온전한 받아들임'에서부터 시작하라. 그러면 이전부터 쌓아온 습관적인 태도에서 벗어나, 진정으로 자유롭게 선택할 수 있다."

받아들임은 수동적인 태도가 아니다

우리가 진실과 싸워 이길 수 있을까? 아마 그렇지 못할 것이다. 진실은 언제나 승리한다. 우리가 무엇을 바라든 바라지 않든 간에 그것이 실제로 벌어지는 일은 아니기 때문이다. 언제나 상황은 있는 그대로일 뿐이다. 그럼에도 우리는 현실을 자기가 원하는 대로 덧칠하기 위해 시간과 정력을 소모한다. 우리는 그런 일을 의식적으로 또 무의식적으로 한다. 마치 개가 뼈다귀를 물고 씨름을 하듯이, 우리는 늘 문제를 끄집어내서 씨름을 벌이며 그것을 이리저리 끌고 다닌다. 특히 타인과의 관계에서 그런 성향은 더욱 두드러진다. 우리는 남을 통제하거나 내 마음대로 바꾸려는 생각에 지배당하곤 한다.

누군가는 이렇게 말할지도 모른다.

"잠깐만요, 내가 아는 사람 중에도 현실을 바꿀 생각이 하나도 없는 타입도 있어요. 하지만 그 사람이 좋아보이지는 않던걸. 오히려 그렇게 수동적으로 살지 말고 인생을 좀 더 적극적으로 살면 좋겠다는 생각이 들어요. 그런데도 현실을 무작정 받아들여야 하나요?"

이것이 사람들이 흔히 하는 오해다. '받아들임'과 수동적인 태도를 혼동해서는 안 된다. 수동적인 회피 또한 진실을 받아들이지는 않고 그것과 씨름하는 방식의 하나일 뿐이다. 현실을 무시하거나 외면하려는 태도인 것이다.

현실을 받아들이라는 말이 현실에 무관심하라거나 로봇처럼 수동적으로 움직이라는 뜻은 아니다. 다만 자기 앞에 있는 진실이 무엇인지 있는 그대로 바라보고, 그 진실을 외면·부정·저항하거나 그것과 싸우지 말라는 것이다.

'받아들임'이 주는 최대의 효과는 눈앞에서 어떤 일이 벌어지든 적절하게 대처할 수 있는 여유를 갖는 것이다. 이것은 수동적인 자세와는 완전히 다르다. 사실상 삶에 대처하는 가장 적극적인 자세다. 무슨 일이든 일단 정확하게 파악하지 않으면 진정한 해결책을 찾을 수 없기 때문이다. 있는 그대로를 관찰하지 않고 자신만의 습관이나 고집으로 해결하려 한다면, 그것은 이미 적극적인 자세가 아니다. '받아들임'은 상황이 왜 이러냐고 탓하는 게 아니다. 그것은 있는 그대로 바라봄으로써 진정한 변화를 모색할 수 있는 열린 생각의 공간을 만드는 것이다.

이처럼 마음챙김은 내면에 여유와 아량을 만들어 모든 상황을 수용하고 경험하는 것이다. 당신과 아기에게 불쾌한 일이든 유쾌한 일이든 집착하지 않고, 호기심과 열린 마음을 가지고 다가가는 것이다.

사실 나는 마음챙김을 강의할 때 '수용'이나 '받아들임' 같은 단어보다 '만나기'나 '다가가기' 같은 단어를 더 자주 사용한다. '받아들임'이라는 말을 포기나 방조로 오해하는 사람들이 종종 있기 때문이다. 노파심에서 한 번 더 분명히 해두면, '수용'과 '받아들임'이란 말은 현실을 있는 그대로 바라보는 것을 의미한다. 마치 자신과 상관없는 어떤 사건을 보거나 이야기를 듣듯이 말이다. 어떤 일이 벌어지든 그것에 열린 눈과 열린 마음으로 다가가는 것이다.

'헌신'이나 '포기' 역시 마음챙김을 설명할 때 자주 등장하는 단어다. 하지만 이 말 역시 오해의 여지는 있다. 마치 패배나 자포자기처럼 들리기 때문이다. 그러나 내가 말하는 헌신이나 포기가 그런 맥락은 아니다. 그것은 현실과 싸우기를 중단하고 모든 것을 있는 그대로 바라보는 지혜로운 마음가짐을 말한다. 나는 이런 의미에서의 '포기'는 매우 용기 있는 행위라고 생각한다. 괘씸한 적의 충동질에도 불필요한 피를 흘리지 않기 위해 자존심을 버리고 백기를 흔드는 자비로운 군주의 모습을 상상해보라. 이때의 '포기'는 '패배'와는 다르다. 아무튼 어떤 행위를 하든 가장 중요한 것은 먼저 상황을 꾸밈없이 있는 그대로 받아들이는 것이다. 이는 아무리 강조해도 지나치지 않다.

'알아차림'이라는 바다

'알아차림'은 마치 바다와도 같다. 바다 속에는 크기, 모양, 색깔이 다른 온갖 생물과 식물, 광물이 헤아릴 수 없을 만큼 다양하게 존재한다. 그 속에는 장엄한 풍경도 있다. 돌고래 떼는 유유히 헤엄치고, 범고래는 그 육중한 몸으로 수면 위를 뛰어오른다. 불빛을 내며 반짝이는 해파리나 장중한 산호초 떼도 있다. 바다 속을 좀더 미시적으로 들여다보면 육안으로는 볼 수 없는 작은 생명체들도 무수히 존재한다. 식인상어나 독해파리 등 흔히 볼 수 없는 기이하고 흉측한 생김새를 가진 생물도 있다.

또 인간이 버린 쓰레기나 기름으로 오염된 해역도 있다. 그런데 바다는 어떤 것도 거부하지 않고, 모든 것을 그냥 받아들이고 수용한다. 밀어내거나 회피하지 않고 도망치거나 싸우지도 않는다.

당신의 인식 능력도 마찬가지다. 그것은 바다처럼 모든 종류의 생각과 느낌, 감각을 수용한다. 아름다운 것, 추한 것, 새로운 것, 지겨운 것 등을 막론하고 있는 그대로 받아들일 수 있다. 또한 마치 바다가 자기 내용물을 배출할 수 없듯 인간도 자신의 생각이나 느낌, 감각을 차단할 수 없다. 예컨대 발목을 삐거나 차를 도둑맞는 게 유쾌할 리 없지만 이미 벌어진 경험을 없는 일로 만드는 것은 불가능하다. 그러니 이런 사건을 되새기며 몇 주를 망쳐버리지 마라. 설령 어떤 일 때문에 낙담했다고 하더라도 더 이상 집착하지 말고 초연하게 사실을 있는 그대로 인식하는 것이 최선이다. 경험은 이미 당신의 인식 공간 안으로 들어왔다. 오직 '생각하는 마음'만이 일어난 사실에 저항하며 투쟁할 뿐이다.

그렇다고 '알아차림'이 수동적이고 무능력하며 자포자기적인 행동이라는 말이 아니다. 다시 말해 경험을 있는 그대로 수용하는 것이 독침이 달린 해파리 떼나 식인상어 떼를 향해 무방비로 헤엄쳐나가는 일이 아니라는 것이다. 그저 상어 떼를 주시하고, 그것이 있음을 알아차리고, 그 상황에 어떻게 반응할지 의식적으로 결정하는 일이다. 막연히 상어가 사라지기를 바라거나 세상에 상어 따위는 없었으면 좋겠다고 소망하는 일과는 거리가 멀다.

연습

있는 그대로 받아들이기

이것은 일상생활을 통해 스스로를 관찰하는 연습입니다.

생활 속에서 크고 작은 일로 감정적인 동요를 겪을 때 자신의 반응을 관찰해 보세요. 불필요한 고통의 소용돌이에 휘말리지 않는지, 습관적 사고 패턴 때문에 일을 더 꼬이게 만드는 것은 아닌지 살펴보세요. 주의 깊게 관찰하면, 당신이 문제를 계속해서 곱씹는지, 가혹하게 자기를 비난하는 습관은 없는지, 타인을 욕하는지 아니면 그냥 내버려두는지 알아차릴 수 있습니다.

만약 불필요한 고통의 소용돌이에 빠져 허우적댄다면, 심호흡을 한 후 숨이 들고 나는 것을 관찰해 봅니다. 숨이 들어오고 나갈 때, 다시 호흡이 들어올 때마다 의식을 머물게 하세요. 현재 이 순간에 머물며 자신이 직면한 상황을 주도면밀하게 살핍니다. 또한 현실을 이루는 각각의 요소를 세세하게 표현해보세요. 예를 들어 '중요한 모임에 가야 한다, 육아 도우미가 지각했다, 오늘만은 일찍 오라고 미리 확인 전화를 해야 했는데…… 육아 도우미를 보니까 화가 난다, 미리 당부하지 않은 나에게도 화가 난다, 내 심장이 점점 빠르게 뛴다, 나는 걱정한다'처럼 말입니다. 이와 같이 당신이 겪는 경험을(생각과 느낌, 감각을 통틀어) 세밀하게 표현해보세요.

이제 경험을 구성하는 각각의 요소에 하나하나 마음을 열고 받아들일 차례입니다. 즉 '중요한 약속에 늦었다, 육아 도우미가 늦었다, 나는 스스로를 비난한다, 나는 화가 난다, 내 몸이 흥분한다……' 등의 요소를 하나하나 바라볼 때입니다. 이때 어떤 일에 대한 두려움이나 기대감을 보태지 말고, 그저 눈앞에서 어떤 일이 벌어지고 있는지만 주시하면 됩니다. 마치 좋은 친구를 보듯이 자비심을 가지고 바라봅니다. 아마 말과 태도가 달라질 것입니다. "늦어서 얼마나 스트레스를 많이 받니?"라고 자신에게 따뜻하게 말을 건네고, 육아 도우미에게도 자비로운 태도를 가질 수 있습니다. 육아 도우미도 무슨 문제가 생겼거나 실수를 해서 늦었을 수 있습니다. 물론 무책임할 수도 있지만 일단 판단은 접어두고 육아 도우미의 안녕과 행복을 기원하는 게 좋습니다. 적절한 판단은 그다음에 내려도 충분하니까요.

이렇게 '받아들임'의 태도를 가질 때 당신에게 어떠한 변화가 일어나는지 주시하세요. 중요한 점은 일부러 행복해지려고 애쓰거나 이만하면 괜찮다고 자신을 달래는 것이 아닙니다. 정확히 있는 그대로 어떤 일이 일어나는지를 주시하여 알아차리고, 적절한 판단을 내리는 것입니다.

애쓰지 않고 변화하는 법

　알아차림의 핵심은 뭔가에 집착해 그렇게 되거나 되지 않으려고 애쓰지 않는 것이다. 벌어진 일을 부정하거나 구태여 바꾸지도 않고, 저항하거나 외면하는 것도 아니다. 모든 것을 있는 그대로 꾸밈없이 바라보는 것이다. 알아차림은 어떤 목표를 향해 질주하는 것과는 다르다. 뭔가에 매몰되어 억지를 부리거나 애쓰는 것도 아니다. 이 말에 발끈하는 사람도 있다.

　"이봐요. 나는 지금 더 잘 알아차리려고 '애쓰고', 현재에 머무르기 위해 '애쓰는데' 이제 와서 그걸 하지 말라고요?"

　여기에는 어쩔 수 없는 역설이 존재한다. 사실 내가 말하는 모든 내용은 마음챙김을 위한 강한 '의지'가 반영됐다. 그러나 마음챙김은 현재 벌어지는 일에 애쓰지 않고 심각하게 의지를 발동하지 않는 것이다. 마음챙김은 하나의 존재 방식이다. 그것은 현재 벌어지는 일과 나와 내가 직면한 사건에 집중하지만 뭔가를 바꾸려고 억지를 부리지 않는다.

　한 가지 예를 들어보자. 나는 딸이 태어나자 처음 석 달 동안은 반드시 천 기저귀를 사용하겠다고 다짐했다. 환경오염을 막으려면 쓰레기 배출량을 줄여야 한다는 생각 때문이었다(나중에야 천 기저귀 또한 생산이나 세척 과정에서 일회용 기저귀 못잖게 환경오염을 유발한다는 사실을 알았다. 맙소사!) 그래서 처음 며칠 동안 나는 천 기저귀를 고정시키기 위해 핀을 사용했는데, 그게 꽤 까다로운 일이라 매번 진땀을 뺐다. 천의 주름 사이에 안전핀을 능숙하게 찔러넣지 못해 몇 번이나 핀을 찔렀다가 천을 다시 펴기를 반복했다. 자연히 짜증이 솟구쳐 화도 나고 가슴이 답답해졌다.

그러다가 나는 방식을 바꿔 '마음챙김을 하며 기저귀 갈기'를 시도했다. 속도를 늦췄고 모든 동작에 주의를 기울였다. 또 기저귀를 네 겹이 아닌 두 겹으로만 접었다. 그랬더니 마치 포크를 부드러운 두부 속으로 집어넣는 것처럼 아무런 저항 없이 핀을 천 기저귀 속으로 넣을 수 있었다. 도대체 뭐가 변한 것일까?

나는 내가 하는 일에 저항하거나 분노하지 않고, 단지 알아차리며 그냥 했다. 현재 내가 직면한 상황을 온전히 받아들임으로써 문제를 확연하게 알아차렸을 뿐이었다.

'네 겹으로 접으니 핀이 잘 들어가지 않는군! 면이 좀 더 얇아야 되니 한번 두 겹으로 접어볼까?'

알면 아주 단순하지만 그전까지 그런 사실조차 알아차리지 못했다. 직면한 상황에 억지를 부리지 않자 저절로 문제가 눈에 드러났다. 진실은 간단명료하다. 힘을 집중하고, 기를 쓰고, 억지를 부리면 오히려 일이 꼬일 때가 많다. 지나치게 애쓰지 않고, 그저 내가 하는 모든 동작을 세세히 알아차리는 것만으로도 변화가 일어난다.

　이쯤에서 짚고 넘어가야 할 것이 있다. "애쓰지 말라"는 말이 상황을 바꾸기 위해 적극적인 노력이나 행동을 하지 말라는 뜻은 아니다. 어떤 행동을 하기 전에 일단 모든 상황을 있는 그대로 꾸밈없이 대면한 다음, 그것을 통해 얻어진 객관적인 정보로 실행해야 한다는 것이다. 그래야 우리의 행위가 진심으로 추구하는 가치나 목표와 일치한다. 사실 뭔가를 있는 그대로 바라보면, 애쓰거나 싸우는 게 아니라 그냥 하게 된다. 이것이 내가 주장하는 것이다.

　"애쓰지 마라, 그냥 행하라!"

마음챙김 수련에서는 좋은 길과 나쁜 길이 따로 있다고 말하지 않는다.
좋은 길을 가려고 애써야 하고,
나쁜 길을 가지 않으려고 애써야 한다고도 말하지 않는다.

앞서 말했던 것처럼 이것은 어쩔 수 없는 역설이다. 여태껏 노력하라고 하더니, 왜 이제 와서 알아차리기 위해 애쓰지 말라고 하는지 이해가 안 될 수도 있다. 그렇다면 이런 상상을 해보자. 매 순간 그것이 좋은지 나쁜지, 바른지 그른지를 판단하고 규정짓는 마음이 존재한다면 어떨까? 이를 막으려면 '생각하는 마음'이 끊임없이 무언가를 규정하고 범주화할 때, 그 생각의 물꼬를 마음챙김으로 터주기 위해 '애쓰는' 것부터 시작해야 한다. 그렇게 애써 마음챙김을 함으로써, 억지로 애쓰는 일이 자연스럽게 사라질 것이다.

마음챙김 수련에서는 '억지로 하지 마라'는 메시지가 자주 등장한다. 마음챙김은 일을 어려운 것이 아니라 쉽게 만드는 것이기 때문이다. 이는 외부 환경이 아니라 그것을 바라보는 내 마음가짐을 바꾸는 것이다. 물론 바꾸려고 애써 노력할 필요는 없다. 편안하게 자신을 바라보고 알아차리는 것만으로 충분하다.

마음챙김을 연습하는 초기 단계에서는 불편하고 어색한 기분이 들 수도 있다. 아직 마음챙김에 익숙하지 않기 때문이다. 외국어를 배우는 것 못지않게 마음챙김이 몸에 배기까지 꽤 많은 노력이 필요하다. 역설적으로 마음챙김이 익숙해지기 전까지는 '애쓸' 수밖에 없다는 말이다.

과거 나는 영적 수련이 사람들의 삶을 어떻게 바꾸는지 연구한 적이 있다. 그때 나는 강가지Gangaji라는 현인을 만났다. 그는 힌두교의 유명한 현자이자 탁월한 통찰력과 비전으로 많은 이들에게 존경을 받는 스승이다. 나는 그에게 이렇게 물었다.

"성장하기를 원하고 자신을 바꾸고자 하는 이들에게 어떤 수련법을 권하고 싶습니까?"

그는 잠시 침묵한 다음 대답했다.

"나는 뭔가를 하는 게 아니라 오히려 멈추라고 말하고 싶습니다."

이어서 그는 말했다.

"바깥에서 찾기를 멈추고, 자신이 찾던 것이 언제나 지금 여기에 있다는 것을 알아차리십시오."

그러더니 장난스럽게 눈을 찡끗하며 덧붙였다.

"비록 내가 '멈추라'고 말했지만, 당신은 아마도 어떻게 하면 멈출 수 있는지를 정리한 '멈추는 법'이라는 책을 쓰고, '멈추기 위한 일곱 단계'와 같은 워크숍 프로그램을 만들겠지요."

우리는 박장대소했다.

'생각하는 마음'은 그런 식으로 작동한다. 우리 뇌에서도 전두엽 쪽의 좌뇌가 특히 그렇다. 우리는 계획하고, 전략화하고, 판단하고, 비교하고, 범주화하고, 규칙을 만든다. 이 모든 것이 물질세계를 살아가는 데 매우 유용하기 때문이다. 우리는 먹을 것을 구하고, 쉴 곳을 찾고, 도구를 만들고, 때맞춰 일을 한다. 계획이나 전략, 규칙은 우리 삶에 필요한 것이다.

그러나 이런 유용한 기술도 당신이 현재에 머물며 아기와 교감하고, 사랑을 나누고, 아기의 옹알이를 듣는 데는 쓸모없다. 건강한 가족관계, 행복한 순간, 내면이 충만한 인생을 위해서는 '생각하는 마음'에 휩쓸려 뭔가를 바꾸려고 전전긍긍하지 말아야 한다. 외부적으로 뭔가를 추구하며 애쓰는 행위를 멈춰야 한다. 적어도 유용한 기술을 써먹으려는 무의식적인 충동에 휘둘리지 말고, 스스로 그 기술을 쓸지 안 쓸지를 선택해서 행동할 수 있어야 한다.

연습

흘러가도록 놓아두기

인간의 의식 속에는 '애쓰지 않는 측면'이 존재합니다. 다음 방법들은 우리 내면에 깃든 '애쓰지 않는 측면'을 탐구하기 위한 것입니다.

- 산책을 하면서 정처 없이 걸어보세요. 시간이나 동선을 비롯해 아무것도 정하지 말고 천천히 어슬렁거리면서 그냥 걷는 겁니다. 걷다가 어떤 길에 끌리면 그 길을 따라가고, 가다가 앉아서 쉬고 싶으면 그렇게 하면 됩니다. 걷다가 무엇과 마주치든 주의 깊게 바라봅시다. 반나절 또는 온종일 어슬렁거려도 좋습니다. 특정한 목적이 사라진 자신과 조우하면 뜻밖의 기분을 발견하고 깜짝 놀랄 수도 있습니다.

- 5분 동안 자신이 생각한 모든 것을 적어봅니다. 자신의 의식에 떠오른 것을 그림으로 그려도 좋습니다. 다 그렸으면 그림을 감상하거나 적은 내용을 하나하나 읽습니다. 아무런 의도를 가지지 말고 내가 창조한 것을 보면 매우 흥미로울 것입니다.

- 집을 청소하거나 설거지를 할 때, 아기를 목욕시킬 때 결과보다는 과정에 집중하세요. 접시를 '깨끗하게' 씻기 위해서가 아니라 그저 접시를 씻습니다. 행위의 목적보다 행위 자체에 마음을 집중해야 합니다.

- 잠이 들지 않거나 아기를 재우기 힘들 때, 억지로 목표에 집착하지 않는 게 좋습니다. 바꾸어 말하면, 자신이나 아기를 재우는 데 집중하지 말고 그냥 깨어 있는 채로 깊은 휴식을 취하는 것입니다. 푹신푹신한 의자에 몸을 푹 파묻어 보세요. 아무것도 하려고 애쓰지 말고 그저 모든 것을 그냥 흘러가도록 내버려두었을 때, 당신의 의식(생각, 느낌, 감각)에서 어떤 일이 벌어지는지 집중하세요.

엄마라는 경험을 새롭게 즐기기

마음챙김은 임신과 육아 기간을 슬기롭게 보내는 데 많은 도움이 된다. '임산부를 위한 마음챙김'을 가르치는 강사들은 이러한 특징을 '초심자의 마음'으로 설명한다. 즉, 마음챙김 수련을 하면 모든 경험을 마치 생전 처음 겪는 일처럼 호기심과 흥미를 가지고 대하는 것이다.

그것은 진실이다. 사실 우리가 마주하는 모든 경험은 실제로 처음 겪는 일이다! 설령 당신이 이제껏 천 장의 기저귀를 갈았더라도 마찬가지다. 그것은 매번 같은 경험일 수가 없다. 그런데도 우리는 어떤 일을 겪을 때 습관적으로 그 상황을 평가한 다음 이렇게 말한다.

"맞아, 이건 내가 아는 일이야. 이미 천 번도 넘게 해봤다고!"

수년 동안 같은 방식으로 생각하는 데 익숙해진 탓에 나도 모르게 그것에 맞춰 생각하고, 계획하고, 되새기고, 전략을 짠다. 오랫동안 늘 다니던 길로만 운전해 저절로 그곳으로 차를 몰고가는 것과 다름없다. 이런 습관이 편하고 또 다른 길은 모르기 때문이다. 호기심은 생각조차 할 수 없다. 여기서 말하는 호기심이란 이런 것이다.

'이런 생각은 대체 어떤 사고방식에서 나왔지?' '어쩌다가 이런 일이 일어났을까?' '대하는 사람에 따라 내 마음이 변하는 게 신기하군!' '아침부터 다리에 쥐가 나는 건 처음인데!' '나는 억울하다고 생각되면 속이 뒤틀리는 경향이 있단 말이야.' '와, 오늘은 계산대 줄이 정말 긴데!'

이처럼 모든 일에 호기심을 가지면, 늘 반복해온 일이라도 마치 처음 겪는 일처럼 신선한 느낌을 가질 수 있다. 여기서는 그것을 연습해보자.

모르는 것은 편하다?

마음챙김은 뭔가를 모른다는 사실을 편하게 받아들인다. 하지만 우리는 뭔가를 모른다는 사실을 본능적으로 불편하게 여겨 답을 찾으려고 안달한다. 만약 답을 알아내지 못하면, 최대한 빨리 우리가 아는 다른 것을 대입하여 그것을 답으로 삼으려고 한다. 하지만 그렇게 찾은 답은 우리 신념의 일부이거나 꾸며낸 이야기일 뿐이다. 우리는 문명화된 사회에서 자라면서 무엇이든 닥치는 대로 '정답'을 찾아야 한다고 배웠고, 그 틀에 갇혀 사고하고 행동해왔다. 우리는 정답을 찾았다고 생각될 때 마음이 놓이지만, 사실 삶에서 겪는 불필요한 고통은 대부분 그런 엉터리 신념에서 비롯된다.

생각과 신념은 실제가 아니다. 그것은 그저 생각과 신념일 뿐이다. 우리가 세상을 더 잘 이해할 수 있도록 마음이 끊임없이 들려주는 이야기다. 마음이 들려주는 이러한 생각이나 이야기, 신념은 현재 진행되는 상황과 일치하지 않거나 상관없을 때가 더 많다.

  한 대가족이 추수감사절을 함께 보내려고 한자리에 모였다. 어머니가 십대 딸에게 말한다. "햄을 자를 때는 끝을 잘라야 한다. 반드시 기억해 두렴." 십대 딸은 엄마의 말에 따라 햄의 끝을 잘라 프라이팬에 구운 다음 오븐에 넣었다. 딸은 한참을 생각하다가 어머니에게 물었다. "엄마, 그런데 햄은 왜 끝을 자르고 먹는 거야?" 어머니도 한참을 생각했다. "햄 끝에 연골이 많이 뭉쳐 있거나 끝을 자르면 요리하기 쉬워서가 아닐까?" 하지만 그녀 스스로도 확신이 없었다. 어머니는 머뭇거렸다. "음, 정확히는 잘 모르겠구나. 할머니께 물어보자." 둘은 함께 거실로 가서 할머니에게 물었다. "할머니, 왜 우리 집안은 항상 햄의 양쪽 끝을 잘라내요?" 할머니는 두 사람을 한참 쳐다보더니 입을 뗀다. "나도 모르겠는데, 증조할머니에게 물어봐야겠네." 세 명은 다시 휠체어에 앉아 있는 증조할머니에게 다가갔다. 이번엔 할머니가 귀가 잘 들리지 않는 증조할머니에게 고함치듯 묻는다. "엄마, 우리 집은 왜 항상 햄을 굽기 전에 끝을 자르는 거지?" 그제야 증조할머니가 대답했다. "그야, 우리 집 프라이팬이 너무 작아서 그렇지."

  임신에서 출산에 이르기까지 당신이 생각하고 판단하는 많은 것들도 이와 다르지 않다. 스스로 옳다고 확신하거나 마음이 놓이는 방식이 있다. 하지만 그것 역시 일시적인 판단에 불과하다.

  우리는 인생의 불확실성과 모호성을 사랑할 필요가 있다. 어떻게 해야 할지 모르는 일에 맞닥뜨렸을 때, 어떤 일에 대한 답을 찾지 못했을 때, 답을 찾기 위해 마음을 놓지 못하고 이런저런 궁리를 할 때 '모른다'는 사실을 편안하게 받아들이자.

우리는 알기보다 모른다고 생각할 때 더 지혜로워질 수 있다. 타인의 행동을 보고 이유를 추측할 때도 마찬가지다. 그가 저런 행동을 하는 이유를 간파했다고 추정하기보다 호기심을 가지고 지혜롭게 접근하자. 그럼으로써 타인과의 교감이 향상되고 친밀감을 높이는 새로운 인식의 차원이 열린다.

예를 들어, 한밤에 아기가 우는데도 남편이 돌아누워 코를 골며 잔다고 하자. 아내는 어둠 속에서 아기를 달래며, 남편이 왜 자신을 돕지 않고 잠만 자는지 화가 난다. 이런 상황에서는 아무리 머리로 판단해봐야 진실과 멀어질 뿐이다. 남편의 행동을 보고 이미 마음이 상해 있는 터라 이야기를 엉터리로 꾸며내고 감정적으로 반응하는 것이다. '생각하는 마음'은 아무것도 모르는 채 있는 것을 답답하게 여기며, 고통스럽게 있을 바에야 과장되고 속상한 이야기라도 믿는 게 낫다고 여기기 때문이다. 그게 마음의 속성이다. 우리는 명백한 단서가 별로 없는데도 성급한 결정을 내리는 경우가 많다. 바로 불확실성이 주는 답답함에서 벗어나기 위해서다.

이에 반해 그게 뭔지 몰라도 좋다는 여유는 마음챙김이 주는 이익이다. 사실 불확실성 자체는 아무런 문제가 되지 않는다. 잘 알지 못해도, 감을 잡을 수 없어도, 너무 낯설어도 마음챙김은 모든 것을 수용할 수 있다. 오히려 마음챙김의 관점에서 바라보면, 불확실성이야말로 창조성이 솟아나는 가장 비옥한 토양이다. 모호성은 혁신적이며 창조적인 해결책이 출현하는 이상적인 기반이다.

티베트 불교의 스승 페마 초드론은 용기의 본질을 이렇게 설명했다. "그것(용기)은 아무리 익숙한 상황에서도 자동적으로 반응하는 습관적 패턴에 휘둘리지 않고, 이제까지와 다르게 새롭고 창조적으로 행동하는 것입니다."

과거에 해오던 대로 습관적으로 반응하면, 아무리 새로운 경험을 하더라도 낡은 경험이 되고 만다. 지금 이 순간을 생생하게 살아갈 수 없는 것이다.

세상은 매순간 변하며, 그것은 유일무이한 찰나들의 연속이다. 그런 세상을 현명하게 살아가려면 모든 경험을 정해놓은 공식에 꿰맞추려고 노력하기보다 언제나 새로운 것으로 받아들이고 창조적으로 대처해나가야 한다. "사는 게 다 그렇지, 뭐" "지난번과 똑같잖아!" "나는 아기 보는 데 잼병인가봐"라는 따위의 태도를 가지면 지금 내가 발딛고 서 있는 이곳의 진실을 포착하지 못한다.

마음챙김은 지금 이 순간 일어나는 일을 있는 그대로 꾸밈없이 바라보는 것이다. 임산부는 마음챙김을 통해 깊은 내면 세계와 연결됨으로써 아이를 잉태하고 출산해 기르는 일이 삶에서 가장 기쁘고 행복하다는 것을 실감할 수 있다. 즉 모성으로서 겪는 경험을 진심으로 즐기게 된다.

불확실성을 편안하게 받아들임으로써 얻는 중요한 이점 중 하나는 현명함이다. 불확실성에서 조급하게 벗어나려고 하지 않기 때문에, 정보를 충분히 모으기 전까지 성급한 결론을 내리지 않는다. 결정을 내리기까지의 지난한 시간도 답답하게 느끼지 않는다. 나아가 매순간 새롭게 다가오는 상황을 어떻게 해석할지 아는 지혜가 생긴다.

모든 상황에 대하여 '초심자의 마음'으로 다가갈 수 있으면, 늘 하던 습관적인 선택 말고도 자신에게 수많은 길이 펼쳐져 있음을 깨닫게 된다. 행동도 훨씬 자유로워진다. 왜냐하면 온전히 현재에 머무르고, 깨어 있으며, 알아차리기 때문이다. 아울러 마음챙김을 통해 '열린 마음'을 가지면 생각이 아니라 직관이나 본능을 통해 더 많은 정보를 얻을 수 있다. 불확실성을 편안하게 받아들이면 모든 상황을 있는 그대로 알아차리고 반응하는 '직관적 육아'가 가능하다.

 연습

호기심 갖기

호기심이란 우리가 타인에게 보여줄 수 있는 가장 강력한 형식의 사랑과 존경입니다. 또 그것은 내가 아닌 타인의 생각, 출신, 취향 등을 진심으로 알고 싶어하는 태도이자 그에게 다가가는 가장 친밀한 의사소통법입니다.

제가 좋아하는 한 친구는 우리 둘이 있을 때면 늘 저와 관련된 질문을 던집니다. 그렇다고 그가 남의 일에 끼어들기 좋아하거나 나서는 사람은 아닙니다. 그 친구는 진심으로 제 모든 것에 흥미를 느끼지요. 그는 어떤 상황이나 생각에 대한 평가뿐 아니라 나를 탐구하는 듯한 질문도 합니다. 예를 들어 "왜 이 일을 하게 됐어?" "남편은 어떻게 만났니?" "딸이 다니는 유치원은 뭐가 좋니?" "무슨 말인지 잘 모르겠는데, 좀 더 설명해주면 좋겠다" 등 수많은 질문을 합니다.

그 친구와 헤어지면 나는 스스로를 특별하게 느끼고, 또 나를 새롭게 발견하며, 친구에게 깊이 이해받았다는 느낌을 받습니다.

가족이나 친구와 어울릴 때 깊은 호기심을 가지고 다가가 보세요. 사람을 취조하듯 못살게 굴라는 말이 아닙니다. 매력을 느껴 더 알고 싶다는 듯한 태도를 취하는 것입니다. 모르는 건 물론이고 아는 것까지 좀더 파고들어 보세요. 당신 자신이 사람을 끌어당긴다는 걸 알게 될 것입니다! 이 방식을 당신의 아기에게도 시도해 보세요. 아직 출산 전이라면 뱃속의 아기에게 호기심을 가지고 말을 걸어보세요. '나는 너의 모든 것을 알고 싶단다'로 시작하는 편지를 써 보는 것도 좋습니다. 모든 사람과 온 세상을 호기심을 가지고 대해 보세요.

'괴로운 엄마'를 벗어나자

만약 '관용'과 '판단 중지'의 태도로 지금 여기에 머무른다면 저절로 내면의 긴장이나 다툼이 멈추고(내 말을 오해하지 마라. 억지로 멈추라는 게 아니다), 저절로 큰 자비심이 솟아날 것이다.

마음챙김은 그 본질이 자비심이다. 자신의 경험을 자비로운 호기심과 열린 마음으로 탐구하는 것이다. 자신의 경험을 바라볼 때 당신이 마음챙김을 하는지, 그저 자기분석을 하는지를 확인하려면 그 태도에 자비심이 있는지 없는지를 살펴보면 된다.

'이런 상황에만 처하면 나는 쩔쩔매는 경향이 있구나'와 '젠장, 나는 언제쯤이면 이런 문제에 초연할 수 있는 거야?'라는 태도는 확연히 다르다. 전자는 스스로를 자비심으로 대하지만, 후자는 어떻게 하면 현실적으로 유용한지를 판단하는 마음이 작용하고 있다.

자비심은 마음챙김의 본질이며, 적극적으로 탐구해야 할 연습 과정이다. 마음챙김과 마찬가지로 자비심에도 연습이 필요한 것이다.

자비심 키우기

당신은 엄마로서 앞으로 수많은 실수를 저지를 것이다. 그러니 혹독한 자기비판으로 능력을 향상시키려면 하루하루가 고통스러울 수밖에 없다. 따라서 자기 행동이나 태도를 자비심을 가지고 바라보는 것이 무엇보다 중요하다.

자비심은 어떤 상황에 부딪쳐도 자신의 경험을 자비와 사랑으로 바라보는 일이다. 설령 스스로 추하고, 두렵고, 불결하고, 화나고, 짜증나고, 열등하다고 생각해도 그 모든 것을 사랑으로 감싸라. 마치 아기를 요람에 태워 흔들어주듯 어르고 달래라. (어떤 경험을 할 때 특정한 태도를 취하라는 말이 아니다. 자신의 좋은 측면을 흐뭇하게 보듬는 것처럼 나쁜 측면도 똑같이 대하라는 것이다.)

모든 경험을 자비롭게 대하면 더 많은 것을 이해할 수 있다. 기저에 깔려 있는 고통이나 슬픔, 두려움, 분노, 억울함 등 스스로 못마땅하게 여겼던 특징이나 습관 등을 알아차릴 수 있다. 누군가는 그것만으로도 엄청난 해방감을 느끼지만 또 다른 누군가는 그 과정에서 스스로 실망하고, 한탄한다. 하지만 그것 역시 과정이다. 머지않아 내면에서 자비심의 깊은 샘물이 솟아날 것이니 걱정할 필요가 없다.

어느 날 나는 한동안 만나지 못했던 친구를 우연히 만나서 반갑게 대화를 나눈 적이 있다. 내가 마지막으로 그 친구를 보았을 때, 그녀는 아기를 출산한 직후였다. 그때 친구와 그의 남편 사이가 삐걱거려 헤어지기 일보직전이었다. 다만 그 와중에도 친구는 '싱글맘'으로서 평정을 되찾으려고 안간힘을 썼다. 나는 친구에게 깊은 연민을 느꼈다. 무엇보다서 빨리 고통과 슬픔을 극복하기를 바랐다. 당시 나는 친구가 '이혼여성을 위한 모임'에 참가하는 동안 친구의 아기를 돌봐줬다. 아기가 잠든 밤중에 우리는 끝나지 않을 것만 같은 긴 통화를 하곤 했다. 그러다 우리는 별다른 이유 없이 연락이 뜸해졌다. 그로부터 일 년 후 우리는 다시 만났던 것이다. 친구는 멋진 남자를 만났고, 고급 주택가의 번듯한 집에서 살고 있었다. 친구는 건강하고 활기차 보였다. 무엇보다 행복해했다. 친구는 전업주부로 집에서 아기를 키웠는데, 하루 세 시간씩 가사도우미가 돌봐준다고 했다. 그 시간을 이용해 친구는 자신만의 시간을 즐겼다. 한참 동안 수다를 떠는 친구의 모습에는 여유가 넘쳤다.

  달라진 친구의 처지를 본 내 반응은 어땠을까? 나는 질투가 나서 미칠 지경이었다! 나도 그녀 못잖은 자격이 있는데, 왜 행복하지 못한지 답답하고 우울했다. 그녀가 사는 모습은 내가 상상했던 것 이상이었다. 그때 내 안에 있던 추한 생각들이 고개를 들었다. 나는 그저 친구가 왜 이렇게 운이 좋은지만 생각하고 있었다. 나는 친구와 나를 비교했던 것이다. 나는 하루 종일 일해도 늘 돈이 부족하고, 제대로 성취한 것도 없다는 생각이 들었다. 그 순간 나는 우울해졌다. 그 친구가 가진 걸 내가 다 가졌으면 좋겠다는 생각에 배가 아팠다.

  그 친구를 만나고 돌아오는 길에 나는 거의 반쯤은 정신이 나갔다. 여러 생각들이 꼬리에 꼬리를 물고 이어졌다.

'어떻게 내가 이렇게나 배배 꼬였지? 행복할 자격이 충분한 좋은 친구를 시샘하다니, 그동안 나는 전혀 성장하지 못한 걸까? 나라는 사람은 그녀에게 어떤 친구일까?'

그때 부드러운 목소리가 나의 내면을 조용히 적셨다. 사실 그건 목소리가 아니라 모든 것을 받아들이는 어떤 느낌 혹은 상태라고 말해야 옳겠다. 만약 그것이 목소리라면 이런 말을 했을 것이다.

'물론 나는 내 시간을 더 가질 수 있다. 체육관이 딸린 근사한 집에 살 수 있다. 누가 안 된다고 했나? 나는 열심히 일하고 있다. 안 될 이유가 없지 않은가? 되고말고. 또 내면의 깊숙하고 진정한 곳에서는 친구의 행복에 기뻐한다. 이 일을 계기로 내 삶을 정비하고 더 넓은 아량을 가질 수 있다. 돈이 중요한 게 아니라 각자의 삶에서 얼마나 충실하게 사느냐가 중요하다. 더 많은 깨달음을 얻고 더 넓은 아량을 가지려면 어떻게 해야 할까?'

내 경험에서도 알 수 있듯이, 자비심을 가지면 잠시 혼란스럽더라도 곧 여유를 회복하고 원래의 나를 되찾을 수 있다. 또한 자신의 가치에 위배되는 행동, 생각, 감정이 우리를 일깨워 그 속에 숨어 있는 정답을 발견하도록 이끈다.

이처럼 자비심은 우리 내면에 숨어 있는 여리고 상처받은 부분을 밖으로 끄집어내어 알아차리게 하고, 그런 부분까지 어루만지고 치유할 수 있는 기회를 준다. 이런 식으로 자비심은 가장 받아들이기 힘든 경험을 통해서도 내면이 성숙할 수 있는 가르침을 준다.

반대로 자기분석이나 자기비판을 하면 어떻게 될까? 결과적으로 자신을 위축시키고, 긴장감을 고조시키며, 두려움으로 몰아넣는다. 자기분석이나 자기비판은 자주 자기학대로 이어진다. 자기학대는 스스로를 끔찍한 괴물처럼 느끼도록 하는데, 이런 감정을 해소시킬 외부적인 자극을 찾게 된다. 흔히 음주나 쇼핑, TV중독 등으로 이어지기도 한다. 회사 업무에 적응하지 못하는 것도 자신을 위로하는 방식이다. 자기를 동정하기 위한 환경을 스스로 만드는 것이다.

자신에게 진정으로 의미 있는 일을 하면 변화가 찾아온다. 그 변화는 스스로 자비를 베풀면서 시작된다. 이것은 타인에게도 마찬가지다. 남을 비판하고 미워하는 태도로 다가가는 것은 아무런 소용이 없다. 당신이 마음속으로 '네가 얼마나 바보 같고, 무책임하고, 철부지 같은지 알려주지'라는 생각으로 타인에게 다가가는 한 진정한 변화는 요원하다. 타인에 대해서도 자비심을 가지고 대하면 훨씬 든든한 변화의 밑바탕이 된다. 자기 자신에게도 마찬가지다. 자기학대를 하면 할수록 고통스러워지고, 그 결과로 자신에게 화나는 행동을 할 것이다. 다시 그 행동으로 더욱 고통을 받는 악순환이 반복된다.

왜 우리 스스로 그런 상황을 만드는가. 혹독한 자기비판의 목소리는 스스로 만든 환상에 불과하다. 그런 비판의 목소리에 귀를 기울여야 인생에 성공한다는 것도 환상이다. 우리는 자기학대와 자기비판 대신 자기탐구와 자기성찰을 택해야 한다.

생각에 매몰되어 숨이 막힐 것 같다면 몸을 이완하고 마음을 편안하게 내려놓아라. 우리는 마음 편히 살아갈 수 있는 존재다. 자기 내면에 자비심이 자라면, 스스로를 있는 그대로 받아들이는 게 얼마나 즐거운 일인지 깨닫게 된다. 스스로 편안한 자부심을 가지면, 엄마로서도 더 효율적이고 자신 있게 아기를 돌볼 수 있다. 타인에 대한 자비심을 가질 수 있는 아량이 생기기 때문이다.

물론 자신에게 자비심을 가진다는 핑계로 자기중심적 혹은 이기적인 사람이 되라는 말이 아니다. '나는 오늘 힘겨운 하루를 보냈으니, 아이스크림 한 통을 다 먹어치울 자격이 있다'와 같은 생각은 자비로운 게 아니다. 마음챙김 수련에서 자비란 현재의 고통을 정확히 인식하고, 그 고통을 줄이려는 강력한 바람과 의지를 갖는 것이다. 이러한 자비의 태도는 자신과 타인에게 똑같이 적용된다. 종종 자비심은 스스로를 절제하는 것으로도 나타난다. 그렇다면 우리는 세상을 향해(물론 자신도 포함하여) 어떻게 자비심을 가질 수 있을까?

먼저 스스로 자비심을 가지려면 의식적인 노력이 필요하다. 이제까지 해오던 대로 생각하고 행동하기보다는 마음챙김의 관점으로 매순간 자신의 경험(생각, 느낌, 감각)을 있는 그대로 알아차려야 하기 때문이다. 우리는 자기비판에 익숙하다. '도대체 내가 뭘 생각하는 거지?' '나는 이런 실수를 백 번도 더 했어, 도대체 언제쯤 제대로 할까?' '야, 제발 정신 좀 차려!'라는 식으로 자신을 혹독하게 비판하고 닦아세운다. 이런 내면의 목소리를 부드럽고 친근하게 바꿔보자.

자비심의 효과는 과학적으로도 검증되고 있다. 최근 텍사스 주립대

학의 연구에 따르면, 자비심은 불안이나 우울, 과거에 대한 집착, 생각의 억압과 같은 부정적인 심리나 감정적 상태에 대해 완충 역할을 한다. 또한 행복, 낙천성, 지혜, 호기심, 모험심, 동기 유발, 독립심, 자신감, 친밀감과 같은 긍정적인 감정 상태를 더욱 강화한다.

하지만 자비심 역시 마음챙김과 마찬가지로, 그저 긍정적인 사고방식 중의 하나로 취급해서는 안 된다. 스스로 자비심을 갖는 것과 단순히 자신을 격려하거나 모든 것을 장밋빛 낙관주의로 대하는 것은 다르다. 자비심은 더 포괄적인 능력이자 인생을 대하는 태도다. 그것은 부정적이거나 괴로운 감정을 억누르지 않고 포용할 수 있는 능력이다. 또한 자신이 맞닥뜨린 경험의 부정적인 측면을 회피하거나 거부하지 않고 받아들이는 능력이다. 왜냐하면 자비심으로 충만한 사람은 자신이 실패했다고 질책하지 않는다. 오히려 실패를 통해 배우고 성장하며, 이를 발판으로 삼아 새롭게 도전할 수 있다고 믿기 때문이다. 자비심의 이런 특성은 마음챙김의 특성이기도 하다.

자비심으로 충만해지기

생활 속에서 나를 질책하거나 비난하는 내면의 목소리를 들으면, 즉시 마음챙김을 방해하는 적신호임을 알아차려야 합니다. 하지만 그 목소리를 단순히 알아차리기만 할 뿐 반응하지 말고 그저 흘러가도록 내버려 두면 됩니다.

그럴 때 들리는 비판의 목소리는 그것만의 독특한 특징이 있습니다. 그 목소리의 톤이나 말투가 어떤 식인지 잘 관찰하고, 다음에 또다시 그런 목소리가 들리면 그것을 신호로 심호흡을 깊게 하세요.

그런 목소리를 들으면 인생에서 당신에게 특히 비판적이었던 누군가가 떠오를 수도 있습니다. 당연히 그 목소리는 음흉하고 불쾌할 것입니다. 어쩌면 그 목소리는 냉소적이고 비꼬는 말투일지도 모르지요. 이런 신호가 오면 꼬리에 꼬리를 물고 자기비판이 이어지는 '생각의 열차'에 올라탔다는 것을 알아차려야 합니다. 이미 해본 사람이라면 알겠지만, 한번 올라탄 이상 그 생각의 열차에서 내려오기는 무척 힘듭니다. 억지로 뛰어내리려고 하지 말고, 당신이 그저 생각의 열차에 올라타 있다는 것만 알아차리세요. 그것을 알아차리는 것만으로도 생각의 열차에서 탈출할 수 있는 길이 열립니다.

생각의 열차에 올라탔다는 걸 알아차렸다면, 그 다음에는 마음챙김을 통해 스쳐가는 온갖 생각들을 (휩쓸리지 말고) 그저 알아차려야 합니다. 하지만 생각에 휘말려 어느 것이 옳고 그른지를 따지는 분별이나 시비에 빠져서는 안 됩니다. 그저 생각이 나타났다가 사라지는 것만을 무심하게 바라보세요.

이제 당신의 내면 깊숙이 어떤 감정이 남았는지 살펴보세요. 우리가 자비심을 버리고 자기비판을 택하면, 감정 역시 그런 마음의 잔상을 따라갑니다. 그것은 격노(도대체 얼마나 잘났다고 저러는 거지?), 분개(믿을 수 없어. 말도 안 돼!), 억울함(내가 널 위해서 얼마나 헌신했는데……), 분노(이건 옳지 않아!), 비난(그러게 내가 안 될 거라고 진작 말했잖아), 자학(나는 실패했어, 난 쓸모없는 인간이야), 절망(난 제대로 하는 게 하나도 없어)과 같은 감정입니다.

위에서 진술한 말의 바탕에 숨은 감정들을 바라보세요. 그 감정을 찾았다면 하나씩 적어보세요. 짧은 문장을 사용하여 표현해 보세요. 이렇게 말입니다.

'나는 늦잠을 자는 바람에 아기를 제때에 돌보지 못했다. 아기에게 미안하고 죄책감이 든다. 나는 늘 아기와 함께 있고 싶지만 일하느라 아기와 떨어져 무척 슬프다. 나도 남들처럼 엄마가 살아계셔서 나를 도와주면 좋을 텐데. 그런 환경이 아니라는 점이 아쉽고 슬프다. 또한 육아에 매달려 사느라 오랜 친구들을 잃을까봐 두렵다. 솔직히 날마다 온종일 아기를 돌보는 데 지쳤다.'

....

자, 이제 마음의 상태를 적은 문장을 바라보자. 이런 생각이 꼬리를 물 때 처음부터 자비심을 가지기는 매우 어렵다. 그러나 연습을 거듭하면, 처음에 이런 생각이 들었을 때 그것을 신호로 삼아서 심호흡을 하고 알아차리며, 나아가 자기 몸에 수반되는 변화까지 바라볼 수 있게 될 것이다.

 감정에서 비롯된 의식의 변화를 알아차리는 가장 좋은 방법은, 감정이 몸에 머문다는 사실을 아는 것이다. 특히 목과 가슴, 내장기관의 느낌에 주시하라. 반면 머리에 떠오르는 의식의 변화는 마음에 머문다. 비판적이거나 냉소적인 진술은 그 기저에 남아 있는 감정의 잔유물이다. 그것은 슬픔, 두려움, 분노나 죄책감과 같은 것이다.

 자기비판이나 자학을 이런 식으로 바라보면, 자신에 대해 훨씬 자비로워질 수 있다. 자비심을 가지고 마음챙김을 하면 분노나 슬픔 또는 닫힌 마음의 밑바닥에 무엇이 존재하는지 알아차릴 수 있다.

임신한 내 몸 알아차리기

마음챙김의 가장 큰 특징은 다가오는 모든 경험(생각, 느낌, 감각)을 좋거나 나쁘다고 판단하지 않는 것이다. 하지만 그 순간에도 '생각하는 마음'은 여전히 평가나 판단을 멈추지 않는다. 그렇다고 걱정할 필요는 없다. 꾸밈없이 있는 그대로 바라보기만 하면 된다. 마음챙김은 즐거운 경험에 집착하여 그것을 붙잡아두려고 하거나 반대로 불쾌한 경험은 떨쳐버리려고 하지 않는다. 그것은 세상만물을 꾸밈없이 있는 그대로 바라본다. 또한 호기심과 자비심, 열린 마음을 가지고 경험하려고 한다. 때로는 친근한 태도로 자신의 경험을 면밀하게 관찰하고, 자세히 들여다보며, 그 특징을 탐구하고, 샅샅이 뒤진다. 그러나 대부분은 생각을 굳이 해부하지 않고 그냥 알아차리며 보낸다.

이제까지 마음챙김을 열심히 배웠다면, 다음과 같은 핀잔을 터뜨릴지도 모른다.

"아니, 도사 같은 엄마가 될 필요는 없다고 하더니, 아무리 읽어봐도 성자나 현자가 되는 길만 안내하는 것 같아요. 평범한 나더러 어떤 일이 일어나도 동요하지 않는 성자나 깨달음을 얻어서 모든 일에 미혹됨이 없는 현자가 되라는 건가요?"

물론 아니다. 그런 말은 마음챙김의 진실과는 거리가 멀다. 마음챙김은 높은 곳이나 공중에 떠서 아래를 내려다보는 것이 아니라 땅으로 내려와서 하는 수련이다. 누추하고 감각적인 바로 이 세상으로, 바로 이 몸으로, 바로 지금 이 순간에 행하는 수련이다.

임산부에게 마음챙김은 현재에 머무르고, 자신의 경험을 알아차리며, 아기와 단단한 연결고리를 맺는 것이다. 즉, 더러워질까봐 전전긍긍하지 않고 아이와 흙바닥에서 노는 것이며, 씽크대에 잔뜩 쌓인 설거지감 때문에 걱정하지 않고 아기를 편안하게 재우는 것이다. 또 한밤중에 아기가 울어서 예닐곱 번 깨더라도, 화를 참는 게 아니라 화가 그냥 흘러가도록 내버려두는 것이다. 마음챙김은 자신의 생각과 느낌, 감각을 바라보는 일이다.

어쩌면 자신에게 냉정해지라는 말처럼 들릴 수도 있다. 하지만 역설적으로 마음챙김은 그 과정을 통해 자기 자신에게 가장 친근하고 자비롭게 다가가는 방법이다. 자신의 어떤 면도 무시하거나 외면하지 않고, 자신의 모든 면을 향해 기꺼이 마음을 열고 흔쾌히 받아들이며 자신의 모든 면을 하나도 소외시키지 않기 때문이다. 따라서 화가 났을 때 마음챙김을 한다고 해서, 즉시 화가 사라지거나 화를 억누를 수는 없다. 그저 자신이 지금 이 순간 분노를 경험하고 있다는 것을 알아차릴 뿐이다. 나쁜 것을 좋은 것으로 꾸미지도 않고, 옳고 그름을 따지지도 않으며, 있는 그대로를 바라보는 것이다. 그러고도 자신이 처한 경험을 표현하고 싶다면 얼마든지 할 수 있다.

'왜 아기가 밤새 잠을 못 자는 거야?'라는 생각을 알아차릴 때, 실제로 당신은 그런 생각을 지니고 있는 것이다. 자신이 슬프다고 느끼는 걸 알아차릴 때, 자신은 슬픈 느낌을 지닌 것이다. 하지만 슬픔을 느끼는 것은 누구이며, 슬픔을 느끼고 있음을 알아차리는 것은 누구인가? 결코 생각과 느낌이 나 자신은 아니다. 이런 식으로 생각과 느낌이 다가올 때 그것을 알아차리는 수련을 하면 삶에 큰 변화가 생길 것이다.

마음챙김을 통해 우리는 현재에 머무르며, 완전한 경험을 할 수 있다. 이것은 내가 꾸며낸 이야기에 빠져들지 않고, 꾸밈없이 있는 그대로를 알아차린다는 의미다.

예를 들어, 혼자 벌판에 서 있다가 느닷없이 장대비를 만났다고 하자. 오는 비를 멈추려고 하거나 갑작스러운 날씨를 원망한다면 괴로움만 더 커진다. 미리 우산을 준비하지 못했다며 자신을 탓할 필요도 없다. 또는 비가 오래 내리지 않을 거라고 꾸며낸 이야기에 도취되어 위안을 삼는 것도 마찬가지다. 비가 오든 오지 않든 모두 내가 받아들이기 나름이라고 말하며, 현실을 아예 부정하는 것도 불편함을 없애지는 못한다. 비에 저항하면 진흙탕에 발이 빠지거나 기분만 더 나빠질 것이다. 우선은 '비가 온다'는 상황 자체를 인식하는 게 먼저다. 설령 '비가 와서 큰일'이라는 생각을 했더라도 그 생각과 자신을 동일시하지 않고, 생각이 왔다가 사라지는 것을 그저 알아차리면 된다. 현실을 왜곡하거나 보태지도 빼지도 않고 꾸밈없이 보는 데서부터 대처 방안을 찾을 수 있다. 어쩌면 내리는 비를 즐길 수도 있다.

여기에서 오해가 없기를 바란다. 마음챙김은 현실에 무조건 순응하는 인형처럼 살라는 게 아니다. 비가 오면 그냥 멍청하게 맞고 서서 비나 바라보라는 것도 아니다. '생각하는 마음'은 나타나서 정점을 이루었다가 사라진다. 현실을 꾸밈없이 바라보기 시작하면 선택의 여지가 넓어지지만, 왜곡하거나 이야기를 보태거나 그 생각을 자기 자신인 양 집착하면 선택의 폭은 좁아질 수밖에 없다. 그러니 마음챙김을 하면 순응적인 바보나 로봇 같은 사람이 될까봐 걱정할 필요는 없다. 마음챙김은 상황을 폭넓고 유연하게 바라보게 해주는 방식이다.

다이빙할 것인가, 허우적댈 것인가?

우리는 이따금 생각의 소용돌이에 빠진다. 생각이 너무 많아진 상태에서 그걸 곱씹고 또 곱씹으면 나도 모르게 그 소용돌이 속으로 휘말려 들어가기 마련이다. 심리학자들은 이런 종류의 생각을 '되새김질'이라고 부른다. 그런데 한 연구 결과에 따르면 인간이 되새김질을 하는 이유는 불확실성, 두려움, 슬픔, 분노와 같은 감정을 차단하기 위해서라고 한다.

알다시피 되새김질은 어떤 일이 벌어질 때 그것을 알아차리는 게 아니다. 이는 콩을 물에 불려 믹서에 가는 것과 비슷하다. 콩 자체를 그냥 먹기가 거북해 마음에서 2차 가공을 하는 것이다. 다시 말해 눈앞에 닥친 상황을 곧이곧대로 받아들일 수 없어 '마음의 필터'에 넣고 이리저리 거르는 과정이다.

생각과 감정의 거대한 소용돌이에 빠져서 헤어나지 못할 때도 마찬가지다. 거기서 계속 머무르는 것은 마음챙김과는 완전히 다르다. 경험이 온전하게 이루어지도록 스스로를 열어두라는 건 그런 의미가 아니다. 그건 경험 속으로 다이빙하는 게 아니라 마냥 허우적대는 것이다.

앞서 말했듯이 마음챙김은 인형이나 로봇이 되는 게 아니라 자유의지를 가지고 경험을 탐구하는 수련 방식이다. 그렇다고 자신의 경험(생각, 느낌, 감각)을 끝없이 바라보는 것은 아니다. 필요하다면 의식적으로 자신의 생각을 곰곰이 따져볼 필요도 있다. 생각의 한가운데로 파고들어가 맺힌 곳이 어디인지 살펴보고, 생각의 전개 방식이 맞는지 점검해보고, 생각의 바깥에서 천천히 배회하듯이 걸어보며, 여러 방면에서 검토해보아야 한다. 다가오는 생각과 느낌, 감각을 알아차리는 것 이외에도 자신의 지혜를 활용하여 적극적으로 답을 찾아나가야 한다. 이런 노력을 통해 획기적인 진전이 이루어질 것이다. 또 그 자체로 삶에서 부딪히는 혹독한 고난을 치유하는 해독제가 될 수 있다.

고통스럽고 불편하고 심리적으로 위축될 때 의식적으로 자비심과 호기심을 가지고 경험을 바라보라. 의도적인 노력으로 고통을 없애라는 뜻이 아니다. 고통과 만나는 방식을 변화시키면 모든 경험을 다른 시선으로 바라볼 수 있다. 다시 한 번 강조한다. 우리는 선택의 자유가 있고, 알아차리는 순간에도 지혜를 동원할 수 있다. 그러나 이 모든 것은 생각, 느낌, 감각과 자신을 동일시하지 않고 그저 알아차리는 것에서부터 시작된다. 의식에 생각이 들어차 여유가 없어지지 않도록 해야 한다. 조그만 공간을 만드는 것만으로도 많은 도움을 받을 것이다. 그 후에 적절히 조율하도록 하라. 호기심을 가지고 생각과 감정을 바라보되 그것에 휘둘리지 말고 알아차려야 한다. '생각하는 마음'과 자신을 동일시하지 말자. 그것은 그저 우리의 일부일 뿐이다.

내 몸 알아차리기

당신의 신체 감각에 집중하는 것은 마음챙김으로 향하는 지름길이다. 그것은 놀라울 정도로 단숨에 우리를 현재에 머무르게 하며, 아기와의 유대감을 회복시킨다. 출산 전이나 아기가 젖먹이 혹은 걸음마 단계라도 이런 수련은 얼마든지 가능하다. 이 수련법은 모든 경우에 적용할 수 있다. 물론 아주 힘든 상황에서도 몸을 바라보고 알아차리려면, 익숙해지기까지 상당한 연습이 필요하다.

'호흡 알아차리기'를 했을 때처럼 편안하게 자리에 앉으세요. 잠들지 않을 자신이 있다면 누워도 좋습니다. 처음 몇 분 동안은 편안하게 호흡을 알아차리는 것에서부터 시작합니다.

어느 정도 익숙해지면 자신의 호흡에 편안하게 집중하세요. 이때 몸의 감각에도 같은 정도로 집중합니다. 아무것도 바꾸려고 애쓰거나 좋고 나쁨을 평가하지도 말고, 몸 전체를 통합된 전체로서 알아차려야 합니다. 몸에 집중하세요. 몸과 몸의 감각이 어떻든 중요한 것은 그것을 알아차리는 것입니다.

어떤가요? 신체 어느 부위가 조이고 고통스럽고 긴장되고 가렵나요? 신체 어느 곳이 따뜻하고 기분 좋은 느낌이 있나요? 몸에서 부드러운 흐름이 감지되나요, 아니면 이도저도 없이 맨송맨송한가요? 다리에 쥐가 나는 것 같은 감각은 매우 강력합니다. 반면 피부를 스치는 공기와 같은 감각은 매우 섬세합니다. 강하든 약하든 모든 것에 집중하세요.

그 다음에는 천천히 주의를 옮겨보세요. 머리에서부터 시작해 눈, 목, 어깨, 가슴, 배, 팔, 엉덩이, 허벅지, 무릎, 종아리, 발목, 발의 순서로 집중합니다. 반대로 발끝에서 머리끝까지 차례차례 올라가도 좋습니다. 몸의 각 부위에서 느껴지는 감각에 집중합니다.

찾은 감각이 어떤 것이든 좋고 나쁨으로 평가하지 말고 마음을 활짝 열어두세요. 아마 '생각하는 마음'은 이런 때에도 습관적으로 평가하려고 들 것입니다. 그렇더라도 일어나는 감각을 그냥 놔두세요. 그게 무엇이든 상관없습니다. 이 수련의 의도는 자신의 몸을 알아차리고 그 몸에 머무는 것입니다.

이제 의식을 몸의 중심부로 가져가 보세요. 편안한 의자에 앉듯 의식이 몸 안으로 미끄러져 들어오도록 하세요. 의식을 몸속에 품고, 앉거나 서거나 누운 자리의 표면에 느껴지는 압력을 느껴보세요. 임신했다면 배가 당기는 게 느껴지나요? 뱃속에 아기가 있음을 느끼고, 아기와 친밀감을 나누세요. 몸에 머무는 경험과 친밀해지세요.

이 수련을 처음에는 5분, 나중에는 10분으로 늘려보라. 익숙해지면 20분 정도가 적당하다.

아기를 느끼는 법

마음챙김은 지금 이 순간 내 몸에 머무르며 알아차리는 것이다. 멀찌감치 떨어져 감정에 좌우되지 않은 채, 경험 밖에서 서성이는 게 마음챙김은 아니다.

내가 이 책에서 단 한 가지 방법만을 고른다면 '현재에 머무르는 능력'을 키우라고 말하겠다. 이는 마음챙김을 위한 주춧돌이기 때문이다. 마음챙김을 통해 엄마 노릇을 잘할 수 있는 열쇠가 바로 거기에 있다.

모든 일에 관용적이고 무비판적이며 열린 마음으로 다가가고, 자비심과 호기심을 가지고 대하며, 매 순간 일어나는 자신의 생각·느낌·감각에 저항하지 않는다면 우리 내면에는 금세 '마음챙김'이라는 집이 만들어질 것이다. 물론 그 '마음챙김'이라는 집의 주춧돌은 바로 '현재에 머무르기'다.

그런데 이 말이 이상하게 들릴 수 있다. 현재에 머무르지 않고 과거나 미래에 존재하는 사람이 어딨냐고 물을 수도 있다. 물론 우리는 언제나 현재에 머문다. 한순간도 예외인 적은 없다. 하지만 이는 물리적인 이야기일 뿐 의식은 대부분의 시간을 현재가 아닌 다른 어딘가에서 보낸다.

사람들이 인지하고 관심을 기울이는 대상은 현재가 아닐 때가 많다.

다음과 같은 예를 가정해 보자. 당신은 자꾸 보채는 아기를 안고 어르며 거실을 이리저리 걷고 있다. 무슨 수를 써서라도 아기를 빨리 달래려고 한다. 그날 저녁 시어머니가 저녁을 먹기 위해 방문하기로 했던 것이다. 도와주는 사람은 없고, 남편은 여섯 시에 퇴근한다. 집에는 오로지 아기와 당신뿐이다.

당신은 우는 아기를 업고 어르면서 쫓기는 마음에 어쩔 줄을 모른다. 어질러진 집은 어떻게 정리할지 막막하다. '아기를 빨리 달래야 집 청소를 할 텐데. 아, 그러면 장은 언제 보고, 세탁기에 뒤엉켜 있는 빨래는 언제 널지?' 벌써 오전 열시다. 잠옷 바람으로 아기를 달래고 있지만, 마음은 오후나 저녁나절이다.

물론 생각 속에서 길을 잃거나 주의가 산만해도, 마음의 레이더는 항상 작동되고 있다. 언제나 상황을 주시하고 있다가 아기가 보채거나 울기라도 하면 곧장 생각에서 빠져나온다. 어떤 면에서 보면 엄마들은 언제나 현재에 머무른다. 그러나 이런 식으로 현재에 머무는 건 자기 주변에서 일어나는 일을 알아차리는, 아주 작은 영역에서만 이루어진다. 현재에 머무르는 법을 제대로 배우려면 그런 식의 습관을 완전히 뒤엎어야 한다. 지금 이 순간 어떤 일이 일어나는지 더 자주 집중해야 하며 주변의 일까지 알아차리도록 그 범위를 확장해야 한다.

현재에 머무는 건 타고난 능력이다. 하지만 누구나 배울 수 있는 기술이다. 아무리 타고나도 누구나 그 능력을 개발하는 건 아니다. 특히 현대사회의 도시문명 속에서 자랐다면 '현재에 머무르기'를 제대로 하기는 힘들다.

우리는 산만하고 파편적인 세상에서 산다. A를 생각하면서 동시에 B를 하도록 교육받았다. 우리는 현재에 머무르는 법을 교육받은 적이 없다. 어린 시절부터 잠자코 앉아 아무것도 하지 않으면 비난받기 일쑤였다. "왜 그렇게 멍청하게 있냐?" "쓸데없이 시간을 낭비하고 있네!"라는 비난과 잔소리가 쏟아졌다. 침묵하고 가만히 앉아 있으면 "지금 무슨 생각해?" "혹시 무슨 일 있니?" "너 괜찮아?" 등의 진심 없는 걱정이나 질문을 들었다. 어떤 것을 곰곰이 생각하려고 해도 마찬가지다. 어느 나라에는 "게으르게 손을 놓고 있으면 악마가 와서 나쁜 짓을 하도록 부추긴다"는 속담도 있다. 이런 관점은 현대문명 속에 깊숙이 파고들어와 좀처럼 변하지 않는다. 성과 위주의 문화에서 여러 가지를 동시에 생각하고 행동하는 건 최선의 행위이며, 그저 가만히 앉아 있는 건 뭔가 비정상적인 시간 낭비라고 여겨지기 때문이다. 하다못해 가만히 있는 것보다도 더 못한 수동적인 행위를 하더라도 마찬가지다. TV를 보는 게 가만히 있는 것보다 낫다고 여기지 않는가.

하지만 온전하게 현재에 머물러보자. 엄청난 가치와 변화를 창조해낼 수 있을 것이다. 비록 의식하지는 못하지만 현재에 머무는 느낌을 가진 사람들을 나는 매우 긍정적으로 생각한다. 혹시 다른 것은 전혀 아랑곳하지 않고 온전히 당신에게만 집중하는 사람을 만나본 적이 있는가? 그들은 당신의 대화를 매우 흥미롭고 재미있게 듣는다. 또 당신의 대화를 자신의 지나간 경험에 굳이 꿰어 맞추려고 하지 않고, 대답할 말을 미리 찾으면서 대화하지도 않는다. 그러면서도 당신을 깊이 이해하는 질문을 던진다. 그들은 진정으로 자신의 몸과 당신에게 머물러 있는 것이다.

이런 경험은 매우 강력한 인상을 남긴다. 사람을 진정으로 존경하고, 가치를 알아주며, 사랑한다는 느낌을 준다. 당신도 그런 사람이 될 수 있다! 너그러움과 자비심을 가지고, 때로 옆길로 새더라도 그것을 알아차리는 즉시 '지금 여기'로 되돌아올 수 있는 엄마가 되었다고 상상해보라. 아기에게 그보다 훌륭한 선물이 있을까.

지금 이 순간, 온전하게 현재에 머물러보자. 그것을 맛본다면 당신은 아마 자신의 본질이 바로 그렇다는 것을 느끼게 될 것이다. 스포츠에 몰입하거나 악기 연주에 빠져들거나 좋아하는 사람과 시간을 보내거나 당신이 좋아하는 일에 파고들 때도 마찬가지다. 당신이 이 감각을 알아차린다면 눈앞에서 어떤 일이 벌어지든 현재에 머무르며 아기와 유대감을 유지할 수 있다.

나는 여기에 있다

그렇다면 현재에 머무른다는 것은 어떤 의미일까? 그것은 당신이 '실시간'으로 살며, 지금 여기서 일어나는 일에 모든 관심을 집중한다는 의미다. 이는 TV에서 오래전 다큐멘터리를 보는 일과 비슷하다. 역사적 순간을 기록한 흑백 필름을 틀어주면서 아나운서의 들뜬 목소리가 나온다. "제1회 올림픽이 그리스에서 열렸습니다." 그런 다음 아나운서가 강조한다. "여러분은 지금 여기에 있습니다."

바로 그것이다! 당신은 지금 공원에 있다. 큰 느티나무 아래 유모차에서 자고 있던 아기가 잠에서 막 깨어났다. 하지만 기억하라. "나는 지금 여기에 있다!" 상황이 고달플 수도 있다. 가령 새벽 두 시에 아기가 운다. 아기를 달래려는 시도는 번번히 실패하고, 잠을 자러 갈 수도 없는 바로 그 순간이다. 하지만 기억하라. "나는 지금 여기에 있다!" 여기에 존재하는 것은 매우 보람이 있지만 동시에 매우 힘겨운 일이기도 하다.

하지만 아기와 함께 현재에 머무는 건 비교적 쉬운 일이다. 사랑스러운 '제2의 나'라는 존재를 돌본다는 것은 정말로 흥미진진하다. 종종 임산부들은 굳이 마음챙김을 하지 않더라도, 아기와 놀면서 현재에 머무르며, 모든 경험을 아주 흥미롭게, 호기심과 사랑을 가지고 대하는 자신을 발견할 때가 있다. 이런 경험이야말로 마음챙김의 절정이다. 억지로 뭔가를 하려고 애쓰지 않아도, 자연스럽게 마음챙김을 경험하는 순간이다. 모성 호르몬이 솟구치고 아기와 놀면서도 모든 것을 향해 깨어 있는 순간이다. 마치 이제까지 흑백으로 보였던 세상만물이 다양한 색상으로 보이는 듯하다. 이때야말로 힘들이지 않고 마음챙김을 할 수 있는 축복의 순간이다.

아기가 느닷없이 울음을 터뜨릴 때도 엄마가 현재에 머물러야 하는 순간이다. 아기울음을 들으면서도 딴 생각을 하거나 그것을 무시할 수는 없다. 어떤 의미에서는 이런 순간조차도 엄마에게는 축복이다. 그런 상황에서도 현재에 머무를 수 있는 멋진 기회를 잡을 수 있기 때문이다. 또한 그 기회로 엄마는 현재에 머무르는 것을 배우고, 현재와 단단하게 연결됨으로써 '충만한 존재감'을 경험할 수 있다. 그 상황에 저항하거나 그것과 맞서 싸우려는 데서 오는 고통을 겪지 않고, 곧장 현재 속으로 걸어 들어가는 축복을 만끽할 수 있다.

설령 탈출하고 싶은 괴로운 상황에 직면하더라도, 그 일을 직시하고 무슨 일이 일어나는지를 꾸밈없이 알아차려야 한다. 이제부터는 당신이 임신과 육아 기간에 겪는 힘겨운 상황에서도 현재에 머무르는 방법을 안내할 것이다.

날뛰는 생각들

매 순간 주의를 기울이는 일은 마치 핀볼게임을 하는 것과 같다. 우리가 조절한다고는 하지만 핀볼이 어디로 갈지는 그 누구도 예측할 수 없다. 또한 우리의 생각과 느낌, 감각 역시 일시적으로 나타났다가 사라지기를 반복한다. 여기저기서 불쑥불쑥 튀어나올 때도 있다. 바로 이 점도 핀볼의 운동과 흡사하다. 그렇다면 핀볼처럼 수시로 변하는 경험을 지속적으로 주시하고 알아차리는 게 가능할까?

여기서 뭔가에 의도적으로 주의를 기울이는 의식의 작용을 '탐조등'

이라고 생각해보자. 원하는 곳에 탐조등을 비추면 그 일대가 환해지면서 어디서 무슨 일이 일어나는지 확연하게 알아볼 수 있다. 그런데 만약 탐조등이 원하는 곳을 비추지 않고, 여기저기를 배회하듯 마구잡이로 비춘다면 어떨까? 아무것도 명확하게 알아차릴 수 없다.

따라서 우리는 '지금 여기'에 지속적으로 머무르기 위한 연습이 필요하다. 현재에 머무르는 연습은 지금 이 순간을 더 정확하게 알아차릴 수 있을 뿐 아니라 한 인간으로서, 엄마로서 맞닥뜨린 상황에 더 현명하고 순발력 있게 대응할 수 있다. 창조적으로 되는 것은 물론이다.

예컨대 당신이 놀이터에서 아이가 잘 노는지 지켜보고 있다고 하자. 마냥 지켜보고 있노라면 지루한 나머지 중간에 뭔가 딴청을 피우고 싶을 것이다. 친구에게 전화를 하거나 문자를 보내고 싶은 유혹이 있을 수 있고, 그날따라 기분이 시큰둥할 수도 있다. 여기서 중요한 것은 아이와 함께 놀이터에 있는데 그저 지루해 딴청을 피우는 것인지, 그 시간에 꼭 해야 할 일이 있어 잠시 다른 일을 보는지의 여부다. 이런 순간에도 마음챙김을 통해 현재를 바라보면 '생각하는 마음'에 수동적으로 끌려가는 것이 아니라 무엇이든 스스로 선택할 수 있다.

앞서 말했듯이 '생각하는 마음'은 잠시의 침묵도 견디지 못한다. 이리저리 날뛰며 생각하고, 계획하고, 가지고 놀 만한 게 없는지 찾아 헤맨다. 우리가 현재에 머무르는 연습이 필요한 이유다. 원할 때면 언제든지 현재에 집중함으로써 '생각하는 마음'의 충동에 끌려 다니지 않기 위함이다. 원하지도 않으면서 나도 모르게 현재에서 이탈하는 것을 방지하고 현재에 집중하기 위해서다.

어떤 독자는 이 내용을 가지고 새로운 규칙을 만들어 그 안에 꿰맞추고자 하는 충동이 생길 것이다. 어쩌면 이런 행동 강령을 만들 수도 있다. '좋아, 나는 이제부터 아기에게 젖을 먹이거나 아기와 공원에서 놀 때 절대 마음이 분산되지 않도록 하겠어.' 아니면 다른 일에 정신을 뺏기면 '나쁜 엄마'고, 완벽하게 아기에게만 집중하면 '좋은 엄마'라는 이분법에 빠져들 수도 있다. 다시 한 번 말하지만 '생각하는 마음'은 늘 이런 식이다. 새로운 규칙과 범주를 정하여 그 속에 꿰맞추는 게 마음의 습관이다. 하지만 모든 것을 흑백으로 나누어 딱 잘라 정의하고, 규칙을 만드는 것은 '열린 마음'도 자비심도 아니다.

'현재에 머무르라'고 말하는 요지는 간단하다. 당신이 진정으로 자기 행동의 선택권을 가져야 한다는 것이다. 당신이 현재에 머무르면서 아기와 유대감을 유지하고, 어떤 행동을 하든 그때그때 자유로운 선택권을 행사하면 된다.

현재에 머물라. 또 몸에 머물라. 아울러 아기와의 유대감을 놓치지 마라. 그러면 아기를 보다가 전화를 받든 TV를 보든 상관없다. 계속해서 깨어 있고 알아차리기만 한다면, 여러 가지 일이 몰려와도 그 모든 것을 통합적으로 바라볼 수 있다. 여전히 현재에 머물고, 몸에 머물고, 아기와의 유대감을 유지하며, 자기 행동을 자유롭게 선택할 수 있다.

물론 처음부터 잘 될 리 없다. 초반에는 그저 주의가 쉽게 흐트러지며 현재에 머무는 데 어려움을 겪는다는 것을 알아차리는 것만으로도 충분하다. 하지만 알아차림 속에 머무르는 시간이 늘어나면, 저절로 당신의 의식에는 점점 여유 공간이 생기기 시작한다. 따라서 한두 가지 정보에 쉽게 매몰되는 일은 줄어들 것이다. 또한 이제까지는 알아차리지 못했던 직관과 통찰을 얻게 된다.

선가仙家에 전하는 오래된 이야기가 있다. 한 스승이 제자들에게 무슨 일을 하든지 늘 현재에 머무르라는 가르침을 전했다. "밥을 먹을 때는 밥을 먹고 있음을 알아차려라." 그는 또 말했다. "빨래를 할 때는 빨래를 하고 있음을 알아차려라." 그는 또 당부했다. "명상을 할 때도 명상을 하고 있음을 알아차려라." 그러던 어느 날 제자 한 명이 스승의 방안으로 들어갔다가 깜짝 놀랐다. 스승은 음악을 틀어놓은 채 신문을 보며 밥을 먹고 있었다. "스승님, 지금 뭘 하시는 겁니까?" 제자는 흥분을 가라앉히지 못하고 자기도 모르게 비난하듯이 따져 물었다. "스승님께서는 늘 현재에 머물라고 하셨고, 주의를 분산시키지 말라고 하지 않으셨나요?" 스승은 빙긋이 웃으며 답했다. "맞다, 나는 내가 하는 일에 집중하고 있다. 나는 내가 음악을 들으며, 신문을 보고, 밥을 먹고 있다는 것을 알아차린다."

알아차림은 획일적이거나, 행위에 집착하는 것이 아니다. 유명 작가이자 영적 지도자인 에크하르트 톨레는 자신의 책《지금 이 순간을 살아라(The Power of Now)》에서 현재에 머무르면 삶이 어떻게 고양되는지를 밝혔다. 또한 현재에 머무르면서 미래를 계획하는 방법을 말했다. 그는 만약 당신이 미래에 대해 계획을 세우려고 한다면, 지금 시간을 내서 계획을 세우면 된다고 말한다. 그러는 동안에도 계속해서 알아차리면 그만이다. 즉, 자신의 행위를 이렇게 바라보는 것이다.

'나는 지금 미래에 대한 계획을 세운다. 그것을 알아차린다.'

마음챙김 수련은 현재 일어나는 모든 경험에 편안하게 주의를 집중해 현재에 머무르는 능력을 키우는 것이다. 핀볼게임을 할 때처럼 일어나는 상황에 이리저리 끌려 다닐 필요가 없다. 또한 특정한 상황이나 생각에 매몰되어 휩쓸리지 않고, 자신이 주도하여 선택할 수 있다.

마음챙김은 바로 지금 현재에서 일어난다. 곰곰이 생각해보라. 당신이 하는 모든 일은 현재 이 순간에 일어난다.

'나는 아기를 보면서 친구와 함께 점심을 먹는다, 아기를 보며 책을 읽는다, 잠이 든 아기 곁에서 요가를 한다……'

이 모든 사건은 오직 현재에만 존재한다. 과거는 이미 사라졌고, 미래는 아직 존재하지 않기 때문이다. 존재하는 것은 오로지 '지금'뿐이다! 그런데도 현재를 바라보지 않고 과거에 얽매여 정신이 팔리거나 미래에 대해 걱정만 하고 있다면, 정작 가장 중요한 현재에 영향력을 발휘하지 못한다.

현재에 머무는 것은 임산부에게 더욱 중요하다. 그래야 아기가 칭얼거리는 것을 놓치지 않고 관찰하며, 어디가 불편한지도 금세 알아차린다. 또한 아기가 운다고 해서 허둥대며 자기만의 불안이나 두려움 속으로 빠져들지 않고, 지혜롭게 현재에 머무르며 적절한 조치를 취할 수 있다. 자신의 몸과 호흡과 함께 현재에 머무르라. 그래야 당신은 아기가 지금 어떤 체험을 하는지 헤아릴 수 있고, 아기에게 필요한 게 무엇인지 바로 알아차릴 수 있다. 이 책을 읽으면서 한 가지 실험을 해보자. 앞에서 소개한 다소 형식적인 마음챙김 수련(마음챙김 명상과 걷기 명상)을 하는 대신 일상생활을 통해 매 순간 마음챙김 수련을 하는 것이다. 즉, 먹는 것을 알아차리고, 운전하는 것을 알아차리고, 걷는 것을 알아차리고, 기저귀 가는 것을 알아차리고, 한밤중에 들리는 아기 울음소리에 자신이 소스라치게 놀라는 것을 알아차리면 된다.

처음에는 당신의 생각이나 주의가 마치 핀볼처럼 사방으로 튀고 제멋대로 굴러갈 것이다. 당신의 선택과는 상관없이 어떤 느낌이나 감정을 가질 수도 있다. 하지만 마음챙김을 일상에서 연습하다 보면, 점차 당신이 원하는 부분에만 탐조등을 들이대고 자유자재로 집중하게 될 것이다. 자신의 의지대로 무언가에 집중할 수 있다는 것은 매우 중요하다. 물론 자유자재로 활용하기까지는 많은 연습이 필요하다.

현재에 머무르는 것에 익숙해지면, 특별한 일이 없이도 삶이 편안하고 행복해진다. 언제나 신선한 느낌으로 현실을 마주하며, 번잡한 온갖 일상사 속에서도 평화로운 안정감 속에 머무를 수 있다. 거기엔 이제까지 경험하지 못한 새롭고 즐거운 체험이 있다. 예를 들어 마음챙김을 하면서 아기에게 젖을 먹이면, 아기와의 유대감이나 일체감이 이전과는 비교할 수 없을 정도로 생생하게 다가온다. 마트에서 아이가 느닷없이 떼를 쓸 때도 마찬가지다. 당신이 주위 사람들의 시선을 의식하여 조바심만 내지 않는다면 아이 스스로 현명한 판단을 내리게끔 유도할 수 있다.

이때 '주위를 의식하지 말라'는 말이 공중도덕을 모르는 사람처럼 뻔뻔스럽게 행동하라는 뜻은 아니다. 그저 스스로 만든 걱정 때문에 휘둘리지 말라는 것이다. 이처럼 마음챙김으로 현재에 머물면, 있는 그대로의 상황에만 집중하고 반응할 수 있다. 설령 부끄러운 상황이라도 마찬가지다. 그것을 있는 그대로 알아차릴 수 있는 마음의 힘이 생긴다.

마음챙김의 효과는 당신이 '생각하는 마음'의 낚시질에 걸려서 버둥거릴 때도 작용한다. 과거의 기억이나 미래의 걱정에 매몰되어 허우적거리더라도 자신이 스스로의 생각에 사로잡혀 허우적대고 있다는 사실만 알아차리면 '생각의 열차'에서 탈출하여 현재에 머무를 수 있다. 마찬가지로 어떤 생각의 패턴에 사로잡혀 헤어나기 어렵다면 그것에 반응하지 말고 그냥 흘러가도록 내버려두자. 그 생각에 휘말려 에너지를 싣지 말고 있는 그대로 놓아두면 시간이 지나면서 저절로 사라진다. 그저 당신과 아기에게 다시 주의를 모으기만 하면 충분하다.

당신이 보내는 관심이나 주의는 일종의 먹이와 같다. 긍정적인 관심이든 부정적인 관심이든 그것은 모두 대상을 살찌우는 자양분일 뿐이다. 어떠한 경험(생각, 느낌, 감정)도 마찬가지다. 그것에 당신의 주의를 집중하면 그 주의를 받는 것들이 강해진다. 그러니 지금 이 순간에만 주의를 집중해보자. 우리가 꾸며낸 과거나 미래의 이야기가 아니라 현재에 집중하면, 저절로 현재가 풍요롭고 생생해진다. 쓸데없는 망상이 치솟더라도 무심히 흘러가도록 내버려두는 게 좋다. 관심이라는 당신의 소중한 먹이를 던져주지 마라.

지금 이 순간에 몰입하기

불편한 순간에 우리에게 자연스럽게 일어나는 생각과 느낌, 행동은 '지금 이 순간을 빠져나가고 싶다'는 욕망의 다양한 변주곡이다. 바로 상황을 회피하려는 그 욕망 때문에 우리는 현재 상황을 똑바로 보지 못하거나 괜한 불안을 증폭시켜 사태를 악화시키곤 한다. 아무리 힘든 상황이라도 최선의 선택은 그것을 직시하는 것이다. 상황을 있는 그대로만 알아차린다면 선택의 여지는 더 넓어진다. 이는 우리가 감정적으로나 정신적으로 강인하고 건강해지는 길이기도 하다.

그렇다면 우리의 마음이 지금 여기에 있는지 아닌지를 어떻게 확인할 수 있을까? 우리는 과거나 미래에 관심을 빼앗기지 않고 지금 이 순간에 존재하는지 살펴보아야 한다. 모든 경험은 바로 여기에서 현재 이 순간에서만 일어나기 때문이다.

다음에 안내하는 '마음챙김 명상'을 해보라.

마음챙김 명상은 자신의 호흡을 알아차리는 것에서부터 시작합니다. 왜냐하면 호흡이야말로 항상 지금 이 순간, 내 몸에서 일어나는 일이기 때문입니다. 또한 호흡은 '생각하는 마음'과 상관없이 일어납니다. 이 연습을 반복하면 할수록 호흡에 집중하는 즉시 '알아차림'으로 옮겨갈 수 있습니다.

한 호흡, 한 호흡을 세세히 알아차린다는 느낌이 들 때까지 계속해서 호흡을 반복하세요. 호흡의 시작과 끝을 세밀하게 인식하고, 숨을 들이마실 때 폐가 대기 중의 공기를 끌어들이기 시작하는 것을 느껴보세요. 자, 숨을 완전히 내뱉고 난 다음 폐 속에 아직 공기가 들어오지 않은 상황에서 들이마시는 호흡이 시작되는 것을 느끼세요.

호흡을 알아차리는 것이 어느 정도 익숙해지면 이제는 관심을 몸에 집중합니다. 시선을 1~1.5미터 앞에 두고 특정한 지점을 지그시 응시하세요. 허공이라도 좋고 바닥의 어느 지점이라도 좋습니다. 이때 몸을 편안하게 이완하고 눈 주위의 근육도 부드럽게 유지합니다. 또 어깨를 긴장시키지 말고 편안한 자세를 취하세요. 이제 당신이 보는 것을 한두 개의 단어로 묘사해 보세요. 의자, 벽, 화분, 달력, 꽃병 등 무엇이든 좋습니다.

이제는 들리는 것을 알아차릴 순서입니다. 하지만 여전히 당신이 보는 것에도 알아차림을 유지해야 합니다. 창문이 덜컹덜컹 흔들리는 소리나 새가 지저귀는 소리를 들어보세요. 그 어떤 소리라도 좋습니다. 보고 듣는 감각을 동시에 알아차려 보세요. 두 종류의 감각을 모두 알아차리려고 최선을 다하세요.

보고 듣는 것을 알아차리는 데 익숙해졌다면, 이번에는 몸의 감각에 집중할 차례입니다. 신체 감각에 주의를 집중하세요. 아마 다리가 저리거나 몸의 어느 부분에서 긴장이 느껴질 것입니다. 가려울 수도 있고, 따뜻하거나 차가울 수도 있습니다. 피부를 스치는 공기의 감촉을 느껴보세요. 이제 당신은 보고, 듣고, 느끼며 그 모두를 알아차리고 있습니다. 여기에 냄새와 맛을 더하세요. 이제 '의식의 냄비' 속에서 여러 가지 경험이 동시에 끓고 있습니다.

물론 수련을 하는 도중에도 감정이 실린 생각이나 느낌이 떠오를 수 있습니다. 꼭 지금 할 필요가 없다는 생각이 들거나 지루하고 따분하다는 기분이 들 수도 있습니다. 아니면 편안하다는 느낌이 들 수도 있겠죠. 아마도 띄엄띄엄 '생각의 파편'이 머릿속을 떠다닐 것입니다. 끊임없이 생겼다가 사라지는 생각, 솟구쳤다가 수그러드는 느낌을 '의식의 냄비' 속으로 집어넣으세요.

만약 아기를 배나 무릎에 올려둔 채로 수련을 하고 있다면, 바로 이 순간 아기에게 주의를 집중하세요. 끊임없이 흐르고 있는 지금, 아기의 존재를 주시합니다. 바로 지금 아기와 당신이 함께하는 순간입니다! 지금 이 순간에 몰입합니다. 존재의 숨결 하나, 털끝 하나, 신경 하나까지 '지금 여기'에 머물러보세요. 이 순간 스쳐지나가는 감각과 경험은, 과거에도 겪지 못했고 미래에도 겪지 못할 유일무이한 순간입니다. 흘러가는 매 순간을 집중하여 알아차린다면, 그것은 굉장히 다채롭고 의미 있는 시간이 될 것입니다. 지금 이 순간에도 너무나 많은 일이 일어납니다. 과거의 상념이나 미래의 이미지를 끌어들여 현재 이 순간을 상상할 수는 없지요.

지금 이 순간은 꾸밈없이 있는 그대로입니다. 창밖에 쓰레기차가 와서는 소리를 듣든, 바닷가 벤치에서 아기와 함께 수평선을 바라보든 마찬가지입니다. 지금 이 순간은 모두 말로 형용할 수 없이 아름답습니다. 그리고 당신은 언제라도 주의를 집중해서 이 순간에 흠뻑 젖어들 수 있지요. 지금 이 순간을 느끼고, 거기에 몰입하고, 그 안에서 쉬고, 그 안에서 머물러 보세요. 그 속에서 몸과 마음의 생기를 느껴보세요. 그 생기는 오직 지금 이 순간에만 있습니다.

친구나 가족과 함께 마음챙김에 관한 경험을 나누어보자. 과거에 일어났던 일과 견주어 이야기하지 마라. 미래에 다가올 일을 이야기할 필요도 없다. 어제나 내일을 이야기하지 말고, 오로지 지금 이 순간만 말하라. 그것은 당신이 상상하는 것 이상으로 멋진 경험이다!

와서 쉬게

여기 와서 쉬게
여기
이 생각
이 느낌
이 순간의
큰 슬픔이나 즐거움 속에서

와서 쉬게
여기 아이들의 웃음소리
어찌할 바를 모르는 이들의
고통에 찬 울음소리 속에서

여기 와서 쉬게
따뜻한 여름밤
요람 속에서
한겨울 새벽녘
살을 에는 추위 속에서

바로 여기 와서 쉬게
여기가 아니면
쉴 곳이 없으니

― 존 애스틴John Astin

몸은 아기와 나를 잇는 다리다

우리는 종종 '지금 여기'를 이탈한 듯 몸에서 훌쩍 벗어나 다른 곳에 존재하는 것 같은 느낌이 들 때가 있다. 그럴 때 우리의 의식은 몸에 단단히 연결되어 있지 않고 다른 곳을 떠돈다. 아마 당신도 이런 경험이 있을 것이다. 예를 들어 차를 운전해서 출근했지만, 도중에 어디를 어떻게 지나서 최종 목적지에 도달했는지 기억이 나지 않을 때가 그렇다. 이른바 '자동 운전'을 한 것이다. 이처럼 누구나 다른 생각에 골몰한 채 무심코 어떤 행위를 할 때가 있다. 이런 현상은 의식이 몸보다 마음에 머무를 때 일어난다.

이런 예도 있다. 오랜만에 남편과 단둘이 시간을 보내려고 아기를 육아 도우미에게 맡기고 외출을 했는데, 그녀에게 중요한 전달 사항을 일러주는 걸 깜빡했다. 마음은 당황스러움과 놀라움으로 조바심이 났다. 몸은 남편과 데이트를 하지만 정신은 온통 집에 있는 아기와 육아 도우미에게 쏠려 있을 것이다.

만약 당신이 운동선수나 댄서라면 몸에 집중하는 일이 남보다 친숙하게 느껴질 것이다. 하지만 대부분의 사람들은 몸은 마음의 도구일 뿐이라고 생각한다. 즉 키보드를 두드려 문서를 작성하고, 다른 곳으로 이동하고, 음식을 만드는 데 도움을 주는 게 몸이라고 생각한다. 하지만 기뻐하자! 당신은 임신 덕분에 평소보다 훨씬 더 몸에 잘 집중할 수 있다.

임신은 몸에 엄청난 변화를 가져오며, 이런 이유로 임신부는 자신의 몸에 집중하지 않을 수 없다. 실제로 아기를 가진 아홉 달 동안 임신부는 끊임없이 자신의 몸을 관찰하고 점검한다. 그러니 임신에서 출산에 이르는 동안 자신의 몸과 가까워지는 과정이 그리 편안할 리는 없다. 물론 아기를 출산한 후에도 이 불편함은 끝나지 않는다. 하지만 이런 상황에 직면하여, 현재에 머무르고 의식의 뿌리를 몸에 두는 연습을 하는 것은 특별한 기회이자 행운이다. 당신의 현재는 물론이고, 엄마로서의 남은 인생도 풍요롭게 만들어줄 훌륭한 삶의 기술을 배우게 된 것이다.

몸에 머무르기

그런데 몸에 머무르는 게 왜 위대한 일일까? 바로 몸은 우리와 아기를 연결하는 가장 기본적인 도구이기 때문이다. 특히 아기가 태어난 첫해는 마음보다 몸이 가장 핵심적인 의사소통의 도구로 사용된다. 엄마는 아기에 대한 대부분의 정보를 몸이나 몸의 감각을 통해서 얻을 수 있다.

아기에게 정보를 전달하는 것 역시 엄마의 몸을 통해 이루어진다. 엄마의 얼굴 표정, 엄마의 온기, 엄마의 손길, 엄마의 목소리, 엄마의 몸에서 나오는 긴장이나 이완의 정도가 모두 아기에게 소중한 정보로 입력된다. 엄마의 몸은 아기를 양육하고 가르치는 가장 기본적인 원천이다. 아기에게 젖병으로 젖을 먹일 때조차도, 아기와 엄마가 서로 피부를 접촉하는 과정은 매우 중요하다.

아기는 이 시기에 엄마에 대한 모든 것을 알아가며, 엄마를 통해 세상을 배운다. 이때는 아기의 뇌에 평생 사용할 '신경전달 체계'가 완성된다. 즉, 아기 뇌의 폭발적인 성장기에 엄마의 몸과 아기의 몸은 서로 활발하게 의사소통을 한다. 그런데 이 시기의 의사소통은 개념보다는 감각과 감성으로 이루어진다. 언어를 말이 아니라 신호로서 습득한다는 건 정말 경이로운 일이다. 아기가 배우는 언어는 말이나 손짓으로 하는 게 아니라 몸 전체로 전달하는 언어다.

이처럼 몸은 의사소통에서 매우 중요하며, 특히 자기인식의 중심부로서 각별한 의미를 가진다. 일례로 우리는 주의가 산만하거나 다른 생각에 사로잡혀 몸에서 멀어질 때, 뭔가에 잘 부딪히고 물건을 떨어뜨리며 고속도로에서 출구를 제대로 빠져나가지 못하는 일이 벌어진다. 이와 마찬가지로 당신이 딴 생각에 빠져서 의식이 몸을 벗어나면, 아기가 보내는 중요한 신호를 놓칠 수밖에 없다.

내 친구 사만다는 이런 일을 겪었다. 하루는 그녀의 아이가 느닷없이 괴롭게 울기 시작했다. 놀란 사만다는 아기의 기저귀를 확인하고, 젖을 먹이고, 트림도 시켰다. 또 아기 몸에 꽉 죄는 부분이 없는지 살폈다. 평상시와 다르거나 수상한 점은 눈에 띄지 않았다. 사만다는 계속해서 아기를 관찰하며 생각을 이어나갔고, 결국 아기가 피곤하기 때문이라는 것을 알아차렸다. 아기가 낮잠 자는 시간이 조금 지났고, 더욱이 아기가 자고 싶을 때 하는 행동 – 손등으로 눈을 비비는 동작 – 을 보였기 때문이다. 사만다는 침착하게 현재에 집중했기 때문에 상황을 있는 그대로 알아차릴 수 있었다. 그런데 잠시 뒤, 사만다 자신의 몸에서도 이상 신호가 왔다. 근육 마디마디가 마치 바이올린의 줄처럼 팽팽해졌다는 것을 알아차렸다. 어깨는 구부정해지고, 움직임은 뻣뻣했으며, 심지어 얼굴 근육에서는 살짝 경련이 일어났다. 사만다는 자기 자신을 너무 혹독하게 옥죄고 있음을 깨달았다. 공원에서 불편한 벤치에 오래 앉아 있기도 했지만, 평상시보다 아기를 오래 보느라 녹초가 되었던 것이다. 사만다는 아기를 빨리 달래고 쉬기로 했다.

사만다는 엄마로서의 새로운 역할을 시작하면서 자신의 몸과 친해지게 되었다고 말한다. 자신의 몸에 일어나는 일을 알아차리기 시작하면서, 그녀는 자신이 평소에 꽤나 긴장하는 편이라는 사실을 발견했다며 놀라워했다. 그녀는 이제 아기가 오줌을 싸면, 아기만 관찰하는 게 아니라 자신의 몸에서 일어나는 변화를 알아차리고 이완한다. 아기가 울면, 스스로 마음을 편하게 먹고 아기의 배를 쓰다듬으며 심호흡을 한다. 그러면서 자신의 몸을 주시한다. 긴장한 근육을 하나하나 알아차리며, 몸 속 깊이 이완한다. 그녀는 자기 몸에서 긴장이 물러나면 아기를 훨씬 잘 재우고 달랠 수 있다고 말한다.

자신의 몸에 존재한다는 것은 눈앞에 직면한 현실에 집중하며, 아기와 자신에게 무슨 일이 일어나는지 '정보의 원천'으로서 몸의 감각에 집중한다는 의미다. 사만다의 경우, 그녀가 알아차린 정보는 단순했다.

'아기와 나, 둘 다 휴식이 필요하다.'

몸은 중요한 '정보의 원천' 이다

지금 이 순간 온전하게 집중하며 알아차리는 것은 어떤 것일까? 먼저 사용할 수 있는 정보가 엄청나게 늘어날 것이다. 많은 사람들이 '생각하는 마음'의 편견이나 사고방식 등의 필터로 정보를 입수하는 것과 달리, 현재에 온전하게 집중하고 알아차리면 걸러지거나 왜곡되지 않은 순도 높은 정보가 쏟아져 들어오기 때문이다. 따라서 단순히 현재에 관심을 돌리는 것만으로도 엄청나게 많은 정보와 지혜를 얻을 수 있다. 지금 자신에게 어떤 일이 일어나는지 진정으로 알 수 있는 것이다.

'임산부를 위한 마음챙김' 클래스에서 만났던 샐리의 예를 들어보자. 샐리는 임신한 지 7개월째였다. 그녀는 날마다 꽤 많은 시간 동안 자신의 배를 문지르고, 아기에게 말을 걸었다. 그녀의 뱃속에 있는 작고 귀여운 태아는 이리저리 움직이고, 몸을 흔들고, 발로 차며 엄마의 말에 답했다. 또 길고 느리게 손발을 펴거나 몸을 뒤집는 것으로 말을 걸기도 했다. 그러던 어느 날, 샐리는 자기 배가 지난 몇 주에 비해 별로 커지지 않았다는 것을 발견했다. 오히려 작아진 것처럼 보이기도 했다. 샐리는 뭔가 이상하다고 여기고, 다음 날 병원에 가려고 했다. 그런데 바로 그날 이상한 신호가 왔다. 샐리는 여느 때처럼 배를 문지르고 노래를 부르며 아기에게 말을 걸었다. 그런데 뭔가 이상했다! 아기가 너무나도 조용한 것이다. 그녀는 결코 정상적인 상황이 아니라고 느껴 즉시 병원으로 달려갔다. 검사 결과 샐리의 양수는 수위가 너무 낮아 위험했고, 조산 가능성을 보였다. 더욱이 아기의 심장박동은 매우 느려 정상적으로 자라지 못했다. 의사는 즉시 응급 제왕절개술을 시술했다. 샐리는 겨우 900그램에 불과한 작은 딸을 출산했다(다행히 샐리의 딸 클레오는 이제 만 열 살이 되어 씩씩하게 잘 뛰어놀고 있다!). 샐리는 자신의 몸에서 보내는 신호를 즉시 알아차린 덕분에 딸과 자신을 위기에서 구한 것이다.

이처럼 자신의 몸에 집중하면 외부의 메시지를 훨씬 더 많이, 더 쉽게 들을 수 있다. 수분이 부족한 탈수 상태, 저혈당, 수면 부족, 막 몸살이 날 것 같은 이상 신호를 훨씬 빨리 알아차릴 수 있는 것이다. 우리의 몸은 끊임없이 자신의 환경과 능력에 대해 아주 세세한 신호를 준다. 이 모든 신호는 매우 명확하지만 우리는 이런 기본적인 신호에 너무 둔감하다. 지속적으로 몸과 몸의 감각에 대해 알아차린다면 불필요한 고통을 효과적으로 예방할 수 있다.

또한 몸은 몸 자체에 대한 정보의 원천만은 아니다. 몸은 지금 이 순간 나 자신을 포함하여 주변 환경이나 인간관계에서도 무슨 일이 일어나는지 알려준다. 어떤 종류의 죄책감이나 감정은 의식에 떠오르지 않고 그저 몸으로만 알아차릴 수 있을 때도 있다.

일례로 당신은 보모나 육아 도우미, 유아원을 이런 감각을 활용하여 선택할 수 있다. 이 과정에서 자신의 몸에서 일어나는 감각을 알아차리는 것은 매우 도움이 된다. 후보자들이 가진 모든 자질과 능력을 직관적으로 꿰뚫어볼 수 있다. 물론 친구나 가족에게 누가 아이를 돌보는 게 더 나은지 의견을 물어보거나 대행 회사에 여러 가지를 확인해도 좋다. 그러나 이런 기본적인 점검사항 외에도, 자신의 몸에 물어볼 수도 있다. 누군가를 만나서 면접을 볼 때, 몸과 마음을 차분하게 가라앉히고 어떤 일이 벌어지는지 주시해보자. 긴장이 되는가, 모든 상황이 좋아 보이지만 뭔가 꺼림칙한가, 마음이 열리는가, 몸이 위축되는가, 왠지 분위기가 처지는가, 아니면 편안하고 안전한 느낌이 드는가? 이처럼 자신의 몸과 마음의 상태가 잘 일치되는지 살펴보는 것도 도움이 된다. 마음으로는 좋다고 생각하지만 몸이 아니라고 느낄 때도 있다. 그러면 당신은 결정을 유보하는 게 좋다.

내가 마음으로 얻는 정보보다 몸으로 얻는 정보가 우월하다고 말하는 것은 아니다. 하지만 분명히 몸은 마음이 알아차리지 못하는 것을 느낀다. 이에 대한 가치는 이루 말할 수 없이 크다. 당신이 개념이나 분석으로 얻는 지혜와 더불어 몸이 말하는 본능적인 지혜에 접속할 수만 있다면, 어떤 상황에서든 유용한 정보를 두 배 이상 얻을 수 있다.

나는 당신이 현재에 머무르고 몸에 머무를 때, 엄마로서 가장 숙련되고 진실해질 것이라고 확신한다. 이를 통해 아기와 진정으로 교감을 나눌 수 있으며 아기가 원하는 것을 신속하게 채워줄 수 있다. 나아가 다음에서 말하는 것들을 지침으로 삼기 바란다.

- 당신의 몸은 아기와 당신을 하나로 이어주는 연결고리다.
- 몸에 집중한 상태로 아기에게 메시지를 보내라. 아기의 메시지를 알아차릴 때도 그렇게 하라. 다른 데 마음을 빼앗겨 몸에서 벗어난 상태로 아기와 의사소통을 하지는 마라.
- 우리 몸의 오감과 본능을 자신과 아기의 상태, 현재 상황을 이해하는 '정보의 원천'으로 삼아라.
- 중요한 결정을 내릴 때는 당신의 몸에서 우러나는 통찰력과 '생각하는 마음'의 지혜를 모두 동원하라.

몸에 집중하는 법

이 연습은 어디에서 무엇을 하든지 몸에 빨리 집중할 수 있도록 도와줍니다. 이것을 실생활을 통해 연습하고 몸에 익히면 많은 도움이 될 것입니다.

먼저 몸에서 호흡을 느껴보세요. 호흡이 가장 잘 느껴지는 부위는 어디인가요? 가슴, 목, 아니면 코 주변인가요? 바로 그곳에 집중하여 심호흡을 합니다. 이제 당신이 '존재의 중심'이라고 부를 수 있는 신체의 한 곳을 정하고, 거기에 존재하세요. 대체로 많은 사람들은 가슴에서 치골에 이르는 가상의 선을 긋고, 그것을 '존재의 중심'으로 삼습니다. 실제로 신체의 정중앙에 해당하는 곳이기도 하지요. 이제부터 의식을 이곳에 집중하세요. 몸이 더 가벼워진다고 느끼고 엉덩이 쪽으로 집중하세요. 그리고 허벅지를 이완합니다. 그 다음에는 발쪽으로 집중합니다. 숨을 들이마시고, 머리를 어깨 위에 가볍게 놓는다는 느낌으로 이완합니다. 마음의 눈을 통해 몸 전체를 바라보세요. 물이 스펀지를 적시듯 당신의 관심이 몸을 흠뻑 적시도록 합니다. 몇 분 동안 편안하게 호흡을 하면서 최대한 당신의 관심이 온몸으로 번져가도록 합니다.

마음챙김은 아기의 욕구에 맞춰 엄마가 스스로를 조율하는 능력을 향상시킨다.
그것은 아기가 보내는 신호뿐 아니라 엄마 자신의 몸에서 일어나는 신호를
잘 알아차릴 수 있도록 돕는다.

3장

마음챙김 응용하기
아기와 교감하는 연습

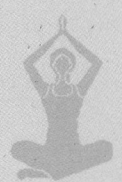

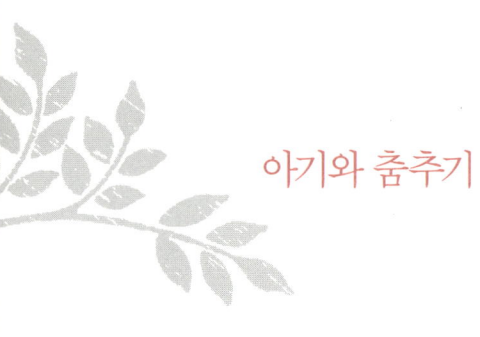

아기와 춤추기

임산부를 위한 마음챙김의 목표는 매 순간 '지금 여기'에 머무르며 아기와의 유대감을 유지하는 것이다. 그런데 앞서 지적했듯이 우리는 언제나 현재와 자신의 몸에 머무르고 있다. 조금만 더 진지하게 생각하면, 자신이 '지금 여기'에 머무르지 않고 다른 곳에 있다는 가정을 오히려 의아하게 여길 수 있다(하지만 의식의 차원에서는 꼭 그렇지 않다). 같은 이치에서 임산부는 언제나 아기와 교감을 나누고 있다. 그들이 그렇게 느끼든 느끼지 않든 말이다. 이 상황에서 마음챙김으로 임산부는 아기와의 유대감을 더욱 단단하고 강력한 것으로 만들 수 있다.

아기와 교감하기란?

마음챙김의 이치와 마찬가지로 아기와 억지로 교감할 필요는 없다. 이미 당신은 아기와 교감의 끈을 가지고 있으며 교감하고 있기 때문이다. '임산부를 위한 마음챙김'은 현재에 깨어 있으며, 아기와의 교감이 이미 이루어지고 있음을 알아차리는 것이다. 또한 당신과 아기 사이에 존재하는 자연스러운 교감의 끈을 최적의 상태로 만들고 유지하는 일이다. 그 원리는 간단하다. 자신이 만든 '생각의 덫'에서 빠져나와 모든 일을 있는 그대로 꾸밈없이 바라보는 것이면 충분하다. 다만 애쓰지 않아도 아기와의 유대감을 자연스럽게 이어가려면 몇 가지 선행되어야 할 조건이 있다. 그 조건을 하나씩 짚어보자.

동조하기

엄마로서 현재에 집중하는 것은 아기에 대한 '동조(attunement)' 행위의 주춧돌이 된다. 즉 아기가 엄마에게 보내는 감정과 욕구를 알아차리기 위한 선행 조건인 셈이다. 아기에게 동조하는 일은 마치 두 개의 소리굽쇠가 서로 반응하는 것과 같다. 아기는 자기만이 지닌 독특한 음조로 소리를 낸다. 그러면 엄마는 그 소리에 공명을 일으켜 엄마만의 표정, 음색, 개성을 동원하여 다시 아기에게 반응한다. 마치 아기에게 이런 말을 건네는 것과도 같다.

"그래, 아가야. 난 네가 무엇을 느끼는지, 무엇을 보는지, 무엇을 듣는지 알고 있단다."

이런 방식으로 아기는 엄마와 수많은 커뮤니케이션을 하며, 그 과정에서 자기 존재감(sense of self)을 발달시킨다. 또한 자신의 감정을 어떻게 처리하는지 배우기 시작한다.

예를 들어, 당신이 아기를 무릎 위에 올려놓고 놀아주고 있는데 마침 전화벨이 울렸다고 가정하자. 당신은 전화 통화를 하느라 온전히 아기에게 집중할 수 없다. 하지만 아기는 자기와 놀아달라고 보챈다. 당신은 전화를 받으면서도 눈으로는 여전히 아기의 행동을 주시한다. 아기는 인상을 찌푸리며 고개를 쳐들고 버둥대기 시작한다. 이때 여러 가지 선택을 할 수 있다. 가령 손으로 아기를 토닥거리거나 어루만지면서 계속 전화를 받을 수 있다. 친구와 모처럼 통화를 하는 중이라 자기도 모르게 짜증이 나서 몸은 뻣뻣해지고 목소리가 커질 수도 있다. 아니면 아기가 얼굴을 찡그리며 몸을 버둥거리는 걸 보고 친구에게 잠시 후에 다시 전화하겠다고 양해를 구할 수도 있다. 당신은 전화를 끊고 혹시 아기에게 무슨 문제는 없는지 아기의 몸을 이리저리 살필 것이다. 억지로 전화를 끊었던 게 속상해 눈살이 찌푸려질지도 모른다.

 이런 선택들 가운데 어느 쪽이 더 낫다고 말할 수는 없다. 어쨌든 이 순간을 알아차린다는 것은 아기가 어떤 상황인지를 있는 그대로 알아차리고, 엄마로서 어떻게 반응해야 할지를 결정하는 데 도움을 준다.

 다만 아기의 상태에 무조건 맞추는 것이 이상적인 '동조 하기'는 아니다. 가령, 아기가 화를 낼 때 엄마도 따라서 화를 내는 것이 바람직한 동조는 아니라는 것이다. 이때 적절한 태도는 자신이 화난 것을 엄마도 알고 있다는 걸 아기가 인지하도록 하고, 아울러 아기가 그 화를 다스릴 수 있도록 이끌어주는 것이다. 이를 테면 엄마는 아기를 포근하게 감싸 안고 평화롭고 나지막한 목소리로 화를 다독여줄 수 있다. 이때 중요한 것은 상황을 있는 그대로 온전히 받아들이는 마음챙김의 자세다.

아기가 당신에게 전달하고자 하는 메시지가 무엇인지를 정확하게 알아차리려면 현재에 머무르며 마음챙김의 태도를 유지해야 한다. 아기는 끊임없이 엄마에게 메시지를 보낸다.

"답답해요. 뒤집어 주세요. 엎드리고 싶단 말이에요!" "이제 앉고 싶어요." "피곤한데 잠이 안 와요." "기저귀가 젖었어요. 기분 나빠요. 갈아주세요!"

당신이 매 순간 아기의 메시지를 정확히 알아차리기는 어렵다. 때로는 그저 자기 기분에서 비롯된 엉터리 추측을 할 때도 있다. 하지만 가장 중요한 점은 당신이 아기와 대화를 나누고 있다는 걸 아기에게 알리는 일이다. 이렇게 말해보자.

"알았어, 우리 아기 많이 불편하구나. 하지만 걱정 마. 우린 한 팀이잖아. 어떻게 하면 좋을지 생각해보자."

엄마가 보내는 이런 '동조 반응'이 반복될수록 아기의 내면에는 자신이 안전하다는 안정감이 차곡차곡 쌓여간다. 물론 이것이 한두 번의 커뮤니케이션으로 이루어지는 일은 아니다. 셀 수 없을 정도로 많은 사소한 의사소통이 반복되어야만 아기는 안정된 자기 존재감을 확립한다. 그렇다고 언제나 아기에게 '동조 반응'을 보일 필요는 없다. 그것은 불가능한 일이다. 다만 아기와의 커뮤니케이션에 적극적으로 몰두하겠다는 결심이 중요하다. 당신이 현재에 머무르며 아기와의 연결고리를 잃지 않으려고 노력한다면 아기가 보내는 메시지를 신속하게 알아차리고 동조할 수 있는 능력은 점점 더 커질 것이다. 당신과 아기는 언제나 지금 이 순간에 존재한다. 그러니 '지금' 알아차려라.

흉내 내기

동조하기와 마찬가지로 흉내 내기 역시 엄마가 아기에게 주의를 집중하는 효과적인 방법이다. 엄마는 아기와 소통하기 위해 '아기의 말'을 배워야 한다. 그것은 언어가 아니라 몸짓이나 표정, 소리(옹알이나 울음, 딸꾹질 같은)로 표현된다. 사실 흉내 내기는 아기의 행동을 유심히 관찰하다가 그것에 몰입할 때 저절로 일어난다. 아기가 메시지를 보내면 엄마는 그것에 반응한다. 이를 테면 아기가 딸꾹질을 하고 제 소리에 놀라면 엄마도 웃으며 딸꾹질을 따라 한다. 또 아기가 눈을 크게 뜨면 엄마도 일부러 눈을 크게 떠서 반응한다. 이렇게 아기의 동작을 흉내 내서 보여주는 것이 '아기 식'의 놀이다. 엄마는 아기에게 세세히 관심을 기울이고 있으며, 아기가 보내는 메시지를 인지하고 있다는 것을 몸을 통해서 보여주는 것이다. 저명한 소아과 의사인 베리 브래젤톤과 버틀랜드 크래머는 자신들의 저서에서 다음과 같이 밝혔다.

> "엄마는 '흉내 내기'를 통해 '아기의 리듬'을 배우며, 아기에게 집중할 수 있는 능력의 밑바탕을 형성한다. 즉 아기의 신호를 알아차리고 때맞춰 반응하는 능력을 키우는 것이다. 또한 엄마는 흉내 내기를 반복하면서, 아기가 어떨 때 외면하고 어떨 때 동조하는지 터득한다. 그것을 통해 엄마는 아기가 하는 사소한 몸짓이 각각 어떤 의미를 담고 있는지 알며,

그러한 몸짓 언어를 사용하여 아기의 행동을 이끌 수도 있다. 가령 아기가 웃음을 터뜨리면 엄마는 더 크게 웃어 보임으로써 아기에게 '웃음'이라는 감정과 표현을 가르친다. 또 아기가 옹알이를 하면 엄마는 그것을 정확한 단어로 바꾸어 말함으로써 아기가 다시 엄마를 흉내 내도록 유도한다. 엄마는 흉내 내기를 통해 '아기의 리듬'에 동조하고, 그것을 통해 아기의 세계에 들어가는 것이다."

마음챙김은 이 모든 일을 가능하게 만드는 원천이다. 때로는 마음챙김만 잘 해도 이런 일들이 저절로 이루어진다. 왜냐하면 엄마가 현재와 자신의 몸에 머무르면 아기가 보내는 신호에 반응하는 감수성과 순발력이 저절로 향상되기 때문이다. 반면에 엄마가 '생각하는 마음'에 빠져 있으면 아기와 커뮤니케이션하는 능력은 퇴보할 수밖에 없다.

융통성

엄마가 '지금 여기'에 머무르면서 아기와의 유대감을 유지한다고 해서, 항상 아기와 육체적으로 접촉하거나 아기와 눈을 맞춘다는 의미는 아니다. 엄마가 아기의 모든 행동을 주시하거나, 아기의 일거수일투족에 맞출 필요는 없다. 여기에는 '융통성'이라는 센스가 필요하다.

때때로 아기가 엄마와의 접촉을 피하고 싶어 하면, 기미를 알아차리고 적당한 거리로 물러나야 한다. 아기의 발달을 바란다면 아기가 독립심을 키울 수 있는 적절한 기회가 필요하기 때문이다. 하지만 이런 순간에도 엄마가 평상시 마음챙김을 잘 해왔다면, 엄마와 아기가 각자 다른 관심사에 몰두하더라도 여전히 함께 있는 듯한 느낌을 받을 것이다. 아기와의 교감이 잘 이루어지면 엄마와 아기는 굳이 접촉하지 않아도 서로가 단단하게 연결되어 있다는 안정감을 느낀다. 언제 어디서든 현재에 머물며, 아기와의 끈을 놓치지 않는다.

아기의 발달을 좌우하는 '춤'

임신과 출산이 순조롭게 이루어지려면, 엄마와 아기의 호흡이 잘 맞아야 한다. 탱고를 잘 추려면 두 사람의 호흡이 조화를 이루어야 하는 것처럼 엄마와 태아가 호흡을 맞추는 춤은 굉장히 중요하다. 아기가 장기적으로 어떻게 발달할지를 좌우하는 결정적인 춤이기 때문이다.

태아에게 영향을 미칠 수 있는 결정적인 요소는 너무 많다. 하지만 유전자적인 요소를 빼면 대부분의 요소가 엄마와 태아의 상호작용에서 비롯된다. 그래서 아기를 가진 임신부들은 살얼음 위를 걷는 심정으로 태교에 힘쓰는 한편, 태아에게 무슨 일이 일어나는지 세세하게 알아차리려고 노력한다.

앞서 말했던 '풍선과 상자' 이야기를 다시 떠올려보자. 여기서 말하는 상자는 단지 자신의 경험만을 담는 도구가 아니다. 그것은 엄마와 아기의 경험을 동시에 담는 도구다. 어떤 의미에서 엄마의 역할은 아기의 발달을 위해 최적의 방법을 찾을 수 있도록 엄마와 아기가 상호작용할 수 있는 공간을 창조하는 것이다(엄마로서 살아가다보면 신경을 쓰지 못하지만, 자신이 더 성숙하고 발전한다는 사실을 알고 놀라게 될 것이다).

소아과 의사이자 정신분석학자인 D. W. 위니콧D.W.Winnicott은 '지지대상 이론(transitional Object: 생후 4~18개월까지 아기에게 어떤 대상은 자아와 거의 동일시되며 아기가 자아의 일부로 여긴다는 이론 – 옮긴이)'으로 유명한데, 그는 아기들이 인형이나 담요에 집착하는 이유를 설명했다.

"아기들은 흔히 곰 인형이나 담요 등 아끼는 물건을 엄마에게서 받는 위로나 안정감의 중간 매개체로 삼아서 의지하는 경향이 있다. 그런 중간 매개체에 의지하여 아기는 어느 정도 자신을 제어할 수 있다."

또한 위니콧 박사는 엄마와 아기를 연결하는 이러한 환경을 '보듬어주는 환경(Holding Environment)'이라고 불렀다. '보듬어주는 환경'이란 엄마와 아기 사이에 존재하는 육체적·심리적 공간으로, 아기와 엄마가 서로 교감하면서 형성된다. 물론 처음에는 보듬어주는 환경을 만들고 유지하는 역할은 엄마가 전적으로 책임져야 한다. 엄마는 현재에 머무르며 알아차리고, 아기와의 교감을 유지하고 조절해야 한다. 하지만 아기가 태어난 지 서너 달이 지나면 조금씩 변화가 일어난다. 때로는 아기가 엄마와의 춤을 리드하기도 한다. 나아가 아기 스스로 보듬어주는 환경을 만들고 유지하는 데 많은 기여를 한다. 아기는 엄마의 얼굴 표정이나 감정, 심지어 엄마가 가진 생각의 패턴까지 유도한다. 엄마의 생리 현상을 이끌어낼 때도 있다. 아기가 우는 소리를 듣고 젖을 물려본 엄마라면 내 말이 무슨 뜻인지 대번 이해할 것이다.

그런데 보듬어주는 환경을 유지하기 위해 엄마가 반드시 해야 할 일이 있다. 무슨 일이 생겨도 아기를 보듬고 안아주는 것이다. 아기가 화를 내고, 짜증을 부리고, 엄마를 공격(?)해도 잘 버텨야 한다. 이것은 마치 아기와 태권도나 쿵푸 같은 동양 무술을 하는 것과도 같다. 이런 종류의 무술은 자신의 힘으로 상대를 제압하는 것이 아니라, 상대의 힘을 역이용한다. 그러려면 아이가 반응할 때를 알고 어떻게 힘을 되돌려줄지, 억센 공격을 맞받아치는 게 아니라 어떻게 피할지를 알아야 한다. 아기와 엄마 자신을 보호하기 위해 유연하고 융통성 있는 자세가 필요한 것이다.

'좋은 엄마'가 되기 위한 마음챙김

하지만 가장 중요한 것은 엄마가 스스로 마음을 편안하게 갖는 것이다. 사실 앞에서 말한 항목들을 완벽하게 해내야 하는 것은 아니니 지레 낙심하거나 좌절할 것도 없다. 엄마가 너무 완벽하게 굴면 아기의 성장을 방해할 가능성도 있다. 그러니 완벽주의의 덫에 걸리지 마라.

위니콧 박사는 "도를 넘지 않는, 충분히 좋은 엄마(good-enough mother)"라는 개념의 창안자로도 유명하다. 이때, '충분히 좋은 엄마'란 아기에게 온전히 몰입하는 엄마 또는 '아기 양육에 최우선으로 헌신하는(Primary maternal preoccupation)' 엄마를 가리킨다. 이런 엄마는 자신의 생각과 느낌, 감각을 포함한 모든 행위를 늘 변하는 아기의 요구에 맞추어 반응한다. 아기가 불편함을 느끼지 않도록 배려하는 것이다.

그렇다고 엄마가 늘 완벽할 수는 없다. 때로는 아기의 요구를 알아차리지 못해 모르고 지나치는 경우도 많다. 가령 아기가 피곤해서 쉬고 싶은데 아기와 '까꿍 놀이'를 계속할 수 있다. 또는 진공청소기를 돌리느라 아기가 우는 것을 듣지 못하기도 한다.

하지만 이런 사소한 실수들이 그리 문제가 되지는 않는다. 오히려 너무 빈번하지만 않는다면, 실수는 아기의 독립성을 키우는 데 도움을 준다. 모든 게 항상 뜻대로만 되지 않는다는 현실 원리에 적응하게 만들어주는 것이다.

아기가 신호를 보내도 엄마가 알아차리지 못하면 아기는 자기 욕구를 스스로 충족시킬 수밖에 없다. 엄마가 너무 완벽하게 아기에게 반응하고 배려한다면(어차피 불가능하다), 아기의 독립성을 발달시키는 데 방해가 될 수 있다. 그러니 완벽한 엄마가 되지 못했다고 스스로를 자책할 필요는 없다. 엄마가 저지르는 사소한 실수는 아기의 발달을 자극하는 자연스러우면서도 정상적인 요소다. 이를 통해 아기는 자율성과 자기 존재감을 강화하며, 스스로 독립적인 욕구를 가진 개체로 인식한다. 아울러 타인에 대한 관심과 자비심을 형성하는 출발점이 된다.

핵심은 그런 실수를 최소화하는 것이다. 엄마의 실수가 아기의 발달을 자극한다지만, 그것도 아기의 연령 및 상황과 조화를 이루어야 한다.

백신처럼 아기가 견뎌낼 수 있을 만큼만 약을 처방하는 것이다. 엄마의 실수가 아기의 발달에 긍정적으로 작용한다고 해서, 아기가 밤새워 우는데도 방치하라는 의미는 아니다. 위니콧 박사는 이렇게 조언했다.

"엄마가 '보듬어주는 환경'을 약간 느슨하게 유지할 수도 있다. 하지만 결코 아기가 스스로 처리할 수 없는 정서적·육체적 요구를 외면해서는 안 된다."

아기를 내버려두는 간격이 너무 길면 독립성을 형성하는 데 방해가 되며, 확고한 자기 존재감을 형성하는 데도 문제가 발생한다. 엄마는 너무 완벽해지려는 덫에 걸려서도 안 되지만, 안이한 낙천주의('그래도 괜찮겠지, 뭐')에 빠져서도 안 된다. 물론 아기가 성장함에 따라 엄마는 아기가 불편해 하더라도 즉시 대응하지 말고 한 발 물러날 필요가 있다. 엄마는 현재에 머무르면서 그 상황을 알아차리는 일부터 해야 한다. 동시에 아기가 저 혼자 처리할 수 있는지 살펴보는 것도 잊지 말자.

마음챙김은 아기의 욕구에 맞춰 엄마가 스스로를 조율하는 능력을 향상시킨다. 그것은 아기가 보내는 신호뿐만 아니라 엄마 자신의 몸에서 일어나는 신호를 잘 알아차릴 수 있도록 돕는다. 엄마는 마음챙김을 통해 아기의 신호를 알아차리고, 그 신호에 어떻게 대처할지 현명하게 결정해야 한다. 아기가 스스로 불편함을 해소하도록 할 것인지, 아니면 엄마가 나서서 불편함을 덜어줄 것인지 잘 구분해야 한다.

마음챙김을 하면 아기가 보내는 메시지를 섬세하게 헤아리는 능력도 향상된다. 가령 아기가 우는 소리가 "난 지금 불편해. 하지만 어떡하든 내가 뭔가 해보려고 해!"인지, "엄마, 지금 당장 어떻게 좀 해줘! 정말 못 참겠단 말이야!"인지를 직감적으로 판단할 수 있다.

예를 들어 아기가 혼자 있고 싶어서 엄마를 귀찮게 여긴다면, 엄마는 얼른 심호흡을 한 다음 아기 스스로 방법을 찾도록 도와줘야 한다. 온 종일 육아에 대한 강박관념으로 가득 차 있으면, 정작 아기에게 도움이 절실할 때와 그렇지 않을 때를 구분하지 못할 수 있다. 그러니 항상 알아차려라.

날마다 하는 마음챙김

앞서 '앉아서 하는 마음챙김 명상'과 요가와 걷기명상 등 '움직이며 하는 마음챙김' 등을 소개했다. 그 수련들을 수시로 연습하여 마음챙김의 근육을 단련하는 게 좋다. 그러면 마음챙김이 더욱 친숙하게 몸으로 스며들고, 뇌 기능까지도 변화할 것이다.

여기서는 따로 시간을 낼 것 없이 일상생활에서 마음챙김을 연습하는 방법을 안내한다. 중요한 점은 날마다 한두 가지씩 일상의 평범한 행위를 마음챙김의 영역으로 가져오는 것이다. 어떤 일이든 상관없다. 글을 쓰든, 화장을 하든, 아기를 목욕시키든, 부엌을 청소하든 무엇이라도 좋다. 다음에 예로 드는 '기저귀 갈기'를 마음챙김으로 활용하는 것도 바람직하다.

마음챙김을 하며 기저귀 갈기

기저귀 갈기는 정말 엄청난 일입니다. 기저귀는 삶을 처음 시작하는 아기의 상징물과도 같습니다. 엄마인 우리도 아기 시절에는 기저귀를 찼겠지요. 그런데 이렇게 꼭 필요한 기저귀를 아기들이 썩 좋아하는 것 같지는 않네요. 아기가 기저귀를 벗으려고 버둥대는 바람에 기저귀를 채우려는 엄마는 진땀이 나고 가끔 화도 나지요. 하지만 기저귀 갈기는 엄마와 아기가 서로 유대감과 결속력을 확인하는 좋은 기회입니다. 엄마와 아기의 눈이 마주치며, 피부와 피부가 맞닿습니다. 공중 화장실이나 공공장소의 탁자 위에서 기저귀를 갈 때는 주변 환경이 여의치 않아서 불편함은 더 커집니다. 이런 상황에서도 아기는 자기 나름대로 어떻게 대처해야 하는지 학습합니다. 다음 번에 기저귀를 갈 때는 이렇게 해보는 건 어떨까요?

다짜고짜 기저귀를 갈지 않는 게 좋습니다. 기저귀를 갈기 전에 아기에게도 마음의 준비를 시켜주어야 합니다. 아기를 한동안 꼭 안고서 느긋하게 심호흡을 몇 차례 반복합니다. 그런 다음 아기를 바라보며 이렇게 말해보세요. "자, 이제 기저귀를 갈자." 이처럼 무엇이든 변화가 있을 때는 사전에 신호를 주는 것이 좋습니다. 예를 들어 옷을 갈아입혀야 할 때도 이런 방식은 유용합니다.

이제 아기를 바닥에 눕히고, 아기의 배나 다리에 손을 얹고 아기와 교감을 나눠보세요. 이때 엄마는 마음챙김의 태도를 가져야 합니다. 즉 호흡과 몸의 감각을 알아차려야 합니다. '마음챙김 요가'를 할 때와 마찬가지로 마음을 열고, 현재에 집중하며, 판단하지 않고, 모든 것을 받아들이며, 회피하거나 저항하지 않고, 호기심과 자비심을 가지고 아기와 모든 것을 나누는 것이지요. 당신과 아기가 서로 연결되어 있음을 알아차려야 합니다. 아기와 눈을 맞추면서, 둘이 한 팀이며 함께 있음을 알아차려 보세요. 마음속으로 이렇게 말하는 것도 좋습니다. '아가야, 우리 둘은 함께한단다. 나는 그것을 느낀단다.'

그렇다고 '기저귀 갈기'가 너무 거창할 필요는 없습니다. 단지 몇 분 동안 심호흡을 하며 아기와의 유대감을 알아차리기만 하면 됩니다. 아기 옷을 벗기는 과정은 평소보다 천천히 하는 것이 좋습니다. 충분히 시간을 가지세요. 설령 시간에 쫓기는 상황이라고 해도, 허둥대는 것보다는 천천히 하는 게 더 효율적입니다. 아기 옷의 단추를 끄르고, 바지를 벗기세요. 여기저기 아기 똥이 묻어도 당황하지 마세요. '어휴, 도대체 이게 뭐람?' 하고 생각하는 순간 더 화가 납니다. 이젠 아실 겁니다. 그냥 일어나는 모든 일을 꾸밈없이 받아들이는 겁니다.

아울러 기저귀를 가는 모든 과정을, 친근함과 호기심과 탐구심을 가지고 대합니다. 기저귀를 가는 데 재미를 느껴보시기 바랍니다. 아기 옷을 벗기고, 몸에 묻은 것을 닦아내고, 새로운 기저귀로 교체하는 동안 아기의 표정이 어떻게 변하는지 보세요. 기저귀를 다 갈았으면 한동안 당신의 피부와 아기 피부가 맞닿을 수 있는 시간을 가지세요. 뺨을 아기의 배에 비빈다든지, 아기 발에 '쪽' 하고 뽀뽀를 하는 것이지요. 엄마의 몸짓에 아기가 발버둥을 치거나 까르르 웃는 걸 보세요.

기저귀를 갈고 옷을 입힌 다음, 아기를 다시 한 번 꼭 안아주세요. 기분 좋은 콧노래를 흥얼거리거나 "아가야, 엄마는 너를 사랑한단다"라고 말해보세요. '기저귀 갈기'라는 과제를 성공적으로 해냈다는 안도감을 아기도 충분히 만끽할 수 있도록 도와줍니다. 마지막으로 과제가 끝났다는 구체적인 신호를 다시 보냅니다. 아기에게 이렇게 말해주세요.

"자, 이제 다 끝났단다!"

● ●

좋은 엄마가 되기 위한 가장 중요한 조건은 어떤 상황이 벌어지든 그것을 바꾸고, 저항하고, 회피하려는 대신 그저 알아차리며 현재에 머무는 능력을 갖추는 것이다. 기저귀를 다 갈았다면 한동안 쉬면서 아기에게 안도감을 느낄 수 있는 시간을 주는 게 바람직하다. 행위가 끝났다는 신호를 주는 것이다. 이 모든 순간이 마음챙김이다. 아기에게 이렇게 말을 건네라.

"엄마는 여기 있어. 우리는 이렇게 함께 있어. 너에게 무슨 일이 생겨도 걱정하지 마. 엄마가 다 처리해줄게."

이런 안정감은 훗날 아기가 세상을 바라보는 방식에도 많은 영향을 미친다. 아기가 세계관을 형성하는 밑바탕이 되는 것은 물론이다.

아기와 완전하게 소통하는 마음챙김

진정한 교감을 나누기란 쉽지 않다. 그것은 당신이 현재와 몸에 머문 채로, 타인과 유대감을 나눌 때라야 가능하다. 우리는 지금 아기를 대상으로 그것을 연습하지만, 한번 이런 태도를 가지면 다른 사람과의 관계에서도 엄청난 힘이 된다. 게다가 당신은 축복과도 같은 모성 본능을 가지고 있다. 하지만 이런 자연스러운 모성 본능이 늘 도움이 되는 것은 아니다. 때때로 모성 본능은 환경에서 비롯된 여러 가지 부정적인 요소와 결합하여, 현재와 몸에 머무는 것을 방해하고, 나아가 아기와의 교감을 어렵게 만든다. 그 부정적인 요소를 하나하나 짚어보자.

① 기분

여성의 산후 우울증은 약 18퍼센트에 이른다. 이것 말고도 미묘한 기분이 일으키는 문제는 셀 수 없이 많다. 이런 기질적 문제 때문에 아기와 엄마의 건강한 교감이 방해받을 수 있다.

② 엄마의 기분 VS 아기의 기분

몇몇 아기들은 극도로 민감한 기질을 가지고 태어난다. 이런 아기는 달래기가 몹시 까다로워서 엄마와의 신체적 접촉이 많이 필요하다. 하지만 민감한 아이들이라고 해서 다 똑같지는 않다. 이런 아이들 중에는 가벼운 신체 접촉도 조심해야 하는 더 민감한 아기들도 있다.

사실 대부분의 엄마들은 아기들이 각기 다른 욕구를 가지고 태어난다는 것을 가볍게 여긴다. 아기들은 으레 모두 같은 것을 원하며, 일반적인 방식으로 달랠 수 있다고 생각한다. 만약 그렇지 않다면, 그 아기가 비정상이거나 문제가 있다고 판단한다. 그래서 만약 자기 아기를 제대로 달래지 못하는 엄마들이라면 아이에게 뭔가 문제가 있는 것이 아니냐는 무책임한 말들을 들어본 적도 있을 것이다. 하지만 아기들이 저마다 다른 기질을 갖는 것은 매우 자연스럽다. 아울러 엄마의 기질과 아기의 기질이 서로 다른 것 역시 충분히 일어날 수 있는 일이다. 우리는 이처럼 '열린 마음'을 가지고 현실을 유연하게 바라보아야 한다. 자칫 스스로 혼란스러워 자기만의 이야기를 꾸며 그것을 믿을 수도 있다.

③ 엄마의 어린 시절

아이들이 자라나는 환경은 제각각이다. 우리 역시 마찬가지였다. 어떤 부모는 다양한 육아 기술을 가졌지만, 그렇지 못한 부모도 많다. 또 어떤 부모는 아이를 학대하거나, 양육을 포기하기도 한다. 또는 갓난아기 시절에는 시큰둥하게 대하다가 아동기로 접어들면서부터 열정적인 관심을 쏟기도 한다. 우리들 중에는 남에게 입양되어 성장한 사람도 있고, 부모가 키울 여건이 안 되어 조부모 밑에서 성장한 사람도 있다. 이것은 모두 그 자체로 좋거나 나쁘지 않다. 부끄러울 것도 없고, 회피할 일도 아니다. 어린 시절을 있는 그대로 받아들여라. 우리가 품는 생각과 실천하는 행위의 조합이 아기와 교감을 나누는 방식에도 큰 영향을 미칠 것이다.

④ 엄마의 스트레스 지수

당신은 균형 잡힌 평온한 삶을 살 수도 있고, 앞이 안 보이는 두려움 속에서 아기를 키우고 있을 수도 있다. 배우자와의 관계도 사람마다 제각각이다. 남편이 먼 지역으로 발령을 받아 주말 부부 생활을 하거나 남편과 얼마 전에 사별했을 수도 있다. 또 최근에 이혼을 했거나 실직을 당해 경제적인 어려움을 겪고 있는지도 모른다. 누구나 살면서 자기가 감당하기 어려운 괴로움을 겪을 때가 있다. 당신이 극심한 스트레스 속에 있다면 아기와 충분히 교감하기는 어렵다.

자신의 반응을 선택하라

앞에서 열거한 요소들은 모두 아기와의 유대감에 좋지 않은 영향을 미친다. 하지만 마음챙김의 관점에서 바라볼 때, 실제로 그 영향을 확대하거나 축소하는 일은 결국 당신에게 달렸다. 반복해서 말하지만 일어나는 모든 상황은 좋은 것도 아니고 나쁜 것도 아니다. 그냥 일어나는 일에 불과하다. 하지만 그것에 대해 불만을 터뜨리고, 저항하고, 무시하고, 의도하는 방향으로 통제하려고 한다면 순수한 경험은 다른 차원으로 변할 것이다.

마음챙김은 외부적인 상황을 바꾸려고 하지 않는다. 그저 상황을 있는 그대로 알아차림으로써 반응하는 방식을 바꾸고자 할 뿐이다.

예를 들어 많은 산모가 산후 우울증을 겪는다. 이 때 마음챙김의 가르침은 그 사실을 부끄러워하거나 무시하거나 그것에 휘둘리지 않는다. 자신이 어떤 상태인지를 꾸밈없이 알아차리는 것이다. 과거에 비슷한 종류의 증상을 앓았는지 여부는 아무런 상관이 없다. 만약 그런 증상을 가진 여성이 모든 것을 잃을 것만 같아서 두려움에 휩싸이거나, 아기에게 무슨 일이 생길지 몰라서 전전긍긍하거나, 자기도 모르게 불쑥불쑥 아기를 해치고 싶은 생각이 든다면 바로 의사를 찾아가 모든 것을 사실대로 말해야 한다.

그것은 당뇨병이나 심장병, 위궤양 같은 질병과 다를 바 없다. 병을 앓으면 그에 맞는 치료를 하면 된다. 마음챙김을 통해 자신이 어떤 증상을 앓고 있는지 알아차리고 그에 알맞게 적절히 조치하라. (알아차림 자체가 질병을 고치는 것은 아니다. 알아차림은 질병을 발견할 뿐이다). 마음챙김을 통해 나에게 이런 증상이 있다는 걸 받아들일 수 있으며, 남에게 도움을 청할 수 있다. 그뿐만이 아니다. 정말로 유쾌하지 않은 상황 속에서도 현재에 머무르며 아기와 교감할 수 있다.

먼저 엄마의 기질과 아기의 기질, 그리고 두 사람 사이의 상호작용을 잘 이해할 필요가 있다. 예를 들어 당신이 매우 활동적이라는 사실을 알아차렸다고 생각해보자. 이리저리 쏘다니는 것을 좋아하며, 새로운 자극을 얻기를 바라고, 음악을 즐겨들으며, 장터나 축제를 좋아한다. 하지만 아기는 반대 성향일 수 있다. 사소한 자극에도 쉽게 피로해지는 체질일지도 모른다. 그렇다면 두 사람은 어떻게 차이를 조화시킬 수 있을까? 아기를 당신처럼 바꾸려고 애쓰거나 반대로 당신이 아기에게 맞춰주기 위해 숨죽여 사는 것은 바람직한 해결책이 아니다. 그보다는 마음챙김을 통해 두 사람 사이의 부조화를 받아들이는 것이 현명하다. 예를 들어 격렬한 활동에 대한 욕구는 외부에서 하는 댄스 교실 등으로 해소하고, 집에 돌아오면 헤드폰을 사용해 음악을 듣는 것이다. 또한 가고 싶은 신나는 축제가 있으면, 아기를 포대기에 잘 싸고 귀마개를 씌워서 아기가 받는 자극을 최소화하도록 배려할 필요가 있다.

반대로 아기가 아주 활동적인 경우도 있다. 엄마와 이야기를 나누며 놀거나 그냥 요람에 누워 있거나 포대기에 싸인 것으로 만족하지 못한다. 어떻게든 뒤뚱거리면서 돌아다니려고 하고, 요람 밖으로 고개를 내밀어 바깥 세상을 구경하려고 한다. 만약 아기의 행동이 너무 지나치다면 의사나 아동심리학자와 상담하는 게 좋지만 문제가 없다면 아기와 조화를 모색하면 된다.

중요한 점은 아기나 엄마 둘 중 하나가 잘못되었다는 걱정에 사로잡히지 말고 서로 조화할 수 있는 새로운 길을 모색하는 것이다. 언제 어디서든 마음챙김을 하면 꾸밈없이 있는 그대로를 보게 된다. 그러면 있는 그대로의 현실에 대하여 반응할 수 있다. 만약 있는 그대로를 알아차리지 못하면 일이 왜 이렇게 되었냐고 한탄하며 상황을 회피하거나 화를 내는 데 에너지를 탕진하고 말 것이다.

당신이 경험한 어린 시절을 바꿀 수는 없지만, 어린 시절의 경험이 육아에 어떤 식으로 영향을 미치는지 알 수는 있다. 정신과학자이며 소아과학자인 다니엘 시걸Daniel Siegel은 다음과 같이 말한다.

"누구나 부모가 되면, 자신이 과거에 지녔던 문제가 자녀 교육에도 영향을 미친다. 완전히 해결하지 않고 지나친 문제는 아이에게 반응하는 방식을 결정하기도 한다. 부모 자식 사이에서 이런 해묵은 문제는 굉장히 쉽게 터진다. 아이를 대할 때 어느 순간 강한 감정적 반응이나 충동적인 행동, 인식의 왜곡, 몸의 생리적 변화 등이 나타날 수 있다. 이렇듯 강렬한 감정에 휩싸이면 상황을 정확히 인식하지 못하며, 융통성도 발휘하지 못한다. 자연히 아이와의 관계나 의사소통에도 악영향을 끼친다. 이런 순간이 오면, 우리는 자신이 바라는 '이상적인 부모상'에 따라 행동하는 게 아니라 '자기 속에 들어 있는 가장 나쁜 면'을 끄집어내는 것처럼 보인다."

물론 마음챙김이 내 가족의 근원적인 문제를 몇 달 안에 말끔하게 해결하는 것은 아니다. 다만 어떤 생각에 사로잡혀서 옴짝달싹 못 할 때, 현재 일어나는 상황에 너무 지나친 반응을 보일 때 그것을 주시하고 있는 그대로 알아차리도록 해준다. 자신이 어떻게 반응하는지를 주시하며, 있는 그대로 내버려두고 지나가도록 하는 것이다. 그러면 과거의 패턴대로 반응하여 어쩔 수 없이 끌려가는 게 아니라 현재의 상황에 맞게 주체적으로 행동할 수 있다. 설령 감정이 폭발하여 이미 어떤 행동을 저질렀다고 해도, 알아차림을 통해 자신에 대한 연민과 아기와의 교감을 복구하여 피해를 최소화할 수 있다.

예전에 나와 거의 비슷한 시기에 임신하여 친해진 아기 엄마가 있었는데, 아기와 3개월 남짓 떨어져 지내면서 우울증과 화병이 생긴 상태였다. 아기와 함께 있고 싶어도 상황이 허락하지 않자 짜증이 늘고 쉽게 흥분했다. 하지만 그녀는 마음챙김과 요가를 하고, 소량의 항우울제를 처방받아 위기를 극복했다. 그녀의 변화는 자신이 '화난 상태'라는 것을 인지하는 데서부터 출발했다. 그녀는 자제력을 잃을 때면 언제나 그 순간으로 되돌아가 현재에 충실하려 했고, 자기가 바라는 '어머니의 상'과 행위를 일치시키는 데 성공했다. 자신을 갉아먹는 부정적인 에너지에 먹이를 공급하지 않자 차츰 그녀가 원하는 방향으로 현실을 이끌고 나갈 수 있었다.

연습

아기와 유대감을 회복하기

아기와의 교감을 잃었다고 느껴질 때 다음 연습을 해보세요. 당신의 의식을 현재에 머무르게 하며, 당신의 몸과 아기와의 연결고리를 회복할 수 있습니다.

임신한 상태라면 자신의 배에, 출산을 했다면 아기의 배나 등에 가볍게 손을 얹어보세요. 그런 다음 아랫배로부터 깊숙한 호흡을 합니다. 되도록 아기의 호흡과 당신의 호흡을 일치시킵니다. 당신과 아기를 감싸는 거대한 원이 있어 그 속에서 함께 호흡한다고 상상하세요. 아기에게 무엇도 바라지 말고, 무엇을 이끌어내려고도 하지 마세요. 당신과 아기는 그저 하나로 연결되어 세상에 존재할 뿐입니다. 때론 당신이 이끌고, 때로는 아기가 이끌도록 내버려두세요. 함께 호흡하듯이, 함께 춤추듯이, 현재에 머무릅니다.

아기가 울 때의 마음챙김

이번에는 아기가 우는 모습을 관찰해볼 차례다. 딸이 어렸을 때 나는 엄마들의 모임에 참가했다. 그 모임에서 재미있거나 근사한 일은 별로 없었다. 그저 육아에 대한 정보를 교환하고, 금요일 오전에 모여 아기 용품을 공동 구매하는 정도가 전부였다. 하지만 아기를 정말 잘 다루는 한 소아과 간호사가 함께 활동해 도움을 많이 받았다. 초보 엄마들은 질문을 입에 달고 살았는데, 그녀는 이런저런 조언을 많이 했다.

한번은 어떤 엄마가 아기를 달래다가 지치고 낙담하여 "도대체 왜 우는 거야?"라며 혼잣말로 탄식을 터뜨렸다. 그 말을 듣더니 그 소아과 간호사는 담담하게 말했다. "아기가 우는 건 그냥 자기가 불편하다는 걸 알리는 것뿐이에요."

그 말은 정말 가슴에 확 꽂히듯이 다가왔다. 나도 그랬지만 엄마들은 흔히 아기가 울면 거기에 어떤 의미를 부여해 더 큰 문제로 비약하려는 충동이 생긴다. 아기가 아픈 걸까? 혹시 배탈이 났나? 아까 상한 음식을 먹었나? 혹시 내 육아법에 문제가 있는 건 아닐까? 걱정은 꼬리에 꼬리를 물고 이어진다. 내가 아기를 제대로 못 다루나? 너무 냉담한 엄마는 아닌가? 염소젖이 아니라 모유를 먹였어야 하는 건 아닐까?

하지만 아기가 우는 건 단지 한 가지 사실만 말한다. "엄마! 나는 불편하단 말이에요!"라는 것이다. 사실 아기 울음소리가 엄청나게 큰 것은 진화론적인 입장에서 보면 아기가 즉시 다른 사람의 관심을 끌어야만 생존할 수 있기 때문이다.

그렇다면 아기가 울 때 어떻게 마음챙김을 해야 할까? 여기서는 내 호흡과 상태에 집중하는 게 우선이다. 호흡을 몇 차례 반복하는 동안 그저 숨이 드나드는 것을 주시하라. 그런 다음에는 자신이 경험하는 세 가지 요소를 재빨리 점검하는 게 좋다.

먼저 내 몸이다. 몸의 감각은 어떤가? 긴장하지 않았나? 아프지 않은가? 몸은 따뜻한가 혹은 차가운가? 충분히 이완되어 있나?

그 다음은 내 감정을 살펴본다. 지금 느끼는 감정 상태는 어떠한가? 두려운가 아니면 화가 나서 폭발할 것 같은가? 혹시 짜증이 나는가? 죄의식을 느끼고 있는가?

마지막으로 생각을 바라보라. 자기학대나 자기비판을 하는가? 문제의 해답을 찾으려고 노력 중인가?

여기서 중요한 사실은 이런 경험의 요소에 휩쓸려 들어가지 말고 주시하고 관찰하는 것이다. 호흡을 계속해서 관찰하라. 당신은 경험 그 자체가 아니다. 경험을 바라보는 자다.

이제 아기 차례다. 그냥 사실만을 주시하라. 아기 얼굴이 붉다. 입을 열고 있다. 소리를 지른다. 주먹을 꽉 쥔 채 흔든다. 등을 구부린다.

아기가 울때 당신이 이해할 수 있는 유일한 사실은 아기가 그런 식으로 밖에는 표현할 수 없다는 사실이다. 아기는 다른 대안이 없다. 그래서 울음으로써 "엄마, 난 지금 불편해! 어서 나를 편하게 해줘!"라고 소리치는 것이다.

이제 마음속으로 이야기를 꾸며내거나 너무 큰 의미를 부여하지 말고, 이런 일이 왜 일어나느냐며 투정할 필요도 없다. 내키는 대로 반응하지 말고 침착하게 이 상황에 대처하는 게 좋다. 차분하게 이 상황을 탐구하라. 물론 이때도 호흡을 놓치지 말고 계속해서 관찰해야 한다.

이번에는 아기의 몸을 살펴보자. 기저귀가 젖지는 않았나? 배가 고픈 것은 아닌가? 너무 더운 것은 아닐까? 춥지는 않은가? 옷이 너무 꼭 끼어 답답한가? 차분하게 다양한 가능성을 하나씩 점검해보라. (물론 이때도 호흡 바라보기를 놓쳐서는 안 된다.)

여러 가지 가능성을 점검해도 별 문제가 없고, 아기에게 다른 긴박한 징후가 발견되지 않는다면 이번에는 다른 가능성을 보자. 아기가 배탈이 난 것은 아닌지 혹은 아기의 배가 너무 눌려서 아픈 건 아닌지 살펴보라. 아기를 포대기로 싸서 가슴 쪽으로 매고 다니면, 아기의 몸이 압박을 받을 수 있다. 마찬가지로 등에 업고 다녀도 특정한 부위에 압박을 받는다. 또한 아기가 트림은 언제 했는지 기억을 더듬어보라. 이때도 마음챙김으로 평온함을 유지하며 행동하라. 마치 세상의 모든 시간을 내가 다 가졌다는 식으로 느긋하게 처리하라. 아기가 울면 당황하고 위급하게 느껴질 것이다. 아기 울음이 평소와는 다르게 심상치 않으면 더욱 쩔쩔매게 된다. 하지만 엄마가 긴장하고 불안하면 아기는 더 긴장하고 불안해 울음이 크고 길어질 뿐이다. 그러니 자신이 긴장하고 있음을 알아차리고, 상황을 있는 그대로 꾸밈없이 주시하라.

아기가 피곤할 때는 이런 '진단' 자체가 가장 힘든 일이다. 아기는 하루 중 대부분 지쳐 있다. 어른이 잠드는 과정은 그리 어렵지 않지만, 아기는 다르다. 아기는 원래 하루 종일 자거나 쉬는 존재다. 때로는 먹고 자는 사이의 시간적 간격이 거의 존재하지 않는다. 울음소리가 그저 두 행위를 연결하는 다리일 때도 있다. 아기를 어른처럼 생각해서는 안 된다. 그러니 울음소리에 당황하지 말고 차분하게 알아차려라.

진단에서도 특별한 이상이 발견되지 않으면 아기가 그저 달래달라고 말하는 것일 수도 있다. 천천히 아기가 좋아하는 식으로 안아주라. 여러 차례 하다보면 어떤 식으로 안아주는 걸 좋아하는지 알 수 있다. 천천히 토닥거려주거나 흔들어주거나 노래를 들려주거나 따뜻한 물에 목욕을 시키는 것도 좋다. 상황에 맞게 어떤 것이든 해보자. 나는 짐볼을 이용해 아기를 안고 그 위에 앉아 엉덩이를 들썩거리며 아기를 달랬다. 반동에 맞춰 호흡을 하니 아기뿐 아니라 내 마음도 편해졌다.

핵심은 아기 울음을 멈추려고 필사적으로 노력하지 말고, 침착하게, 의도적으로, 기술적으로 임하는 것이다. 자신만의 창조적인 방법을 찾아보자. 노래를 흥얼거리거나 기도나 주문을 외우는 것도 좋다. 침묵하거나 화난 아이와 교감할 수 있는 나만의 방법을 찾아보자. 아기가 울 때 우는 소리를 가만히 알아차리는 것도 괜찮다. 아기의 울음을 멈추는 데 초점을 맞추는 게 아니라 아기의 불편함에 대해 자비와 연민을 느끼는 아량을 발휘하자.

때때로 아기 울음소리는 엄청 길게 느껴진다. 특히 엄마가 감정에 북받쳐 있으면 5분이 한 시간으로 느껴질 수도 있다. 참다못해 따라 우는 엄마도 있다. 그래도 괜찮다. 억지로 버티려거나 혼자서 자기만의 이야기를 꾸며내지도 마라. '나는 글렀어. 아기도 달래지 못하다니!'라는 식의 생각은 전혀 위로가 되지 않는다. 때로는 아기와 함께 따뜻한 물에서 목욕을 하는 것도 좋은 방법이다.

다른 사람의 도움이나 조언을 받아서 이런 문제에 더 기술적이고 전문적으로 대처할 수도 있다. 꼭 가족이 아니라도 친구에게 털어놓거나 소아과 의사에게 상담해도 좋다. 걱정할 필요는 없다. 이런 과정에서 엄마는 더 자유로워지고 강해질 것이다. 함께 기쁜 시간을 보내는 것보다 시련을 겪으면서 아기와 강한 신뢰감과 결속력을 쌓을 것이다. 설령 괴로운 경험이 '반복된다'고 해도, 아기 스스로 이 어려운 상황에 어떻게 대처해야 하는지 학습하는 효과가 생긴다. 이는 아기의 남은 인생에 큰 도움이 될 것이다.

여기서 내가 "반복된다"고 말한 점을 명심하라. 아기가 울 때마다 마음챙김을 하기가 쉽지 않다는 의미다. 또는 새로운 시련이 생길 때마다 마음챙김을 수련할 수 있는 기회를 얻게 된다는 것을 의미하기도 한다. 당신이 아무리 마음챙김의 태도를 견지해도 시련은 계속해서 찾아오기 마련이다.

절망에 대처하는 마음챙김

사실 평온한 상황에서 마음챙김의 태도를 유지하기는 쉽다. 마음챙김을 다시 한 번 간단히 설명하자면, 현재와 자신의 몸에 머무르며, 아기와의 교감을 유지하고, 모든 것을 있는 그대로 꾸밈없이 내버려두는 것이다. 또 모든 가능성을 열어두고, 호기심과 열린 마음으로 모든 것을 경험하려는 태도다.

독자들은 내가 왜 마음챙김의 정의를 이렇게 지겹게 반복하고 또 반복하는지 궁금할 것이다. 내가 아무리 반복해도 우리 마음은 마음챙김을 기쁘거나 만족스럽거나 행복한 상태로 정의하려고 들기 때문이다. 하지만 마음챙김은 마음을 좋거나 바람직한 상태로 바꾸는 게 아니다. 단지 현재와 자신의 몸에 머물며, 자신이 겪는 바를 있는 그대로 꾸밈없이 경험하는 것일 뿐이다. 그것은 '성취'될 수 있는 마음의 상태가 아니다. 그저 효과적인 수단일 뿐이다.

그러나 상황이 정말 걷잡을 수 없을 때는 어떻게 해야 하나? 공중화장실에서 더러운 기저귀를 갈고 있는데, 좀 전에 화장실 앞에 주차한 차를 견인하겠다는 전화가 왔다면 어떻게 할 것인가? 그 순간 갈아입힐 아기 속옷을 미처 못 챙겼다는 것을 떠올렸다면 또 어떻게 할 것인가? 상황이 꼬이기 시작하면 현재에 머물며, 집중하고, 침착함을 유지하는 건 고사하고 정신을 제대로 챙기는 것조차 힘들다. 물론 실제로 상황이 어려워서 그런 것은 아니다. 스스로가 꾸며낸 이야기라는 덫에 걸려 제어할 수 있는 상황조차 어렵게 만드는 일이 대부분이다. 그러나 꾸밈없이 있는 그대로 바라봐도 정말 어려운 상황에 처하면 어떻게 하겠는가? 자신이 꾸며내는 게 아니라 정말 최악의 상황을 맞을 수도 있다. 과연 그런 상황에서도 마음챙김이란 게 유용할까?

'임산부를 위한 마음챙김' 교실에는 유난히 적극적이고 쾌활한 태도를 지닌 수강생이 있었다. 그녀는 활기차고 사려 깊어서 언제나 남들에게 도움이 될 만한 말만 골라서 했다. 자연히 다른 수강생들도 그녀를 좋아했다. 그런데 그녀가 마음챙김을 배우고자 하는 열의는 넘쳤지만 이상하게도 진도가 너무 더뎠다. 수강생들은 매주 집에서 마음챙김을 수련한 다음 그에 대한 리포트를 제출하도록 되어 있었는데, 그녀는 늘 자신은 집에서 수련을 전혀 할 수 없다고만 말했다. 몇 주가 지나도록 그녀는 여전히 과제물을 제대로 읽지도 못했으며 정식으로 마음챙김 수련을 하지도 못했다. 하루는 자신을 돌본다는 것에 대해서 다함께 토론을 했는데, 그녀는 자신이 아기를 한시도 떠날 수 없기 때문에 스스로를 돌볼 시간이 없다고만 말했다.

나는 몇 주 동안 그녀를 면밀히 관찰한 끝에 이대로 방치하면 안 되겠다는 결론을 내렸다. 고민 끝에 나는 그녀에게 잠깐씩이라도 육아 도우미를 쓰든 아니면 남편에게 아이를 봐달라고 부탁해야 한다고 강한 어조로 말했다. 그녀는 내 말을 듣더니 가만히 눈물을 흘리며 쉽지 않은 이야기를 털어놓았다. 사실은 그녀의 남편이 마약 중독자에 알코올 중독자였다. 지금까지 그녀는 그 사실을 모든 사람들에게 숨겼던 것이다. 술에 취한 남편은 집에 잘 들어오지도 않았지만, 집에 오는 날이면 악몽 같은 시간이 이어졌다. 남편은 그녀에게 폭력을 행사했고, 이 때문에 법적 처벌을 받은 적도 있었다. 게다가 그녀는 거동을 못 하는 어머니까지 모셨다. 수입은 고사하고 경제 활동을 할 수 있는 다른 가족도 없었다. 그녀는 옴짝달싹 못 하는 상황이었다. 그녀는 내게 말했다.

"저는 말 그대로 절망적인 상태였어요. 너무 걱정이 되어 잠을 잘 수도 없었어요. 내가 도대체 뭘 잘못해서 일이 이 지경이 되었는지 자책도 하고, 상황이 원망스러워 날마다 한숨과 눈물로 지새웠죠. 아이를 낳으면 남편이 정신을 차릴 거라고 생각했지만, 시간이 가도 상황이 나아지기는커녕 점점 더 나빠졌어요."

다행히 그녀는 이러한 극단적인 어려움 속에서도 마음챙김을 통해 내적 균형을 잡을 수 있었다.

"마음챙김 수련 시간은 내가 온전한 정신을 지킬 수 있는 유일한 시간이에요. 나는 계속 호흡을 주시하면서 내가 맞닥뜨려야 할 일들을 마주하죠. 전에는 돈이 필요하다고 생각하면 너무 막막해서 걱정만 했는데, 지금은 담담하게 벌면 된다고 생각할 수 있는 힘이 생겼어요. 아기 때문에 수련할 시간이 없으면, 아기를 재운 후에 공원에 가요. 마음챙김 수련을 통해 호흡을 놓치지 않고, 아이와의 교감을 지킬 수 있었어요."

여기까지 읽고 나면 혹자는 이렇게 말할 수도 있다.

"잠깐! 그 여성은 그 상황에서 벗어나려고 애쓰고 있고, 더 나은 방법을 모색하고 있잖아요. 마음챙김은 그 상황을 받아들이고 현재에 머무는 것이지 상황에 대한 해법을 찾는 건 아니라고 하지 않았나요?"

좋은 지적이다. 마음챙김은 바람직하지 않은 상황에서도 현재에 머무는 방법이다. 하지만 앞에서 말한 그 여성은 바람직한 환경에서만 현재에 머물고, 아기와의 교감을 유지할 수 있는 것처럼 보였다. 불안하고, 걱정스럽고, 불면증을 앓는 상황에서 그것을 알아차리고 마음챙김을 하기는 어렵다.

그러나 반드시 명심해야 할 사실이 있다. 우리가 어떤 것을 바람직하고 도움이 되는 환경이라고 정의하고, 다른 것은 그렇지 않다고 정의한다면 이미 마음챙김에서 벗어난 것이다. 항상 근심하고, 상황에 대해 저항하고 싸우며, 강박적인 자기회의와 지레짐작, 자기비하와 같은 것에 대해 바람직하지 않다고 정의한다면 상황은 더욱 악화될 뿐이다. '생각하는 마음'의 계략에 빠져 어떤 일이 일어날 때 자신의 생각과 느낌을 억압하거나 일부러 외면하고, 무시할 수밖에 없다.

다시 한 번 강조한다. 마음챙김은 어렵고 혼란한 상황에서도 행복해지는 비법이 아니다. 마음챙김은 힘들 때도 현재에 머무르면서 아기와 교감을 유지할 수 있는 능력이다. 심지어 삶이 도저히 참기 힘들다고 느낄 때도 말이다.

나의 친한 동료이자 친구는 이런 문제를 명확하게 밝혔다. 심리학자인 그 친구는 마음챙김을 수년 동안 진지하게 수련했다. 친구에게는 이미 세 살 된 딸이 있었는데, 다시 아기를 임신하자 기쁨으로 들떴다. 친구가 임신한 지 9개월쯤 되자 의사는 제왕절개수술을 추천했고, 수술을 통해 예쁜 딸을 출산했다. 아기를 낳은 날, 모든 친구와 친지들은 그녀를 방문하여 사랑스러운 딸의 탄생을 축하했다.

그런데 병원에서 하루를 지내고, 다음날 집으로 가기 위해 기본적인 검사를 받을 때였다. 갑자기 간호사가 아기에게 뭔가 이상이 있다고 말했고, 몇 가지 검사를 더 받아야 한다는 것이 아닌가! 검사를 기다리는 동안 깜빡 잠이 든 친구를, 그녀의 남편이 흔들어 깨웠다. "우리 아기가 뭔가 잘못됐대." 그는 몸을 떨며 간신히 말했다.

친구는 그 순간 자신의 모든 것이 무너져내리는 것만 같았다고 훗날 나에게 털어놓았다.

"나는 뭔가 잘못됐다는 걸 알았어. 어제까지만 해도 행복의 정점이었는데, 하루 만에 지옥처럼 끔찍한 경험을 하다니! 그 순간이 양 극단을 가르는 경계점이었지. 마음챙김을 오랫동안 했기 때문에 그건 단지 내 생각일 뿐이라는 걸 알고는 있었지만 소용이 없었어. 알아차리려고 해 봤지만, 너무 생생하고 끔찍한 고통이 느껴졌어. 너무 끔찍한 일이 진짜로 벌어졌어."

아기는 더 큰 전문병원으로 옮겨야 했다. 아기는 구급차에 실려 가는 도중에 호흡이 멎어 심폐소생술을 받기도 했다. 신생아 전문 병원으로 옮겨진 아기는 몇 차례 죽을 고비를 넘기고, 수차례에 걸쳐 심장수술을 받은 후에야 집으로 돌아왔다. 이후로도 심장수술을 몇 차례 더 받아야 했지만 일단 위험한 고비는 넘기고 다시 회복되었다. 친구에게 이제 다시 아기는 사랑스러운 천사였고, 삶이란 사랑으로 가득 찬 기적이 되었다. 친구는 마음챙김이 이런 위기의 순간에 어떤 영향을 미쳤는지 이렇게 적었다.

"나는 마치 가시방석에 앉은 것만 같았다. 세상 어느 것도 나를 위로하지 못했다. 너무 고통스러운데 그걸 완화시킬 방법도 없었고, 상황 자체가 마치 고문과도 같았다. 수술을 한다고 해도 생존 가능성이 반반인데, 앞으로도 몇 차례 수술을 더 해야 하다니! 더욱이 현재로서는 치료법이 없어서 평생 이 병을 안고 살아야 한다는 걸 알면서도, 아기가 수술실로 가는 걸 지켜보며 견뎌야만 했다.

　마음챙김을 한다고 해도 기분이 나아지거나 더 긍정적으로 생각할 수는 없었다. 게다가 나는 그 당시에 '수용'이라든지 '집착 없음'이라는 단어의 근처에도 가지 못한 상태였다. 그러나 몇 년 동안 마음챙김 수련을 했기 때문에 나는 과거나 미래로 도망가지 않고, 가까스로 일어나는 일을 알아차리며 현재에 머무를 수는 있었다. 상황은 매우 나쁘지만 나는 현재에 머무르며 딸과 교감을 이어갔다. 적어도 상황을 더욱 악화시키지는 않았다. 나는 딸이 수술을 받는 방에 들어가지 못했지만, 매 순간 딸과 함께했고, 자매인 큰딸에게 관심을 기울일 수도 있었다.

어떤 의미에서 나는 이른바 '마음챙김'을 의식적으로 하지는 못했다. 나는 내 호흡을 주시하지도, 감각을 알아차리지도 못했다. 그러나 다른 의미에서 나는 그 시기에 지금까지 했던 것 중에서 가장 강한 마음챙김 수련을 했다. 어떤 일이 일어나든 매 순간 깨어 있으며 알아차렸다.

딸이 생사의 기로에 선 시간을 견딜 수 있었던 건 그동안 했던 마음챙김 수련 덕분이었다. 온 세상이 무너져내리는 것 같은 순간에도, 나는 매 순간 두 딸과 완벽한 교감을 유지할 수 있었다. 무언가가 내게 이렇게 속삭이는 것 같았다.

'나는 상황이 아무리 나빠도 개의치 않으며, 지금 여기에 존재한다. 내가 도저히 어떻게 할 수 없다고 생각해도 개의치 않으며, 나는 지금 여기에 존재한다.'"

그녀는 다른 이야기도 들려주었다. 어떤 여성이 '10일 간의 마음챙김 집중 수련'을 마치고 2001년 9월 11일 뉴욕 쌍둥이 빌딩에 있는 직장으로 복귀하여 다시 근무하게 되었다. 알다시피 끔찍한 대폭발이 있었고, 그녀는 수백 명의 사람들과 함께 도피하기 위해 계단을 내려갔다. 사람들은 그 자리에 얼어붙은 듯이 웅크리고 두려워하거나, 다른 사람들을 팔꿈치나 어깨로 밀치며 계단을 빨리 내려가려고 애썼다. 하지만 그녀는 이제 막 마음챙김 집중 수련을 끝낸 직후라 계단을 하나하나씩 차분히 내려갈 수 있었다. 그녀는 이렇게 말했다고 한다.

"나도 마음이 편한 상태는 아니었어요. 하지만 한 손으로 난간을 잡고

한 걸음씩 움직였어요. 그런 상황에도 깨어 있으며 순간순간을 알아차리며 걸어 내려갔어요."

내 친구는 딸의 대수술을 지켜보며 겪었던 다른 변화도 이야기했다.

"나중에 그때를 돌이켜보니, 나는 내가 겪는 좌절감이나 분노를 다른 사람에게 투사하려고 하지 않고 그저 함께 나누려고 했어. 그래서 간호사에게 친절할 수 있었고, 남편과 다른 딸에게도 자비심을 느끼고 감사할 수 있었지. 그 일로 나는 더 강해지고 엄격해졌어. 이를테면 손을 씻지 않고 아이를 만지려고 하는 사람에게 손을 씻으라고 말한다든지, 불필요한 의료 행위를 하는 의료진을 제지시킬 수도 있게 되었지."

나는 친구에게 그런 종류의 극단적인 위기에 처한 사람들에게 마음챙김의 통찰력으로 무엇을 할 수 있는지 물었다. 친구는 강한 어조로 말했다.

"바깥상황에 휘둘리지 않고 신념을 가지게 해주지. 내부에 머물며 상황을 주시하고, 이 상황에서 버텨내기 위해 무엇이 필요한지 정확히 알 수 있게 도와줘. 마음챙김을 활용하면 위기에서도 정신을 차려서 상황을 악화시키지 않을 수 있어."

나쁜 일은 누구에게나 일어난다. 남편과 물건을 집어던지며 싸울 수도 있고, 교통사고가 날 수도 있고, 사고로 크게 다칠 수도 있다. 또한 이혼을 하거나 중병을 앓거나 응급실에 실려 가거나 사랑하는 이가 죽을 수도 있다. 어떤 상황에 맞닥뜨리든 알아차리고 매 순간 최선을 다해 집중하라.

연습

정신 차리기

이 연습은 극단적인 상황에서도 '깨어 있는 정신'을 유지하기 위한 것입니다. 미칠 것 같고, 죽고 싶고, 지나가는 사람을 두들겨 패고 싶을 때 혹은 스스로 자해를 하고 싶을 때처럼 아주 특수한 상황에서 수련하는 마음챙김입니다.

내쉬는 숨에 집중합니다. 마치 촛불을 끌 때처럼 약간 압력을 가하면서 숨을 내쉽니다. 숨을 들이마실 때는 코로만 마시고, 내쉴 때는 입을 약간 벌린 채 가상의 촛불이 있다고 상상하며 촛불을 끄듯이 내쉬어보세요. 숨을 내쉴 때 계속해서 집중합니다.

이제 손바닥과 발바닥에 집중합니다. 내가 처한 상황에 대한 어떤 판단이나 결론을 내리지 마세요. 임신한 상태라면 뱃속의 아기를 느껴봅니다. 자궁이 아기를 편안하게 감싸고 있다고 상상하세요. 아기를 출산했다면, 당신 근처에 있는 아기를 느껴보세요. 현재에 집중할 수 있도록 단어나 문장을 속으로 되뇌어도 좋습니다. 예를 들어 "나는 자신과 아기를 편안하게 지킨다" "나는 지금 여기에 집중하며, 호흡을 주시한다"와 같이 내가 원하는 말을 반복하면 됩니다.

모계의 힘에 의지하기 위해 엄마를 상징하는 원형이나 보편적 상징을 상상해도 좋습니다. 온 마음을 다해 선조 어머니들을 떠올려보세요. 그녀들은 수천 년 동안 이루 말할 수 없는 두려움에 맞서서 아이를 키우고, 보호하고, 밥을 먹이고, 안전하고 따뜻하게 보살폈습니다. 어머니들은 어떤 전사보다 용맹하고, 어떤 영웅보다 회복력이 강하지요. 어머니들은 여러 시대를 거치는 동안에도 가장 위험한 환경에서 자신과 아이를 보호했습니다.

이제 당신이 어머니입니다. 그동안 선조 어머니들이 가졌던 힘이 당신 속에도 내재되어 있습니다. 당신이 그런 원초적인 에너지에 집중하면 어떤 상황도 제어할 수 있습니다. 이제 현재에 머무르며 아기와 교감하고 깨어 있어보세요. 꾸밈없이 바라보기만 하면 됩니다. 걷잡을 수 없는 상황이 닥치면, 단 1분이라도 이런 수련을 하도록 노력합니다.

마음챙김으로 빠르게 전환하기

다음은 어떤 일이 벌어지더라도 마음챙김을 할 수 있는 좋은 수련법이다. 하루 중 단 몇 분만이라도 실천해보라.

- 숨을 내쉴 때 몸에서 가장 강한 느낌이 오는 곳을 찾아보라. 코, 가슴, 배 등 어디라도 좋다. 십여 차례 심호흡을 하면서 그 부위에 의식을 집중하라. 이 과정을 통해 순식간에 몸에 집중하고 현재에 머물

수 있다.
- 임신부라면 심호흡을 할 때 들이마시는 산소가 당신의 혈관으로 들어가고 탯줄을 통해 아기에게 전달되는 것을 느껴보자. 이미 아기를 낳았다면 아기를 안고 서로의 호흡을 몸으로 느껴보라. 호흡을 느끼며 열 번 정도 심호흡을 반복하라.
- 들이마시는 숨의 끝과 내쉬는 숨의 시작에 집중하라. 숨을 들이마시지도 내쉬지도 않는 미세한 두 순간에 1분간 의식을 집중하라.
- 손바닥과 발바닥에 의식을 집중한 채 심호흡을 열 번 정도 반복하라. 흥분해 정신이 마구 날뛸 때 다시 평정을 되찾을 수 있는 좋은 방법이다.

아래에 소개하는 내용은 전통적인 마음챙김의 수련법은 아니다. 하지만 걷잡을 수 없이 흥분했거나 행동을 제어하기 힘들 때 유용할 것이다.

- 감정적으로 자신을 다스릴 수 있는 단어나 문장을 골라라. 예를 들어 '사랑'이나 '평화' 같은 것이다. "고요하라"나 "안녕하라"라는 말도 좋다. 자신이 원하는 어떠한 단어나 문장이라도 상관없다. 코로 숨을 들이쉬고 입으로 내쉬면서 이 단어를 말하라. 속으로만 말해도 된다. 계속 하다보면 마음이 훨씬 침착해짐을 느낄 것이다.

현명한 판단을 위한 마음챙김

모든 사람들이 그렇지만 특히 아기를 키우는 엄마는 여러 가지 상황에서 항상 적절하게 판단하고 결정해야 한다. 크든 작든 일상에서 늘 일어나는 일이다. 아기에게 무엇을 먹일지, 언제 어떻게 먹일지, 청소는 어떻게 하고, 자신의 일은 언제 할지를 결정해야 한다. 어떤 일은 결정하기 쉽지만 어떤 것은 정말 난감하다. 마음챙김으로 매사를 더 쉽게 결정할 수 있는 건 아니다. 다만 마음챙김이 내가 바라는 가치관이나 이상적인 '어머니 상'에 좀 더 부합하는 결정을 내릴 수 있도록 도와주는 것은 확실하다.

우리는 종종 '생각하는 마음'이 만들어낸 거짓 정보나 감정에 휩쓸려 판단을 내린다. 하지만 어떤 상황이라도 꾸밈없이 있는 그대로를 알아차리면 정보의 양이나 질이 월등히 좋아지기 때문에 훨씬 현명한 결정을 내릴 수 있다. 있는 그대로를 주시하면 자신이 지금까지 몰랐거나 발견하지 못했던 새로운 사실을 접하기 때문이다. 결정을 내리기 전에 그동안 키웠던 마음챙김의 근육을 동원하여, 다채로운 영역에 존재하는 지혜를 활성화할 수 있다.

결정을 내려야 할 때 몸에서 일어나는 감각을 알아차리고, 그것을 말로 표현해보자. 따뜻하다, 배가 긴장됐다, 배가 부풀었다, 편안하다 등 무엇이든 상관없다. 그 후 당신이 하고 있는 생각에 집중하라. 당신은 아마도 다른 사람들과 크고 작은 갈등을 겪고 있을 것이다. 그런 생각을 가지런하게 정리하는 게 도움이 된다면 시간이 날 때 적어보라. 갈등이 없거나 굳이 적지 않아도 된다면 나뭇잎이 시냇물에 떠내려가듯이 생각이 떠내려가는 것을 주시하라. 떠오르는 생각들을 하나하나 주시하되 일일이 곱씹을 필요는 없다. 마치 여러 유권자의 의견을 경청하려는 후보자처럼 각각의 생각에 흥미를 가지고 다가가보라. 각각의 생각을 경청하고 감사하라. 이런 식이다.

"지금 우리 아기를 맡기는 육아 도우미는 믿음직하지 않아."

당신은 그저 이렇게 반응하면 된다.

'감사합니다. 그럼, 다음 분 말씀하시죠.'

"나는 예전에 우리 아기를 맡아줬던 육아 도우미가 더 좋아. 그녀는 지금까지 내가 만난 사람 중 가장 따뜻하고 친절했어."

이번에도 이렇게 반응하면 된다.

'잘 알았습니다. 다음 분 생각은 어떠신가요?'

몇 분 동안 생각들을 하나하나 경청하고 인정한 다음(5분을 넘기지는 마라), 그것들이 단지 생각이며 사실이 아님을 인지하라.

이제 자신에게 일어나는 감정을 알아차려라. 그 감정들을 하나하나 떠올리며, 두려움, 슬픔, 죄의식, 행복 등의 짧은 단어로 정의해보라. 대부분의 생각이 감정의 가면을 뒤집어쓴 것들이다. 각각의 감정을 하나씩 알아차리고, 가능하다면 넓은 아량으로 대하라.

이를테면, "아이를 온종일 유아원에 맡겨두고 떠나는 내 처지가 정말 한심하고 서글퍼"라는 내면의 목소리가 들렸다면, '아, 정말 안타까운 일이군요. 다음 분은요?' 하고 짧게라도 공감을 해주라는 것이다.

이런 식으로 감정의 영역을 탐사해보라. 당신의 마음에서 어떤 부분이 엉켜 있는지, 갈등을 겪는지를 알아차리고 그것이 흘러가도록 내버려두라. 그리고 당신이 지닌 정보를 알아차려라. 자신이 내리는 결정에 직접 영향을 미치는 게 아니라도 좋다. 그저 눈에 보이는 상황만 알아차려라. 자신이 듣고, 보고, 냄새 맡고, 맛보고, 느낀 것을 떠올려보라. 무심코 지나친 것이지만 유용한 정보가 될 수 있다.

우리는 마치 스스로 프로그램을 짜놓은 것처럼 자기가 지금까지 만들어놓은 이야기와 취향에 따라 정보를 취사선택하는 경향이 있다. 이런 과정을 통해 모든 정보를 꾸밈없이 있는 그대로 받아들여보라. 상황을 있는 그대로 알아차리면 '알아차림을 통한 통찰력'을 키우는 데 도움이 된다. 바꾸어 말하면 마음챙김을 통해 경험의 다양한 양상을 알아차려 무심코 지나쳤던 정보까지 습득하는 것이다. 이를 통해 정확한 판단을 내릴 수 있다.

어떻게 보면 마치 새가 공중에서 아래를 내려다보듯이 조감도를 그려 모든 상황에 대해 핵심을 한눈에 파악할 수 있다. 내 존재, 내 몸, 현재의 순간을 한눈에 꿰뚫어보는 것이다. 내 마음을 투명하게 들여다보는 것과 직감을 동원하는 것 사이에 균형을 잡고 결정을 내릴 수 있다. 각각의 요소에 치우치지 않고 균등하게 무게를 실으면 훨씬 명확한 정보를 관찰할 수 있다. 그동안 어떤 상황에서 자신이 지녔던 생각이나 신념, 이야기가 무엇인지 생각해보라. 어떤 문제에 대한 자신의 감정이나 몸의 감각, 직감도 다시 한 번 떠올려보라. 다만 생각은 사실이 아닐 수도 있다는 자세로 접근해야 한다.

가만히 앉아 자신의 경험에 대해 10분 동안 성찰해보라. 호흡의 느낌과 몸의 감각, 일어나고 사라지는 모든 일에 대해 집중하고 알아차려라. 생각과 느낌, 감각을 인지했다면 그것들이 모두 흘러가도록 내버려두자. 알아차리기만 하면 자연스럽게 흘려보낼 수 있다. 우리의 마음을 쉬게 하자.

어떤 문제든 내 마음에 이미 해답이 존재한다. 하지만 마음속에서 들리는 목소리를 고요하게 만들어야 그 답을 찾을 수 있다. 답은 마음이라는 연못의 밑바닥에 있기 마련이다. 연못을 계속 휘저으면 흙탕물만 떠올라 더욱 혼탁해질 뿐이다. 물이 깨끗해질 때까지 기다려야 투명한 답이 보일 것이다.

때로는 지금 당장 결정을 내리는 것은 부적절하다는 사실을 깨닫게 될 수도 있다. 그렇다면 결정을 보류하는 게 최선이다. 그 문제가 다른 사람과 얽힌 문제라면 "나중에 다시 이야기해도 될까요?" 혹은 "조금만 더 생각해 볼게요"라고 말하고, 몇 시간이든 며칠 동안이든 생각해보고 다시 이야기하라. 급한 문제면 잠시 숨 돌릴 동안만이라도 다시 생각해보는 게 바람직하다. 이렇게 함으로써 당신은 마음속에 습관적으로 길들여진 반응을 막을 수 있다. 이처럼 마음챙김을 통해 의도적으로 결정하는 것이 당신과 아기를 위해 최선의 선택이다.

이따금 나는 임신해서 배가 산처럼 부풀었을 때 손목터널증후군(수관근증후군. 손목의 인대가 늘어났거나 염증이 생겨 손목 신경을 압박해 통증을 유발한다 - 옮긴이)으로 고생했던 기억을 떠올리곤 한다.

어느 날 대형마트에서 식료품을 산 다음 계산대를 통과한 후 갑자기 손목이 말을 듣지 않았다. '이 많은 걸 어떻게 차에 싣지'라고 생각하며 머뭇거리자 계산원이 "도와드릴까요?"라고 물었다. 나는 반사적으로 "아니오"라고 대답했다(아마도 페미니즘이나 여성의 독립성에 대한 강박관념 때문이었나 보다). 하지만 나는 문을 열고 나가다 다시 돌아와서 말했다.

"도와주세요. 진짜로 도움이 필요해요. 저 물건들을 저와 함께 옮겨주시겠어요?"

밖에서 잠시 숨을 고르고 생각한 결과, 내게 정말 필요한 것은 누군가가 나를 도와주는 것이었다. 내 생각에 휘둘리지 않고 현재 상황을 있는 그대로 꾸밈없이 파악한 끝에 내린 결정이다.

현재와 몸에 머무르며 아기와 교감을 유지하면, 우유부단하거나 방어적인 결정보다는 침착하고 믿을 만한 결정을 내릴 수 있다. 마음챙김으로 결정하면 그 결정이 자신의 가치관이나 현실적인 능력, 자신이 원하는 어머니 상과 일치시킬 수 있다. 적어도 더 익숙하고 편하다는 이유로 섣불리 결정하는 오류를 피할 수 있다. 또한 '하기로 했으니까'라는 어리석음에 빠지지도 않는다. 성급하게 결론을 내리고 싶은 유혹에도 흔들리지 않을 수 있다. 왜냐하면 현명한 사람이라면 제대로 알지 못한 채 어떤 일을 실행하지는 않기 때문이다.

예를 들면, 예의에 어긋날까봐 관심이 가지 않는 초대에 일일이 응하고, 소심해서 머뭇거리거나 의무감으로 행하고, 두려워서 기회를 놓치는 타성에서 벗어날 수 있다. 있는 그대로 꾸밈없이 바라보면 가족이 진정으로 원하는 게 무엇인지 정확히 파악할 수 있으며, 그것을 실행에 옮길 수 있다.

가령 친구에게서 놀러오라는 제안을 받았을 때 지금 당장은 적절하지 않다고 결론을 내렸다면 이렇게 말할 수 있을 것이다. "지금은 딸아이 낮잠을 재우고 있어서 안 되겠어. 이번 주 다른 날에 놀러 가면 어떠니?"

또한 다른 사람에게 도움받는 걸 습관적으로 거부하는 경향을 극복할 수도 있다. 자신이 약해 보이거나 궁핍해 보일까봐 걱정하지 않아도 된다. 진정한 자신감과 독립심이 있다면 그런 것쯤은 아무것도 아니다. 현재에 머무르며 자신과 아기에게 진정으로 필요한 게 무엇인지 알아차린다면, 다르게 반응할 수도 있다. 친구에게 이렇게 부탁하는 것도 어렵지 않다. "내가 지금 은행에 꼭 가야 하는데 그동안 내 딸 좀 봐줄래?"

당신을 지배하던 오랜 습관과 타성적인 반응에 휘둘리지 마라. 결정을 내릴 때 호흡을 주시하고, 현재에 머무르며, 진정으로 필요한 것이 무엇인지 알아차려라.

잘 먹기 위한 마음챙김

임산부에게 먹는 일은 무엇과도 비교할 수 없을 만큼 중요하다. 아마 평상시 먹던 것보다 훨씬 다양한 건강식들을 챙겨먹을 것이다. 음식의 질만 달라지는 것이 아니다. 음식의 양도 혁명적으로 변한다. 하지만 임신 기간에 맞닥뜨리는 몇몇 위기의 순간에는 식욕이 심각하게 떨어지기도 한다. 위산 과다나 위산 역류 때문에 음식 섭취에 곤란함을 겪거나 구토에 시달리는 것이다. 평소에는 즐기지 않았던 음식이 먹고 싶기도 하다. 덜 익힌 고기, 얼음, 피클, 아이스크림이 갑자기 당긴다. 하지만 살이 찔까봐 먹는 데 갈등을 겪거나 훗날 출산 후 체중을 줄이느라 고생하기도 한다. 결국 임신부들은 너무 잘 먹거나 잘 먹지 못하거나 둘 중 하나일 것이다. 이 시기의 음식 섭취는 사고 패턴이나 감정의 흐름, 몸의 감각에서 아주 중요한 부분을 차지한다.

그런데 마음챙김을 하며 음식을 섭취하면, 비단 임신 기간뿐만 아니라 나머지 인생에서도 도움이 된다. 자기 몸이 필요한 것이 뭔지 정확하게 감지할 수 있기 때문이다. 몸의 감각을 주시하면 언제 배고프고 목이 마른지, 자신에게 어떤 영양소가 필요한지 정확히 판단할 수 있다. 또한 얼마나 먹으면 충분한지, 언제 그만 먹어야 하는지를 알아차리고 과식을 예방할 수 있다. 반대로 몸에 도움이 되는 음식을 거부하거나 너무 적게 먹지 않는지도 알아차릴 수 있다. 음식이 얼마나 신선한지, 자신에게 맞는 양념은 어떤 것인지도 알 수 있다.

지금까지 배웠던 생각과 느낌, 감정을 먹는 것에 적용하면 된다. 마음에서 어떤 일이 일어나든 판단하지 않고, 흥미를 가지며, 마음을 편안하게 비우고, 식사를 하는 현재 그 자리에 머무르면 된다. 그렇게 알아차림으로써 그동안 자신과 음식과의 관계를 바꿀 수 있다. 자신이 허기졌음을 알아차리고, 특정한 음식이나 냄새에 대한 혐오도 알아차릴 수 있다. 살이 찌는 것에 대한 두려움이나 분노도 알아차릴 수 있다. 나아가 자신에게 관용을 베풀며, 음식을 먹는 것에 대한 즐거움을 만끽할 수 있다. 식탁 위에서 어떤 일이 벌어지든 그저 현재에 머물기만 하면 된다. 식사할 때는 '초심자의 마음'을 수련하도록 하라. 언제나 그 음식을 처음 먹는 것처럼 먹어라.

연습

초심자의 마음으로 먹기

오렌지, 감귤, 포도 등 과일을 앞에 놓고 이 연습을 시작할까요. 우선 자신이 외계에서 와서 이런 신기한 모양과 향기를 가진 과일을 처음 보는 것처럼 상상하세요. 과일 하나를 집어 두 손에 들고 껍질의 질감을 느껴보세요. 차가운가요, 부드러운가요, 아니면 곰보 자국처럼 작은 구멍이 숭숭 나 있나요? 눈을 감고 두 손으로 과일을 느껴보세요. 자신이 할 수 있는 모든 감각을 동원하여 관찰하고 주시합니다.

과일을 얼굴까지 들어올려 뺨에 비벼보세요. 입술에 닿게 하고, 코로 가져가고, 숨을 깊이 들이마시며 향기를 맡아보세요. 자신이 주시한 것을 단어로 묘사하세요. 우주선에 남아 있는 동료들에게 설명해야 한다고 상상하고 그것을 표현해보세요. 귀를 가까이 가져가서 눌러보세요. 어떤 소리가 들리나요?

이제 과일의 껍질을 천천히 벗깁니다. 껍질이 벗겨지는 소리에 귀를 기울여보세요. 껍질이 벗겨진 과일에 손가락이 닿고 떨어질 때 어떤 느낌이 드나요? 숨을 깊이 들이마시고, 껍질을 벗길 때 향기가 어떻게 변하는지 맡아보세요.

껍질을 다 벗겼으면 다시 코와 뺨으로 가져가세요. 그리고 양손으로 굴립니다. 과일을 쪼개 향기와 손의 느낌을 주시하면서, 자신에게 어떤 변화가 일어나는지 주시하세요. 입에 침이 고이나요? 배에서 꼬르륵거리는 소리가 나나요? 위는 움직이나요? 메스껍지는 않은가요? 모든 것을 있는 그대로 내버려둡니다. 자신의 호불호에 상관하지 말고 그냥 존재하세요.

이제 과일 조각을 입안으로 가져가서 씹으세요. 자신의 내부와 외부에서 어떤 일이 일어나는지 주시합니다. 잠시 동안 마음이 현재 겪는 일을 긍정적으로 혹은 부정적으로 평가하는지 관찰합니다. 이 생각을 관찰하되 먹는 행위 자체에 집중하세요. 아무것도 할 게 없고, 아무 데도 갈 곳이 없습니다. 그저 이 순간 먹는 행위에 완벽하게 집중하고 천천히 과일을 씹으며 관찰합니다. 과일을 삼킬 때 어떻게 목과 식도를 지나가며 위에 머무는지 느껴봅니다.

오렌지나 포도를 먹으며 이런 식으로 주시하고, 관찰하며, 알아차립니다. 잠시 과일을 손에 들고, 이 과일이 씨앗에서 나무로 자라고 익어서 수백 수천 킬로미터를 이동해 과일 가게까지 온 과정을 떠올립니다. 얼마나 많은 시간이 지났고, 햇볕이나 물은 얼마나 필요했으며, 얼마나 많은 사람들이 이 과일의 수확과 유통에 참가했는지 잠시 생각합니다.

••

이 연습을 하면 사람들은 놀라워하거나 짜증을 내거나 지루해 한다. 그러나 대부분은 먹는 행위에 대해 이전에 깨닫지 못했던 새로운 것을 발견했다고들 말한다. 마음챙김은 가장 평범한 일상적인 행위에서도 세상에 대한 새로운 안목을 가지게 한다. 일상의 분주한 생활 속에서도 관용하고 감사하는 마음이 우러나는 것을 알 수 있다.

먹는 행위에 집중하는 것은 매우 흥미로운 일이다. 하지만 보통 사람들이 식사할 때마다 매번 먹는 행위에만 집중한다는 건 현실적으로 매우 어렵다. 그러므로 식사 시간에 먹는 행위와 함께 다른 사람과 대화할 때나, 아기를 먹일 때도 마음챙김을 할 수 있다. 다음 명상을 해보라.

식당에 앉아 어떤 음식을 먹을지 고르기 전에 잠시 호흡에 집중합니다. 다음에는 숨을 고르고 몸의 감각을 알아차립니다. 앞에서 소개했던 '몸을 알아차리기' 명상을 가볍게 시도합니다. 그러고 나서 몸이 느끼는 반응에 따라 음식을 고릅니다. 아마 점심으로 푸짐한 음식이 아니라 과일 정도만 먹고 싶다는 걸 알고 나면 깜짝 놀랄지도 모릅니다. 진짜 원하는 건 감자칩일 수도 있지요. 일식집에서 초밥을 먹고 싶을 수도 있고, 심지어는 더블치즈버거를 원할 수도 있습니다. 음식에 관한 생각, 신념이나 먹겠다는 식탐을 알아차리고 흘러가게 내버려두세요. 다시 숨을 고르고 몸이 원하는 음식이 어떤 것인지 알아차린 다음 음식을 고릅니다.

식사를 하기 전, 다시 심호흡을 몇 번 하고 음식을 주시합니다. 그 음식이 자신의 손에 오기까지 어떤 과정을 거쳤는지 상상하고, 음식을 먹을 수 있도록 수고한 모든 이에게 감사합니다. 음식을 먹을 수 있는 행복을 누린다는 것에 감사하는 것이지요. 그 음식을 한입 먹을 때, 입과 몸에 느껴지는 풍미를 호기심과 흥미를 가지고 느껴보세요. 마치 그전에는 한 번도 접하지 못한 음식을 먹는다고 상상해보세요(아주 익숙한 음식을 먹을 때조차도요). 씹을 때마다 풍미를 느끼며, 몸에서 느끼는 감각을 주시합니다.

배가 살짝 부르다고 느껴질 때 숟가락을 놓습니다. 한동안 기다렸다가 그래도 더 먹고 싶은 생각이 드는지 관찰합니다. 어떤 생각이 일어나는지 주시합니다. 그러면 "이제 그만 먹어야 할 것 같아"라든지 "지금 더 먹지 않으면 밤에 배가 고플지도 몰라"라는 생각이 들 것입니다. 자신이 발휘할 수 있는 최대한 열린 마음을 가지고 그 생각을 주시합니다. 그러고 나서 그 생각이 흘러가도록 내버려두세요. 음식을 충분히 먹었다고 느끼고 식탁을 치우든 아니면 다시 식사를 하든 어떤 경우라도 몸의 감각과 생각을 충분히 주시하고 느껴보세요.

음식을 다 먹고 나면 한동안 호흡에 집중하고 현재의 느낌과 생각에 집중합니다. 꾸밈없이 있는 그대로 알아차립니다. "아, 정말 맛있었어!" "너무 많이 먹었어" "배가 아파" "많이 먹었더니 졸리네" 등 어떤 것이든 알아차립니다. 어떤 일이 벌어지든 있는 그대로를 알아차리고, 다음에 식사할 때도 똑같이 해봅니다.

행복을 위한 마음챙김

이 책은 곤란한 순간에 알아차리는 법에 대하여 많은 부분을 할애했다. 엄마가 되면 이런저런 힘겨운 순간들과 싸워야 하는 일이 자주 발생하기 때문이다. 평소에는 그렇지 않지만 막상 힘겨운 일이 닥치면 아기와의 교감을 놓치거나 현재 순간에서 이탈하고 몸의 감각에서 멀어지곤 한다. 그런 식의 행동이 이어지면 결국 자신이 원하던 이상적인 엄마로서의 가치나 목표와 일치하지 않는 삶을 살 수 있다.

물론 힘든 순간에 대처하고 집중하는 게 중요하고, 좋은 순간을 알아차리는 게 덜 중요하다는 건 아니다. 둘 다 똑같이 중요하다. 나는 이런 말을 들려주고 싶다.

> 마음챙김은 어려운 순간 못지않게 엄마와 아기 사이에서 벌어지는 경이, 감탄, 감사, 기쁨이나 셀 수 없이 많은 즐거운 순간도 똑같이 중요하게 여긴다.

앞서 모든 일이 순조롭게 흘러갈 때 마음챙김이 더 쉬울 것이라고 이야기한 적이 있다. 마음이 편하면 자연스럽게 알아차리고, 현재에 머물며, 아기와 교감하기도 쉽다. 인생이 참 살 만하다고 생각되고 절로 모든 것에 감사하고 자비를 베푼다. 그러나 힘든 순간과 마찬가지로 즐거운 순간에도 자칫하면 자신의 생각에 매몰되기 쉽다. 즐거움에 취해 생각의 열차에 올라탈 수도 있다는 말이다.

마음챙김은 곤란한 생각 패턴, 화가 나는 상황이나 고통스러운 감정을 다루는 새로운 방식을 제시한다. 또한 모성이 줄 수 있는 깊은 즐거움과 만족감을 알아차리고 집중함으로써 모성을 발달시킨다.

예를 들어 우리는 어떤 환경에서 부정적인 요소에 너무 집착하고, 그 생각 패턴이나 행동방식에서 벗어나지 못하는 경향이 있다. 우리 생각은 과거와 미래를 오락가락하며 현재 순간을 있는 그대로 바라보지 못한다. 어느 때는 우리 앞에 벌어지는 상황과는 별개로 스스로가 만든 두려움에 사로잡혀 벌어지지도 않을 일을 지레 걱정하기도 한다.

기분이 가라앉거나 우울해지면 기쁜 면에 집중하기보다는 부정적인 과거의 기억을 떠올리고 현재 상황에서도 부정적인 요소에 관심을 기울이기 쉽다. 그러므로 기쁜 순간에도 끊임없이 알아차리는 연습을 하라. 그러면 다음에 부정적인 기억이 떠오를 때 즐거운 기억도 의도적으로 함께 떠올릴 수 있다. 또 어떤 특정한 감정에 치우치지 않아 현재 상황을 있는 그대로 바라보는 데 도움이 될 것이다. 이 수련은 삶이 풍요로워질 뿐 아니라 힘겨운 시간을 이겨내는 데도 도움이 된다.

삐걱거리는 바퀴

있는 그대로를 바라보지 못하고 생각에 빠지는 경우는 여러 가지다. 과거에 겪었던 두려움에 영향을 받거나, 현실에서 일어나지도 않을 일을 미리 걱정하거나, 자신의 기질이나 당시에 처한 상황에 좌우돼 극단적인 감정에 빠질 수도 있다.

인식의 영역에서 감각은 매우 강렬하다. 때로는 우리의 관심을 독차지하는 강렬한 감각을 느낄 때도 있다. 너무 아름다운 시간을 보내며 정신을 뺏기기도 한다. 가령 산뜻한 미풍이 불어 아이의 솜털 같은 머리카락을 스칠 때 아기가 너무 사랑스러워 키스를 한다고 상상해보라. 아기가 처음으로 '엄마'라고 말할 때, 처음으로 걸음마를 할 때를 떠올릴 수도 있다. 때로는 아무런 일도 일어나지 않았는데도 단지 호르몬의 영향 때문에 괜히 향수에 젖기도 한다. 그러나 이런 기쁜 일을 잘 알아차리기만 한다면 삶의 활력소가 되며, 삶을 풍요롭고 깊이 있게 만들 수 있다.

우리는 지금까지 생각, 느낌, 감각을 일어났다가 사라지는 일시적인 것으로 여기며, 알아차리고 나서 흘러가도록 내버려두는 연습을 했다. 알아차리는 연습을 하면 할수록 더 다양한 범위의 세세한 것까지 알아차린다는 것을 알게 될 것이다. 심지어 서로 상반되는 모순된 감정이나 생각을 경험하고 있다는 것도 안다. 기쁜 순간도 마찬가지다. 어느 순간이라도 앎의 영역을 활짝 열어놓기만 하면 된다. 예를 들어 다리에 쥐가 나고 발목이 풍선처럼 부풀어 올라도 잘 익은 복숭아를 맛있게 먹을 수 있는 기쁨을 누릴 수 있다.

　알아차림은 자신을 강하게 끌어당기는 것보다 자신이 원하는 바를 선택할 수 있는 능력을 키워준다. 그러므로 어떤 부분에 관심을 집중하고 탐구할지 자신이 직접 선택할 자유를 가진다. 일어나는 일을 제어하거나 억지로 다른 식으로 바꾸려고 하는 행위와는 다르다. 앎의 영역 속으로 걸어 들어가 면밀히 주시하며, 또 다른 경험의 골목을 거닐면서 아주 작은 것도 돋보기를 쓰듯 살펴볼 수 있다. 어떤 것에도 집착하지 않고 가볍게 건드리면서도 흥미와 호기심을 가지고 탐구할 수 있다.

　즐거운 감각은 괴로운 감각에 비해 상대적으로 많이 휘둘리지는 않는다. 이런 이유로 주의를 집중하지 않고 그냥 넘기기 쉽다. 설령 그렇더라도 느긋하고 기분 좋으며, 즐겁다는 걸 알아차려야 한다. 심지어 너무 즐거워서 황홀경에 빠져 있을 때라도 마찬가지다.

　긍정적인 경험과 부정적인 경험은 극단적으로 다른 것이 아니다. 두 경험은 각각 낮은 정도에서 높은 정도까지 각자 범위를 지니며 서로 섞여 공존한다. 각각 정도가 다른 긍정적인 감정과 부정적인 감정이 함께 존재할 수도 있다! 실제로 이처럼 뒤섞인 감정을 함께 경험하는 사람들이 오로지 즐거운 경험을 하는 사람보다 훨씬 건강하다. 그러니 즐거운 순간을 의도적으로 알아차리는 것은 기분만 좋은 게 아니라 건강에도 좋다. 다시 말해 불쾌한 순간과 마찬가지로 유쾌한 순간도 알아차려야 한다. 두 감정에는 차이가 없다. 마음챙김의 견지에서 보면 행복한 순간과 슬픈 순간에 차별을 두지 않는다. 어떤 경험을 하더라도 판단하지 않고, 흥미와 자비를 가지고 관찰하는 게 알아차림의 기본이기 때문이다. 어떤 것은 거부하고, 어떤 것은 받아들이는 게 아니다. 어떤 경험을 하든 그 경험의 내용과는 상관없이 똑같이 집중해야 한다. 그러니 즐거운 순간에도 알아차림을 멈추지 마라!

행복한 순간을 알아차리기

아기가 뱃속에 있을 때, 아기와 함께 있을 때 즐거운 일이 벌어지면, 마음챙김을 하는 신호로 삼아보세요. 먼저 호흡을 주시하고 몸에 집중합니다. 단전으로 호흡하고 알아차리며, 피부 깊숙한 곳에 집중합니다. 현재 이 순간을 알아차리는 것입니다. 나를 보고, 듣고, 만지고, 냄새 맡고, 맛보는 어떤 것이든 집중합니다. 산만하게 정신이 흐트러지려고 하거나, 스스로 이야기를 만들어내고 있다면 거기에 휘둘리지 마세요. 필요하다면 그 감정을 단어로 말하며 알아차리는 것도 좋습니다.

'따뜻하고, 편안하고, 사랑스럽고, 행복하고, 감사하다. 아기의 눈과 마주쳐서 행복하다. 아기의 냄새가 좋다······.' 이렇게 말하세요. 자신이 겪는 모든 경험을 호기심을 가지고 탐구합니다. 바로 지금 여기에서 아기와 당신 사이에 어떤 일이 벌어지든 마음을 활짝 열어보세요. 가볍게 경험하고, 일어났다가 솟구쳐서 사라지는 것을 지켜보세요.

글을 마치며

엄마의 마음챙김

임산부나 갓난아기를 키우는 엄마가 마음챙김을 하며 산다는 것은 마음을 차분하고 편안하게 유지하는 효과적인 방법, 그 이상이다. 마음챙김을 하면 할수록 어떤 일이 벌어지든 상관없이, 자신의 몸과 '지금 여기'에 마음을 집중하고 아기와의 연결고리를 놓치지 않게 된다. 일어나는 일에 대해 옳다 그르다, 좋다 나쁘다는 판단을 내리지 않고 자신의 생각, 느낌, 감각이 어떻게 전개되는지만 바라볼 수 있게 된다. 임신에서 출산, 육아에 이르는 모든 상황을 좋든, 나쁘든, 추하든 있는 그대로 꾸밈없이 바라볼 수 있다.

 이 책은 당신이 아기를 보살피든 일을 하든 상관없이 언제든지 지금 이 순간에 머물 수 있도록 하기 위해 쓰여졌다. 날마다 꾸준히 조금씩만 연습한다면 마음챙김의 기술이 체화되어 모든 생각과 느낌, 감각을 끝없이 오가는 강물을 바라보듯 관조하는 법을 배우게 될 것이다. 이는 엄마로서도 유용하지만 인생의 전반에 걸쳐 상당한 도움이 된다.

 마음챙김 수련을 할 때 '호흡 알아차리기'나 '마음챙김 요가', '몸을 바라보기'를 20분 정도 코스로 구성하여 연습할 수도 있고, 일상생활의 매 순간을 현재에 머무르며 생각과 행동을 알아차리려고 노력하는 것으로 연습을 대신할 수도 있다. 이런 식으로 마음챙김을 일상적으로 실천하면 삶은 더욱더 각성의 영역 아래에 놓이고, 삶의 지도도 확연하게 드러난다. 조금씩 나 스스로 선택하는 삶을 살 수 있게 된다.

마음챙김을 실천하면, 어떤 일이 벌어지든 감정에 휩싸이는 일이 점점 줄어든다. 일어나지도 않은 일에 대하여 지레 겁을 먹거나 분노하지 않기 때문이다. 점점 자신의 가치관에 일치하는 결정을 내리고 행동할 수 있도록 현명하게 반응하게 된다.

이처럼 마음챙김을 실천하는 엄마는 자신과 아기를 괴롭히는 상황에서도 현명하게 대처한다. 곤란한 상황에서도 어리석게 동요하지 않으며, 생각이나 행동의 유연성도 향상된다. 생각이나 느낌, 감각을 담는 마음의 그릇도 점점 커지기 때문이다. 따라서 과식이나 과소비, 과로, 분노와 같은 일로 에너지를 낭비하는 일도 줄어든다. 마음챙김을 꾸준히 하면 힘겨운 순간이 일어났다가 모양을 갖추고, 솟구친 다음 사라지는 것을 관조할 수 있다. 마치 바닷물결이 다가왔다가 멀어지는 것을 바라보는 것처럼.

자신의 감정에 호기심을 가지고 접근하면(마치 '이번에는 어떤 새로운 일이 벌어질까?' 하는 자세로), 점점 새로운 일을 하는 게 즐거워지고 에너지가 넘친다. 아울러 어떤 상황이 다가오든 담담하게 대처할 수 있게 된다. 어떤 일과 힘겹게 투쟁하기보다는 자신과 아기와 다른 사람에 대해 더 자유롭게 다가갈 수 있다. 그 상황을 모면하기보다는 그 상황의 중심에 머무르게 된다. 일어나는 상황에 끌려 다니기보다는 자신이 주체적으로 제어하며 행동할 수 있기 때문이다.

그리고 마음챙김을 통해 인식이 확장되면 자신이 경험할 수 있는 공간이 넓어져, 상황에 따라 좌우되지 않는 평정심을 갖게 된다. 이것이 바로 자신이 진정으로 누구인지 알게 되는 '각성'의 순간이다. '진정한 나'는 경험하는 모든 내용을 바라보는 자다. 아기가 옹알이를 하건 까르르 웃음을 터뜨리건, 당신의 마음에서 슬픔이 일어나건, 반대로 기쁨이 솟구치건 상관없이 '진정한 나'는 일어나는 모든 것을 그저 담담히 바라보고 있다. 자기 정체성을 앎의 영역에 놓을수록 점점 더 큰 변화가 일어난다.

'마음챙김을 통한 스트레스 감소 코스(약칭 MBSR)'를 개발한 존 카밧-진은 다음과 같이 말한다.

"어느 순간에도 우리는 무슨 일이 벌어지든 스스로 점검하고 살펴볼 수 있다. 앎은 걱정하지 않는다. 앎은 분노나 탐욕, 고통 속에서 길을 잃거나 정신을 놓지 않는다. 찰나의 순간도 그때를 알아차리는 것만으로도 자유로워질 수 있다. 나는 마음챙김을 통해 언제든 나 자신으로 돌아올 수 있다는 것을 깨달았다. 내가 아는 한 그렇게 할 수 있는 유일한 힘은 알아차림밖에 없다. 알아차림은 지성과 육체와 감정과 도덕의 정수다. 알아차림은 갈고 닦아야 되는 것처럼 보이지만 바로 지금 언제나 존재하기 때문에 그저 끄집어내기만 하면 된다. 언제나 숨겨진 채로, 드러나지 않은 채로 있기에 그냥 알아차리기만 하면 된다. 오는 대로 오게 하고, 있는 대로 놓아두면 된다. 일본 시인 료칸이 말한 대로 '그냥 이것이다, 그냥 이것이다'라는 말로 표현할 수 있다. 이것이 바로 마음챙김 수련의 진정한 의미다."

'임산부를 위한 마음챙김'의 정원 가꾸기

내가 이 책에서 말한 많은 자질들은 마음챙김을 하는 과정에서 스스로 드러나게 돼 있다. 구태여 개발하지 않아도 되는 것이다. 굳이 개발하거나 따로 창조할 필요도 없고, 그렇게 할 수도 없다. 알아차리며 현재에 머물 수 있는 조건만 만들면 저절로 드러난다.

이것은 마치 정원을 관리하는 일이나 매한가지다. 당신이 씨앗을 깨서 억지로 싹트게 할 수는 없다. 씨앗을 흙에 묻으면 저절로 싹이 틀 것이다. 양분이 풍부한 흙에 묻고, 충분히 물을 주고 햇볕을 쪼이며, 때때로 잡초만 제거해주면 된다.

마음챙김도 그와 같다. 그렇다면 마음챙김에서 양분이 충분한 흙이나 물, 햇볕이란 어떤 것일까? 어떤 상황에서 자신과 싸우는 것보다 친근하게 만드는 요소란 어떤 것일까? 현재에 머물고 내 몸에 머물며 아기와의 교감을 유지하도록 도와주는 것은 어떤 것일까? 마음챙김이란 억지로 해서는 안 되지만 그 길에 더 쉽게 이를 수 있도록 도와주는 것은 분명히 있다. 예를 들면 다음과 같은 것이다.

- 매일 잠시라도 침묵하는 시간을 가져라. 혼자만의 시간을 가지기 어렵다면, 아기나 가족과 함께하는 동안 의식적으로 고요한 시간을 가지도록 하라.
- 자신에게 영감을 주는 책을 읽거나 웹 사이트를 방문하라. 그리고 대화를 하라.
- 자연에서 지내는 시간을 가져라. 식물을 가꾸고, 나무를 심고, 동물과 함께 어울려라.
- 친구를 사귀어라. 점잖고 친절하게 내 이야기를 들어주며, 내게 솔직하게 말할 수 있지만, 적절히 선을 그어 자제할 수 있는 사람을 사귀어라.
- 명상에 대해 더 깊이 공부하라. 명상 모임에 참가하거나 요가 클래스에 참가하는 것도 도움이 된다.
- 집에 마음챙김 수련을 할 수 있는 공간을 마련하라. 영감을 주는 글귀나 예술 작품을 책상이나 탁자 위에 올려두라.
- 마음챙김을 환기시켜주는 환경을 만들어라. 마음챙김을 연상하게 만드는 글귀나 사진, 목걸이, 팔찌 등의 물건을 활용하라. 그런 물건을 한동안 사용한 다음에는 그것들의 위치를 바꾸거나 새로운 물건으로 대체하라. 시간이 지나면 원래의 의미를 상실해 효과가 줄어들어 그저 자매품에 불과해지기 때문이다.

그렇다면 잡초, 즉 마음챙김의 능력을 저해하는 요소는 무엇일까? 어떤 조건일 때 우리는 거칠어지고, 비판적으로 되며, 나와 타인을 비난하는가? 내 삶에서 무엇을 제거해야 할까? 사람들과 접촉을 줄여야 할까? 너무 많은 일을 계획하고 그 모든 것을 다 하느라 관심을 온통 빼앗겨, 단순하게 존재할 수 있는 생활의 여백을 없앤 것은 아닌가? 이제 마음챙김에 방해가 되는 것을 간단히 메모해보자.

- 명상, 다이어트, 직업, 운동이나 육아에 대해 지나치게 완벽하려고 하거나 실현 불가능한 목표를 가지고 있다.
- 매사에 비판적이거나 부정적인 사람들과 너무 많은 시간을 보낸다.
- 혼란한 환경이나 폭력적인 상황에 처해 있다.
- 자유시간이나 한가로운 시간이 전혀 없이 너무 많은 일을 계획한다.

살다보면 현실적으로 자신이 다스릴 수 없는 것이 많다. 자신의 삶에서 어떤 요소는 없애지 못할 수도 있다. 혼자 있는 시간을 내지 못하거나 집에 자기만의 공간을 가지지 못할 수도 있다. 그렇다고 해서 마음챙김을 특정한 환경에서 하는 것으로 한정할 필요는 없다. 마음챙김은 가장 혼란스럽거나 어려운 환경에서도 할 수 있으며, 마음챙김으로 안식을 얻고 명료한 결론을 얻을 수 있다. 스스로 변하면 당장은 어렵더라도 서서히 자신이 처한 환경을 개선할 수 있을 것이다.

끝으로, 한 가지만 더 당부한다면 자신에게 부디 너그러워지라고 말하고 싶다. 임신에서 출산, 육아에 이르는 시간과 남은 삶 동안 당신에게는 마음챙김을 통해 무한한 기회가 주어졌다. 굳이 서두르지 않아도, 이 책에서 내가 말한 많은 것들이 자연스럽게 이루어질 것이다. 내가 이 책에서 꼭 전달하고자 했던 것은 모든 순간에 가장 진실하게 머무는 것을 잊지 말라는 것이다.

자신의 중심에 진실하게 머물라. 자신의 호흡, 자신의 몸에 머물고 아기와의 교감을 유지하라. 매 순간 생전 처음 엄마가 된 것처럼 깨어 있고, 알아차리며, 천진한 호기심으로 삶의 모든 순간을 마주하라. 거창한 수련이나 필사적인 노력을 하라는 게 아니다. 마음챙김은 바로 이 순간 자신을 쉬도록 허락하는 수련이다. 어떤 일이 벌어지든 마음을 쉬게 하라. 그리고 열린 눈, 열린 마음, 열린 가슴으로 당신의 내면에 깃든 모성을 탐구하는 여행을 떠나라.

옮긴이의 글
임신은 '마음공부'를 위한 최고의 기회다

이 책은 임산부에게 적합한 수련법으로서 '마음챙김(mindfulness)' 명상법을 소개하는 일종의 안내서다. '마음챙김'이란 상좌부불교 혹은 근본불교 계열에서 깨달음을 얻기 위해 수련하는 주요 방편인데, 이는 산스크리트어인 '위빠사나vipasyana'의 서양식 표현이기도 하다(영어 '마인드풀니스mindfulness'의 우리말 번역으로 '마음챙김'을 주로 사용하기는 하지만, 그 타당성에 대해서는 아직 논쟁이 진행 중이다).

위빠사나 수련이 무엇인지를 단 몇 줄로 요약하기는 어렵다. 하지만 간략히 정의를 내리자면, 그것은 우리 몸과 마음에서 일어나는 모든 일을 꾸밈없이 있는 그대로 관찰하고 알아차리는 불교의 수련법이다. 이 책에서도 일어나는 모든 현상에 대하여 어떠한 판단이나 선입관 없이, 주의 깊게 있는 그대로 지켜보고 알아차리라는 제안이 반복적으로 등장한다. 위빠사나는 이런 과정을 통해 몸과 마음에서 일어나는 현상을 실제적으로 이해하여, 만물의 속성을 꿰뚫어 알아차리고, 나라는 구별된 존재가 실재한다는 무지를 깨뜨린다. 이로써 괴로움의 근원인 '집착'과 '갈애'를 소멸하여 존재를 대자유로 이끄는 것이다.

하지만 그렇다고 해서 이 책이 정통 위빠사나 수련법을 안내하지는 않는다. 깨달음을 목표로 삼아 정진하는 본격적인 수련자를 위한 것도 아니다. 책의 제목에서부터 분명하게 명시한 것처럼, 어디까지나 임산부가 임신에서 출산에 이르는 다양한 정체성의 변화 속에서도 자기 마음을 잘 보살피는 데 주안점을 두고 있다.

즉, 이 책에서 안내하는 마음챙김이란 불교의 수련법이라기보다는, 서양 심리학자들이 새롭게 가공한 '심리학적 치료 기법'에 가깝다. 저자인 카산드라 비텐 박사가 안내하는 대부분의 수련법들도 본래 마음챙김 수련과 인지심리학 요법을 접목한 '마음챙김 인지요법(MBCT, Mindfulness-Based Congnitive Therapy)의 입장을 견지하고 있다. 이는 마음챙김을 통해 자기 자신과 세상에 대한 인식을 바꿈으로써, 삶을 개선하거나 스트레스를 해소하고 질병을 치유하는 것이 목표다. 바로 이 점이 이 책의 핵심적인 미덕이기도 하다. 즉, 특별한 구도심을 가진 독자가 아니라 평범한 생활인에게 다가가는 친절한 눈높이를 보여준다.

더군다나 이 책은 평범한 생활인 중에서도 변화의 소용돌이를 겪는 시기인 임산부에게 맞춤형으로 디자인된 내용과 구성을 가지고 있다. 아쉽게도 남성인 나로서는 임산부들이 경험하는 '생명의 신비'가 영원히 베일 너머의 것일 수밖에 없지만, 그저 상상만 해봐도 그 경험은 존재론적인 혁명일 수밖에 없다. 엄마와 아기를 이어주는 탯줄은 마치 '뫼비우스의 띠'처럼 주체와 객체를 경계 없이 연결한다. 이는 주체성의 소멸 같기도 하고, 주체성의 확장 같기도 하다. 임신 전후의 혼란스러운 감정이나 우울증, 주체할 수 없는 기쁨이나 황홀감도 그러한 사실을 방증한다.

그런데 저자인 비텐 박사는 이 책을 통해 그러한 혼돈과 변화의 소용돌이를 자기 변혁의 도구로 사용하라고 제안한다. '마음챙김'이라는 삶의 기술을 확고하게 터득하는 계기로 만들어보라고 유혹한다. 그의 제안은 상당히 솔깃하며 설득력이 있다. 마음공부는 크든 작든 '자기 변혁'을 목표로 삼는데, 임신에서 출산에 이르는 시기야말로 낡은 정체성을 부수고 새로운 정체성을 확립하는 변혁의 시간이기 때문이다. 날마다 매 순간 마주하는 모든 과제와 모든 경험이 마음공부의 재료가 된다니, 이 얼마나 멋진 기회인가!

물론 임신에서 출산에 이르는 길에는 다양한 시련이 도사린다. 하지만 그러한 고비마다 내면의 평정심을 회복하는 방법으로 저자가 제안하는 것은 한결같다. 즉, 눈앞에서 어떤 일이 벌어지든 있는 그대로를 꾸밈없이 알아차리라는 것이다. 이 말은 단순하지만 실행에 옮기기는 어렵다. 하지만 이 책에서 제시하는 다양한 연습들을 차근차근 반복하다 보면, 마음챙김의 세계관이 의식에 배어드는 것을 느끼게 될 것이다. 일어나는 상황에 본능적으로 반응하기(reaction)를 멈추고, 차츰차츰 의식적으로 선택한 행동(action)을 할 수 있게 될 것이다. 아울러 그런 과정에서, 고정관념이나 선입견이라는 '의식의 사각지대'에서 벗어나 시야가 넓게 확장되는 체험도 하게 될 것이다.

나는 이 책을 통해, 열 달에 이르는 임신 기간 동안 여성들이 뱃속의 태아만을 키우는 게 아니라는 것을 깨닫게 되었다. 가장 바람직한 임신은 아기와 더불어 자기 자신을 새롭게 잉태하고, 양육하며, 출산하는 것이다. 이 책의 도움을 받는다면 당신에게도 그런 멋진 경험이 일어날 것이다. 우리는 인생을 통해 스스로 거듭나야 한다. 다시 태어나야 한다. 나는 이 책을 번역하며 그런 당연한 사실을 새롭게 음미하게 된 것이 무엇보다도 흐뭇하다. 그리고 그런 근사한 경험을 앞두고 있는 여성들에게 마음 깊은 곳에서부터 경의를 표한다. 당신이 가진 행운을 축하한다. '해피 버스데이 투 유!' 당신의 '다시 태어남'을 미리 축하한다.

Mindful Motherhood by Cassandra Vieten

Copyright 2009 by Cassandra Vieten, Ph. D., and New Harbinger Publications, 5674 Shattuck Avenue, Oakland, CA 94609

Korean translation copyright ⓒ 2010 by HANMUNHWA MULTIMEDIA, INC. This Korean edition published by arrangement with New Harbinger Publications, Inc., USA through Yu Ri Jang Literary Agency, Korea.

이 책의 한국어판 저작권은 유리장 에이전시를 통해 저작권자와 독점 계약한 한문화멀티미디어에 있습니다. 신 저작권법에 의해 한국 내에서 보호를 받는 저작물이므로 무단 전재와 무단 복제를 금합니다.

임산부를 위한 마음 보살핌

초판 1쇄 발행 2010(단기 4343)년 7월 23일
초판 3쇄 발행 2020(단기 4353)년 6월 5일

지은이 · 카산드라 비텐
옮긴이 · 구승준
펴낸이 · 심정숙
펴낸곳 · (주)한문화멀티미디어
등 록 · 1990. 11. 28. 제 21-209호
주 소 · 서울시 강남구 봉은사로 317 논현빌딩 6층 (06103)
전 화 · 영업부 2016-3500 편집부 2016-3534
www.hanmunhwa.com

편집 · 이미향 강정화 최연실 진정근
디자인 제작 · 이정희 목수정
경영 · 강윤정 권은주 | 홍보 · 조애리
영업 · 윤정호 조동희 | 물류 · 박경수

만든 사람들
책임편집 · 진정근 | 디자인 · 이은경 | 그림 · 이부영

ISBN 978-89-5699-102-3   03590

잘못된 책은 본사나 서점에서 바꾸어 드립니다. 저자와의 협의에 따라 인지를 생략합니다.
본사의 허락 없이 임의로 내용의 일부를 인용하거나 전재, 복사하는 행위를 금합니다.